뷰티테라피스트를 위한

ANATOMY & PHYSIOLOGY

인체해부생리학

다락원

이지안

호주 Australasian College of Natural Therapies 졸업
일본 YAMANO 미용예술대학 졸업
원광대학교 대학원 미용학 박사
現 서경대학교 미용예술대학 교수
　　서경대학교 미용예술대학 CIDESCO프로그램 총괄책임교수

이정민

연세대학교 일반대학원 이학박사
서경대학교 미용예술대학 겸임교수
치의과대학교 외래강사

장아람

건국대학교 일반대학원 이학박사
現 서경대학교 미용예술대학 겸임교수
　　코스바이오텍 대표

뷰티테라피스트를 위한
인체해부생리학

지은이 이지안, 이정민, 장아람
펴낸이 정규도
펴낸곳 (주)다락원

초판 1쇄 인쇄 2020년 9월 1일
초판 1쇄 발행 2020년 9월 10일

총괄편집 이후춘
책임편집 윤성미, 최춘성

디자인 정현석, 김희정
일러스트 박대진 jiinsee@naver.com

다락원 경기도 파주시 문발로 211
내용문의: (02)736-2031 내선 291~294
구입문의: (02)736-2031 내선 250~252
Fax: (02)732-2037
출판등록 1977년 9월 16일 제406-2008-000007호

정가 29,000원

ISBN 978-89-277-7074-9 93510

뷰티테라피스트를 위한

ANATOMY & PHYSIOLOGY

인체해부생리학

머리말

'인체해부생리학(Anatomy&Physiology)'은 인체의 해부학적 구조와 생리학적 기전을 학습하는 학문분야로, 뷰티관련 학과의 학생들에게 있어서 모든 전공 과목의 근간이 되는 필수 학습과목이라고 할 수 있다.

이번에 출간한「뷰티테라피스트를 위한 인체해부생리학(Anatomy&Physiology)」은 인체의 시스템과 관련 있는 상세하고 세밀한 도해, 일러스트와 함께 반드시 알아야 하는 내용만을 핵심적으로 정리하여 뷰티관련 학과 학생들이 고객을 관리하는 현장에서 유용하게 응용할 수 있도록 구성하였다. 특히, 미용사 국가시험 자격 교재들과의 연계성도 고려하여 집필하였다.

본 책의 구성 및 특징은 다음과 같다.

1. 각각의 챕터가 시작되기 전에 〈학습개요〉를 제시하여 학습할 내용을 미리 알 수 있도록 하였다.

2. 각 챕터에서 중요한 키워드만을 선정하여 해부생리학적인 내용을 간결하게 요점 정리식으로 설명하였다.

3. 학습에 대한 흥미 유발 및 인체해부생리학의 이해를 돕기 위해 세밀한 도해와 일러스트, 사진 등을 수록하였다.

4. 최근 해부생리학에서 복합적으로 혼용하여 사용되고 있는 〈구용어〉와 〈신용어〉 표기의 우선 순위에 있어서, 현재 미용 분야의 국가자격시험에서 자주 사용하고 있는 〈구용어〉를 위주로 〈신용어〉와 〈원어〉를 함께 수록하여 국가자격증 이론시험에 대비할 수 있도록 현실성을 반영함으로써, 용어에 대한 학생들의 혼란을 최소화하고 쉽게 이해할 수 있도록 하였다.

5. 「미용사(피부)국가시험 출제기준 및 문항개발기준」에 부합되도록 집필하여, 뷰티관련 학과 학생들이 국가자격시험과 연계할 수 있게 하였다.

이번에 출간한「뷰티테라피스트를 위한 인체해부생리학(Anatomy&Physiology)」이 뷰티학과 학생 여러분들의 학습에 많은 도움이 되기를 바라며, 본 교재의 출간을 위해 애써주신 박대진 일러스트 작가님과 (주)다락원의 임직원 여러분께 감사를 드린다.

저자 일동

● 챕터별 학습 개요 제시

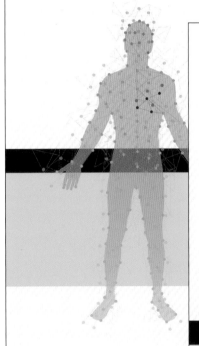

피부는 신체의 바깥쪽을 덮고 있는 가장 큰 기관으로, 면적은 개인에 따라 차이가 있지만 약 1.6m² 정도이며, 무게는 건조 중량 시 체중의 약 16%를 차지한다. 피부는 모발, 손발톱, 한선, 피지선, 감각수용체 등의 부속기관과 함께 피부계를 구성한다. 몸의 안과 밖의 경계를 이루면서 항상성 조절에 필수적인 역할을 수행할 뿐만 아니라 인체의 생명유지를 위한 물리적·생화학적 역할들을 통해 건강과 아름다움에 필요한 여러 가지 중요한 기능을 수행하고 있다.

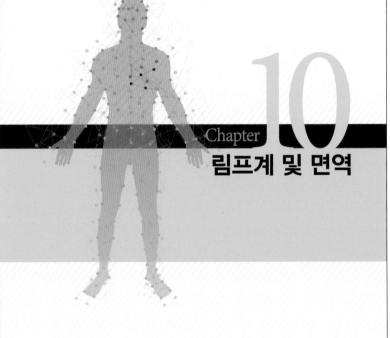

림프계는 심혈관계와 같이 체액을 운반하는 혈관망을 갖고 있으며, 이는 조직공간에 생성된 체액을 혈류로 되돌리는 역할을 한다. 동시에 인체의 체액균형, 지방, 지용성 비타민 흡수작용 및 면역기능에 중요한 역할을 하는 기관으로서, 림프(lymph), 림프관(lymphatic duct), 림프절(lymph node) 및 여러 림프 기관(흉선, 비장, 편도 등)으로 구성되어 있다. 림프계와 혈관계 모두 종착지인 심장을 향하고 질환과 감염으로부터 몸을 보호하는 기능을 하는 점에서 유사하다. 그러나 혈액순환계가 혈액을 심장과 혈관을 통해 끊임없이 전신 순환시키는 데 반해 림프계는 림프액을 모세림프관에서 시작하여 더 큰 림프관들을 거쳐 최종적으로 심장을 향해 한 방향(one-way system)으로만 운반하기 때문에 엄밀한 의미에서는 순환계라고 말하기는 어렵다.

Chapter 10
림프계 및 면역

각 챕터별로 학습 개요를 미리 제시
하여 학생들의 이해를 쉽게 하였다.

● 중요 키워드로 보는 학습 요점

1) 맹장(막창자, caecum)

오른쪽 아랫배에 위치한 맹장은 대장이 시작되는 부분으로 대장의 내용물이 소장의 회장으로 역류하는 것을 방지하고, 수분과 염분을 흡수하는 기능이 있다. 맹장의 한쪽 끝에는 충수(막창자꼬리, appendix)가 달려있다. 여기에 염증이 생기면 맹장염이 되는데, 정확한 명칭은 충수염 또는 충수돌기염이다.

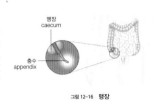

그림 12-16 맹장

2) 결장(잘록창자, colon)

결장은 상행결장(오름잘록창자, ascending colon), 횡행결장(가로잘록창자, transverse colon), 하행결장(내림잘록창자, descending colon), S결장(구불잘록창자, sigmoid colon)으로 구성되어 있다. 결장은 음식물 찌꺼기에 남아 있는 수분과 전해질 등을 모세혈관을 통해 재흡수하여 찌꺼기를 덩어리ㅡ 후, 연동운동, 분절운동 등에 의해 대변을 항문으로 이동ㅅ 더 많은 양의 수분이 손실되어 변비를 유발하게 된다.

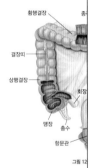

횡행결장
종ㅡ
결장띠
상행결장
회장
맹장 충수
항문관

그림 12

3) 직장(곧창자, rectum)

직장은 대장의 가장 끝부분부터 항문까지를 말하며, 괄약근(조임근, sphincter)을 통해 배변을 조절하는 역할

4) 대장벽

대장벽의 구조는 소장벽의 특징인 융모가 존재하지 않는다. 그 대신 종주근 섬유들이 3개의 독특한 결장유ㄹ 결장팽대를 형성한다.

각 챕터에서 중요하게 다루어지는 키워드에 관해 해부생리학적인 내용을 간결하게 요점정리식으로 수록하였다.

---

5 소화 부속기관

(1) 간(liver)

횡격막(가로막, diaphragm) 아래, 복부의 오른쪽 윗부분에 위치한 간은 우리 몸에서 가장 큰 기관으로 무게는 약 1~1.5kg정도이다. 간은 인대에 의해 우엽과 좌엽으로 구분되며, 우엽이 좌엽보다 더 크다. 간은 간문맥(portal vein)과 간동맥(hepatic artery)을 통해 1분에 약 1.5L의 혈액을 공급받는다. 간문맥은 소화관의 모세혈관을 거친 영양이 풍부한 혈액을 간으로 전달하고, 간동맥은 산소가 풍부한 혈액을 간으로 전달한다.

간은 우리 몸에서 500가지 이상의 주요 기능을 수행하는데, 대표적으로 담즙(쓸개즙, bile) 생산 및 물질대사, 해독작용 등이 있다. 간은 하루에 약 1L의 담즙을 생산하여 간 바로 밑에 있는 담낭(쓸개, gallbladder)에 저장해두었다가, 음식물이 십이지장을 지날 때 췌장과 함께 소화 효소를 분비하여 지방의 분해와 흡수를 돕는다. 또한 탄수화물, 단백질, 지방은 물론 비타민 및 무기질 대사에도 관여하여 우리몸에 필요한 영양분을 분해, 합성, 저장, 방출하는 중심적인 역할을 한다.

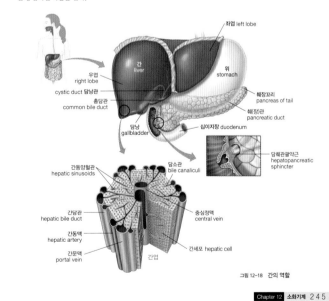

좌엽 left lobe
간 liver
우엽 right lobe
위 stomach
cystic duct 담낭관
총담관 common bile duct
췌장꼬리 pancreas of tail
췌(장)관 pancreatic duct
담낭 gallbladder
십이지장 duodenum
담췌관괄약근 hepatopancreatic sphincter
간동양혈관 hepatic sinusoids
담소관 bile canaliculi
간담관 hepatic bile duct
중심정맥 central vein
간동맥 hepatic artery
간문맥 portal vein
간세포 hepatic cell
간엽

그림 12-18 간의 역할

특징 및 구성

● 세밀한 도해, 일러스트, 사진으로 학습 흥미 유발

3) 기질(바탕질, ground substances)

진피의 결합섬유 사이를 채우고 있는 기질은 무코다당류(muco-polysaccharide)인 히알루론산(hyaluronic acid)과 콘드로이틴 황산염(chondroitin sulfate) 등으로 이루어져 있다. 이러한 성분들은 자기 몸무게의 수백 배에 해당하는 다량의 수분을 보유할 수 있는 성질이 있다. 따라서 진피층의 수분을 결합수라고 하며, 외부로 쉽게 증발하지 않는 특성이 있다.

4) 진피 구성 세포

진피를 구성하는 주된 세포는 섬유아세포(fibroblast)로서, 진피의 주요성분인 교원섬유와 탄력섬유, 그리고 기질성분들을 만들어 낸다. 진피에는 섬유아세포 외에도 대식세포, 과립성백혈구, 림프구, 비만세포 등 다양한 면역관련 세포들이 존재한다. 특히 비만세포(mast cell)는 알레르기 반응과 염증매개물질인 과립상의 히스타민(histamine)을 함유하여 염증반응에 중요한 역할을 하며, 모세혈관의 투과성을 증가시켜 혈관확장 작용을 하고 부종과 발적, 가려움증 등을 발생시킨다.

림프구 lymphocyte 과립성백혈구 granulocyte 섬유아세포 fibroblast 대식세포 macrophage 비만세포 mast cell

(3) 피하지방층(hypodermis)

피하지방층은 진피 아래층에 위치하며, 실제적인 피부층에 속하지 않기 때문에 피하층이라고 한다. 피하지방층(loose connective tissue)은 소성결합조직과 지방조직들로 구성된다. 많은 양의 영양분을 저장하고 있으며, 우리 몸의 체온이 외부로 빠져 나가지 않게 따뜻하게 유지시키는 단열제 역할을 한다. 또한 신체에 부드러운 곡선과 탄력성을 제공하며, 외부로부터의 충격을 완화시켜 몸을 보호한다.

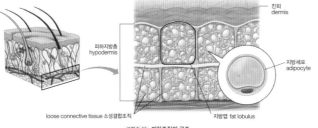

진피 dermis
피하지방층 hypodermis
지방세포 adipocyte
loose connective tissue 소성결합조직 지방엽 fat lobulus

그림 3-11 피하조직의 구조

라 ABO와 Rh 체계로 혈액형 유형을 분류한다. 이는 ...리아의 병리학자에 의해 정립되었다. 일반적으로 항원 ... 표면에 있는 항원은 응집원(agglutinogen)이라고도 한 ...는 항체(antibody) 단백질과 항원-항체 반응(antigen-

...원의 조합에 의해 구분짓게 된다. 즉, 적혈구 표면에 A ...과 B항원을 모두 가진 경우는 AB형, 항원이 전혀 없는

[표 9-2]

	항체	수혈 가능 혈액형	공혈 가능 혈액형
	항-B항체	A형 O형	A형 AB형
	항-A항체	B형 O형	B형 AB형
AB형	A항원 B항원 없음	A형 B형 AB형 O형	AB형
O형	항-B항체 항-A항체 없음	O형	A형 B형 AB형 O형

학습에 대한 흥미유발 및 인체해부 생리학의 이해를 돕기 위해 도해, 일러스트, 사진을 많이 사용하였다.

● 구용어를 위주로 신용어와 원어를 제시하여 학습 편의성 도모

3) 타액선(침샘, salivary gland)

타액선은 입 안으로 아밀라아제(amylase)와 같은 소화효소를 포함한 침을 구강으로 분비하는 외분비선이다. 이하선, 설하선, 하악선으로 구성되며, 이 중 이하선이 가장 큰 타액선이다. 타액선에는 장액세포(serous cell)와 점액세포(mucous cell), 두 가지 분비세포가 있으며 타액선마다 이 세포들의 분포 비율이 다양하다.

● 이하선(귀밑샘, parotid gland)

3개 중 가장 크며, 귀의 전방 아래쪽에 위치한다. 효소와 수분이 많은 순장액성 침을 분비한다.

● 설하선(혀밑샘, sublingual gland)

혀 아래쪽에 위치하며, 타액선 중 가장 작다. 진한 점액성 침을 분비한다.

● 하악선(턱밑샘, submaxillary gland)

입안 바닥 아래쪽에 위치하며, 점액과 장액의 혼합성 침을 분비한다.

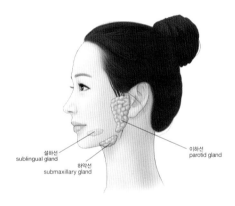

설하선
sublingual gland
하악선
submaxillary gland

이하선
parotid gland

그림 12-6　타액선

어깨와 상완을 형성하는 근육으로 위쪽 팔 앞부분에 ⋯⋯의 뒤를 전체적으로 덮고 앞으로 뻗어있는 상완삼두근 ⋯⋯덮고 있는 삼각근(어깨세모근, deltoid)이 있다.

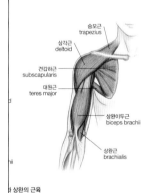

승모근
trapezius

삼각근
deltoid

견갑하근
subscapularis

대원근
teres major

상완이두근
biceps brachii

상완근
brachialis

상완의 근육

최근 해부생리학에서 복합적으로 혼용하여 사용되고 있는 구용어와 신용어 표기의 우선 순위에서 〈구용어〉를 위주로 〈신용어〉와 〈원어〉를 함께 병기하여 용어에 대한 학생들의 혼란을 최소화하였다.

[표 5-7]

근육명	기시	종지	작용
삼각근/어깨세모근	쇄골의 견봉단, 견봉, 견갑극	상완의 삼각절	위팔을 벌림
상완이두근/위팔두갈래근	견갑골의 상결절, 오훼돌기	요골	팔꿈치에서 아래팔을 굽힘
상완삼두근/위팔세갈래근	견갑골의 하결절, 상완의 뒷면 외측, 상완의 뒷면 내측	팔꿈치	팔꿈치에서 아래팔을 폄
상완근/위팔근	상완골 앞면	척골	팔꿈치에서 아래팔을 굽힘
상완요골근/위팔노근	상완골 측면	요골	팔꿈치에서 아래팔을 굽힘

* 상완요골근의 경우, 위치는 전완 부위에 있으나 상완골의 기능을 한다.

차례

Chapter 1

인체해부생리학 개요

Chapter 2

세포 및 조직

Chapter 3

피부계

Chapter 4

골격계

인체해부생리학이라는 학문은 우리 몸을 스스로 이해하는데 어떤 도움을 줄 수 있을까?
인체의 각 부분이 어떠한 일을 하고, 왜 그런 일을 하는지, 무엇이 우리를 병들게 하는지 어떻게 알 수 있을까? 우리는 신체 활동이 어떻게 서로 다른 세포들의 협력을 통해 일어나며, 소화, 흡수처럼 간단하지만 필수적인 기능을 비롯해서 기억력과 같이 매우 복잡한 기능들이 어떤 과정을 통해 수행되는지에 관해 인체의 구조와 기능을 공부하면서 그 해답을 얻을 수 있다.
본 개요는 여러 장에서 소개될 내용의 기본적인 개념을 설명하고 있다.

Chapter 1

인체해부생리학 개요

1 해부학과 생리학의 정의

해부학(anatomy)은 동·식물 특히 인체의 구조와 형태를 연구하는 과학의 한 분야로 그리스어인 'ana(apart, 부분, 따로)'와 'tomy(cut, 자르다)'의 합성어이다. 즉, 위장은 어떻게 생겼으며, 무엇으로 구성되었는지, 어디에 위치한 것인지 그 형태와 구조에 관해 탐구하는 학문이다.

반면, 생리학(physiology)은 인체를 구성하는 모든 부분의 기능과 작용에 대해 연구하는 과학의 한 분야로써 라틴어 유래의 'physio(nature, 자연)'와 'logy(science, 학문)'의 합성어이다. 위장이 하는 일은 무엇이며, 어떻게 그일을 수행하는지 등 그 기능에 대해 탐구하는 학문이다. 그러나 인체의 어떠한 대상도 그 순수한 구조 또는 기능에만 국한하여 연구할 수는 없다. 따라서 해부학, 생리학 두 학문은 불가분의 관계로써 밀접한 연관성을 가지며 통합적으로 연구되어야 인체를 온전히 이해할 수 있게 된다.

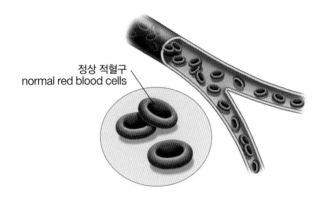

정상 적혈구
normal red blood cells

정상 적혈구는 도넛과 같은 형태로 유인하여, 혈액 속에서 쉽게 이동한다. 작은 혈관도 쉽게 통과한다.

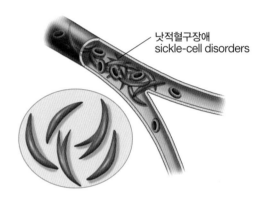

낫적혈구장애
sickle-cell disorders

낫적혈구장애는 적혈구의 형태가 기형화된 것으로 혈액의 흐름을 방해한다.

그림 1-1 형태와 기능의 상관관계

2 인체의 구조적 단위

인체는 복잡한 구조적 단계의 결합체로, 가장 작은 물질의 기본 단위인 원자 수준의 화학적 단계부터 세포, 조직, 기관, 계통, 복잡한 유기체 수준까지 6가지의 구조적 단계로 구성된다.

● **화학적 단계** : 물질을 이루는 기본 단위인 원자(atom), 2개 또는 그 이상의 원자가 결합한 분자(molecule)와 여러 개의 분자들이 결합한 거대한 생체고분자(macromolecule)를 형성한다.

● **세포(cell)** : 생체고분자들이 모여 인체의 구조적, 기능적 기본 단위인 세포를 형성한다. 세포는 핵, 세포질, 세포막으로 구성된다.

◉ **조직**(tissue) : 구조와 기능이 비슷하며 분화 방향이 동일한 세포들의 집단이 조직을 형성한다. 조직은 상피조직, 결합조직, 신경조직, 근육조직 등 4가지 종류로 분류된다.

◉ **기관**(organ) : 특정한 기능을 하는 두 개 이상의 조직이 모여 기관을 형성한다. 일반적으로 위, 심장, 뇌, 대장 등처럼 식별될 수 있는 형태를 갖춘다.

◉ **계통**(system) : 공동의 일을 수행하는 몇몇 기관들이 연결되어 계통을 형성하며, '기관계'라고도 한다. 인체는 외피계통, 뼈대계통, 근육계통, 소화계통, 신경계통 등 11개의 계통으로 구성된다.

◉ **유기체**(organism) : 11개의 모든 계통들이 모여 하나의 유기체인 '생명체'를 이룬다.

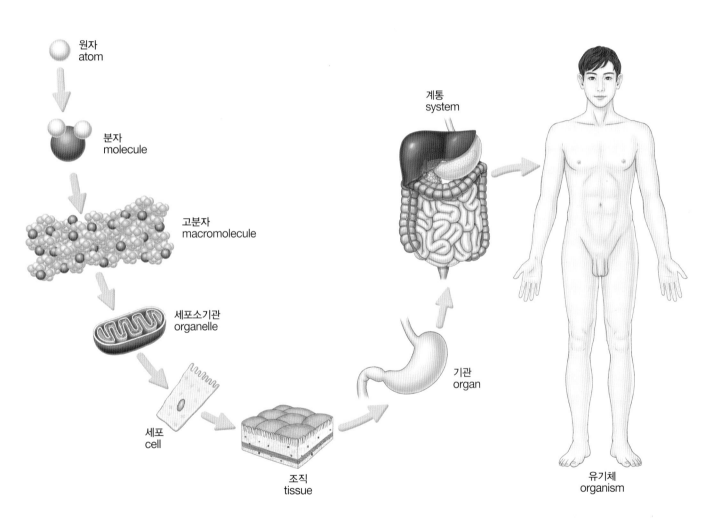

그림 1-2   **개체의 형성**

3 기관계의 개요

인체는 외피계, 골격계, 근육계, 신경계, 내분비계, 감각기계, 심혈관계, 소화기계, 호흡기계, 비뇨기계, 생식기계 등 11개의 기관계가 모여 형성된다. 각각의 기관계는 보호, 지지와 운동, 통합과 조절, 운반, 흡수와 배출, 발생 등의 특수한 기능을 담당하고 있다. 근본적으로 이러한 각각의 기능을 가진 모든 기관계통의 상호작용에 의해 인체는 생명이 유지된다. 더불어 이들 각각의 기관계통이 정상적으로 작동할 때 인체 내부 환경이 항상성을 유지하고 안정화되어 건강을 유지할 수 있게 된다.

● 보호

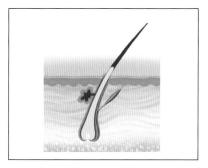

외피계 integumentary system

● 지지와 운동

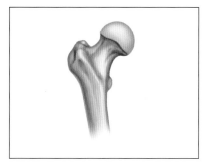

골격계 skeletal system

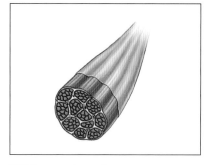

근육계 muscular system

● 통합과 조절

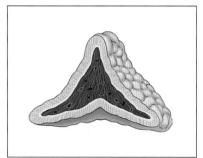

내분비계 endocrine system

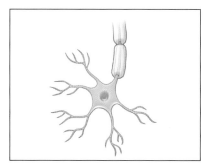

신경계 nervous system

● 운반

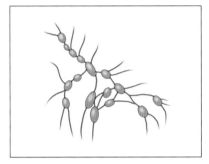

림프계 lymphatic system

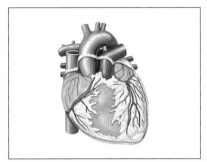

심혈관계 cardiovascular system

● 흡수와 배출

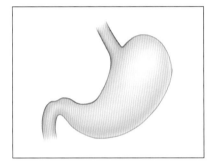

소화기계 digestive system

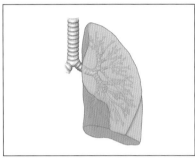

호흡기계 respiratory system

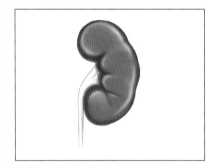

비뇨기계 urinary system

● 발생

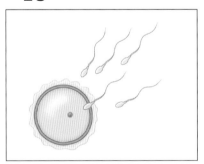

생식기계 reproductive system

그림 1-3 인체의 기관계

(1) 외피계(integumentary system) – 피부계

신체의 표면을 감싸고 있는 피부와 부속기관들을 외피계라 한다. 피부는 외부의 충격에서 인체의 내부 장기를 보호하며, 발한작용을 통해 체온을 조절하고, 외적인 아름다움을 느낄 수 있도록 해준다.

피부와 관계되는 부속기관에는 모발, 손톱, 한선, 피지선 등이 있다.

(2) 골격계(skeletal system)

골격계는 뼈, 인대, 연골 등으로 구성되어 있으며, 성인의 인체를 구성하는 뼈는 총 206개로 뼈와 뼈 사이는 관절로 연결되어 있다.

골격계는 인체 지지, 장기 보호, 미네랄 저장(Ca,P), 근육계와 협동하여 인체의 움직임을 제공하고 혈구세포를 생산하는 역할을 한다.

(3) 근육계(muscular system)

근육은 골격근, 심장근, 내장근 세 종류가 있으며, 자신의 의지로 움직임을 제어할 수 있는 수의근과 제어 불가능한 불수의근으로 구분한다. 특히 인체의 움직임은 골격근의 수축에 의하여 일어나며, 움직임을 통해 열을 발생하고 에너지를 생산한다.

골격근은 인체 골격을 이루어 내장 기관을 보호하고 자세를 유지시켜주는 작용을 한다. 심장근의 운동으로 심박동을 유지하며, 내장근의 운동으로 영양분을 흡수하고 배설을 하게 된다.

(4) 신경계(nervous system)

신경계는 중추신경(CNS)과 말초신경(PNS)으로 구분된다. 중추신경은 뇌(대뇌, 간뇌, 중뇌, 뇌교, 연수, 소뇌), 척수로 구성되며, 말초신경은 12쌍의 뇌신경, 31쌍의 척수신경, 자율신경계(교감, 부교감)로 구성된다.

신경전달은 신체의 감각기관을 통해 전달된 전기화학적 형태의 신경자극을 근육이나 분비선 등, 신경계 밖의 세포에 전달하는 과정으로 이루어진다.

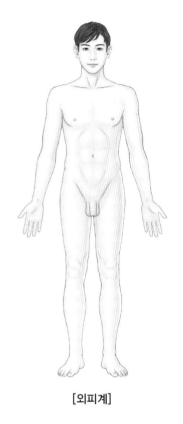

[외피계]

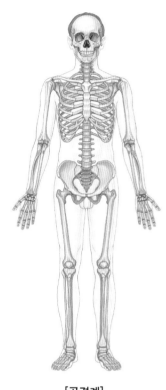

[골격계]

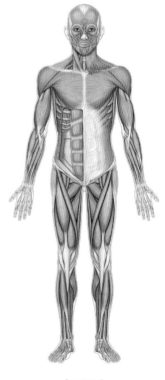

[근육계]

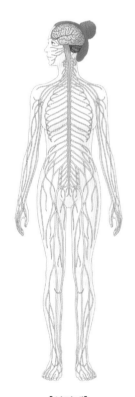

[신경계]

(5) 내분비계(endocrine system)

　내분비계는 시상하부, 뇌하수체, 갑상선, 부갑상선, 부신, 췌장, 성선, 흉선, 송과체, 기타 호르몬을 분비하는 11개 이상의 내분비 기관으로 구성되어 있다.

　호르몬(hormone)이라고 하는 화학물질을 분비하여 혈액을 통해 방출함으로써, 영양물질 대사, 성장 및 생식, 수분 및 전해질 균형 등 인체의 중요한 다른 기관들의 기능을 통제 조절한다.

(6) 심혈관계(cardiovascular system)

　심혈관계는 혈액, 심장, 혈관으로 구성되어 있다. 이는 생명유지에 필요한 다양한 물질(물, 산소, 영양분, 호르몬 등)을 심장으로부터 동맥혈관을 통해 세포에 전달하며, 동시에 세포가 생산하는 이산화탄소 등의 노폐물을 정맥혈관을 통해 심장으로 운반하는 역할을 한다.

(7) 림프계(lymphatic system)

　림프계는 림프, 림프관, 림프절, 비장, 흉선, 편도 등으로 구성되어 있으며, 체액 균형을 통해 심혈관계의 기능을 보충하고 지방의 흡수를 돕는다.

　림프절에 존재하는 다량의 림프구(lymphocyte)와 백혈구는 질병에 대한 방어 작용인 '면역'에 관여한다.

(8) 호흡기계(respiratory system)

　호흡기계는 코, 인두, 후두, 기관, 기관지, 폐, 폐포로 구성되어 있으며, 공기를 받아들여 기체교환이 일어나는 장소이다. 호흡기계를 통해 유입된 산소는 심혈관계를 통해 모든 조직으로 이동하며, 동시에 모든 조직의 이산화탄소는 폐로 이동하여 배출된다.

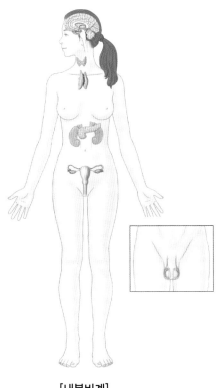
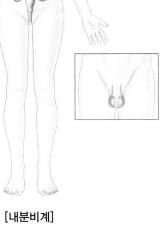

[내분비계]

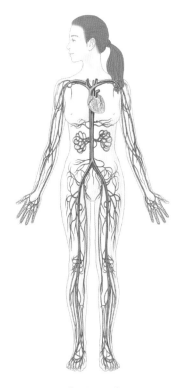

[심혈관계]

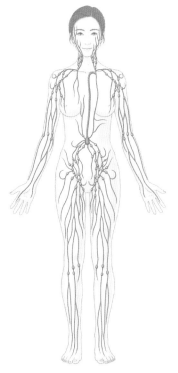

[림프계]

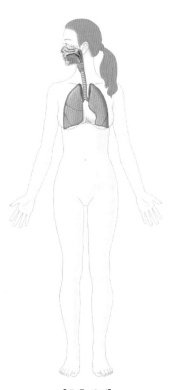

[호흡기계]

(9) 소화기계(gastrointestinal or digestive system)

소화기계는 입에서 항문까지 통과하는 관으로 입, 인두, 식도, 위, 소장, 대장, 항문으로 구성되어 있으며, 부속기관으로 치아, 타액선, 혀, 간, 담낭, 췌장, 충수돌기 등이 있다.

소화기계는 외부로부터 섭취한 음식물을 잘게 부순 후 영양물질을 흡수하여 세포로 이동시키고, 노폐물은 밖으로 배출하는 역할을 한다.

(10) 비뇨기계(urinary system)

비뇨기계는 신장, 요관, 방광, 요도로 구성되어 있으며, 혈액 속의 수분이나 염분 등 물질의 재분비와 재흡수를 통해 체액 균형을 유지하는 역할을 한다. 또한 전해질, 약물, 과도한 수분, 독성물질 등을 중화하여 체액의 상태를 일정하게 유지하는 작용을 한다.

(11) 생식기계(reproductive system)

생식기계는 남성은 고환, 부고환, 정관, 정낭, 사정관, 전립선, 음경 등으로 구성되어 있으며 여성은 난소, 자궁관(난관), 자궁, 질, 음핵, 소음순, 대음순 등으로 구성된다. 생식기계는 새로운 후손 생산의 기능을 수행한다.

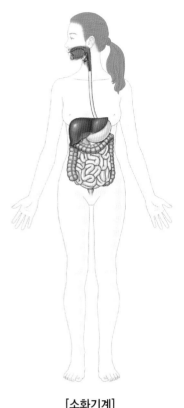

[소화기계]

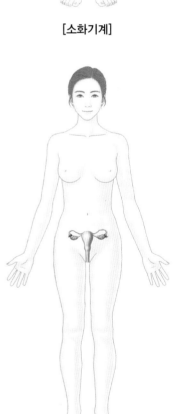

[비뇨기계]

[생식기계]

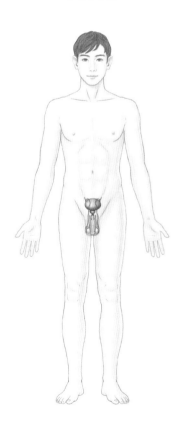

4 생명유지를 위한 특성

살아있는 생물체는 생명현상이라는 복잡 미묘한 현상을 유지하기 위해 많은 특성을 지니고 있다. 우리가 기억해야 할 중요한 몇 가지 특성은 다음과 같다.

● 생명유지의 특성
[표 1-1]

종류	특성
운동(movement)	근골격계의 활동을 통해 몸 전체 또는 일부의 위치나 자세를 바꾸는 것
반응(responsiveness)	신경계를 통해 몸의 내적 또는 외적환경 변화에 반응하는 것
적응(adaptation)	내적 또는 외적환경 변화에 대해 적절하게 형태나 기능을 조절하여 환경에 순응하는 것
성장(growth)	신체의 부피와 무게 등 크기가 증가되거나 세포 수가 증가하는 것
생식(reproduction)	종족 보존을 위한 새로운 개체 수가 증가하는 것으로 정자와 난자의 수정을 거쳐 일어남
호흡(respiration)	산소를 얻고 이산화탄소를 제거하는 것
소화(digestion)	섭취된 음식물이 잘 흡수될 수 있도록 단순한 분자로 분해하는 것
흡수(absorption)	물질이 인체의 막을 통과하거나 혈액 등의 체액으로 들어가는 것
순환(circulation)	혈액과 림프액 등 체내에 있는 물질의 이동
동화(anabolism)	단순물질이 생체 내 필요한 복합물질로 변하는 작용 예 아미노산이 단백질로 합성되는 것
이화(catabolism)	복합물질이 단순물질로 분해되어 에너지를 생산하는 작용 예 탄수화물이 포도당으로 분해되는 것
배설(excretion)	대사과정에서 생긴 노폐물을 신체 밖으로 배출하는 것
신진대사(metabolism)	생명체의 세포 내에서 일어나는 모든 화학반응의 전 과정 예 분해, 합성, 생산, 배설
항상성(homeostasis)	생물체의 외적 상태가 변화해도 내적 상태를 늘 일정한 상태로 유지하려는 생물학적 기전으로 생명활동의 균형을 유지하는 중요한 기능. 주로 신경계와 내분비계에 의해 수행 예 체온조절, 혈압조절, 혈당조절, 수분균형 등

★ 항상성 불균형(homeostasis imbalance)

항상성 불균형은 인체의 질병을 초래하며, 인체의 노화는 항상성 불균형을 유발하여 질병의 위험성을 증가시킨다.

항상성 대사과정

항상성은 정상체온(36.5~37℃)을 유지시킨다.

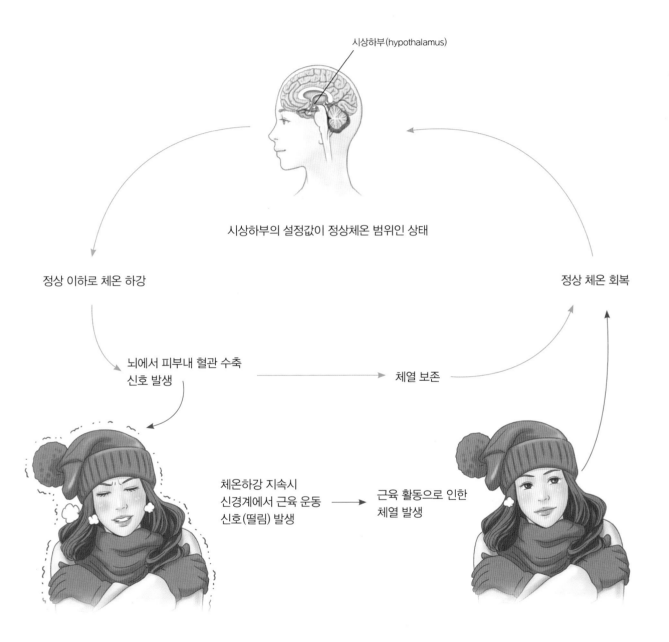

시상하부(hypothalamus)

시상하부의 설정값이 정상체온 범위인 상태

정상 이하로 체온 하강

정상 체온 회복

뇌에서 피부내 혈관 수축
신호 발생

체열 보존

체온하강 지속시
신경계에서 근육 운동
신호(떨림) 발생

근육 활동으로 인한
체열 발생

5 인체해부학 용어

(1) 해부학적 자세

인체의 해부학적 자세(anatomical position)는 발을 나란히 붙인 상태에서 얼굴과 몸은 정면을 향하게 하고, 양팔은 옆으로 자연스레 늘어뜨려 손바닥을 정면으로 향하게 선 자세이다.

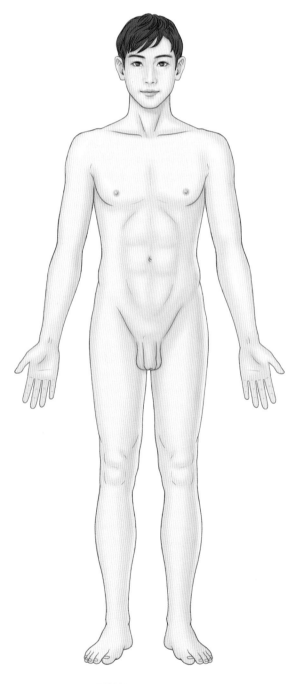

그림 1-4 해부학적 자세

(2) 신체의 상대적 위치 및 방향

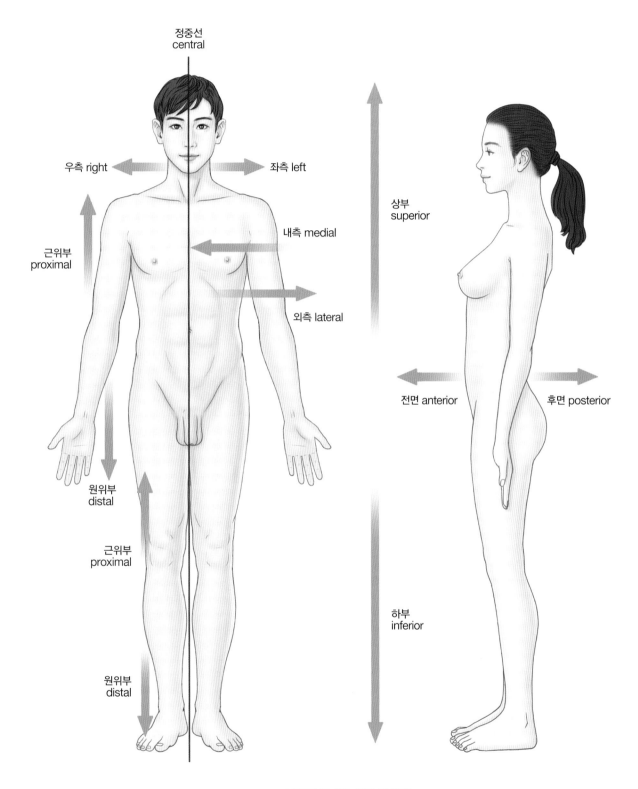

그림 1-5 신체의 상대적 위치 및 방향

(3) 신체 앞면 부위 용어

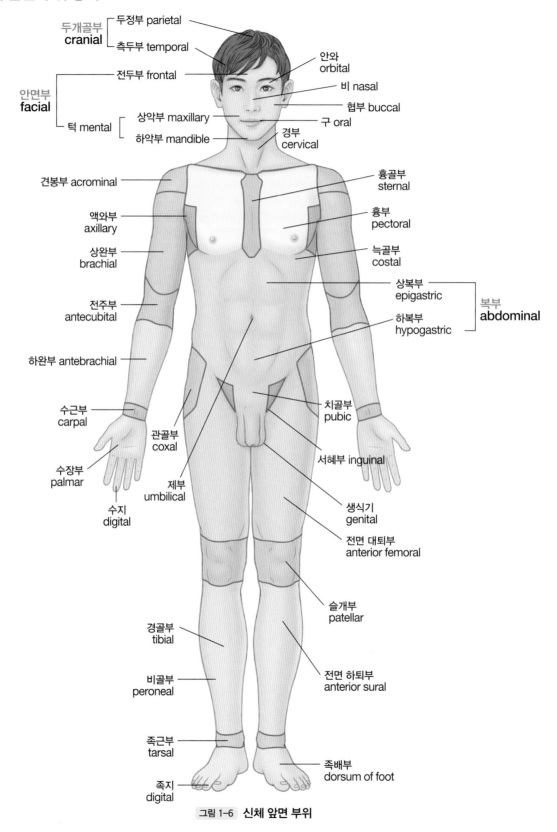

두개골부 cranial
— 두정부 parietal
— 측두부 temporal

안면부 facial
— 전두부 frontal
— 턱 mental — 상악부 maxillary
— 하악부 mandible

안와 orbital
비 nasal
협부 buccal
구 oral
경부 cervical

견봉부 acrominal
액와부 axillary
상완부 brachial
전주부 antecubital
하완부 antebrachial
수근부 carpal
수장부 palmar
수지 digital
관골부 coxal
제부 umbilical

흉골부 sternal
흉부 pectoral
늑골부 costal
상복부 epigastric
하복부 hypogastric

복부 abdominal

치골부 pubic
서혜부 inguinal
생식기 genital
전면 대퇴부 anterior femoral
슬개부 patellar
전면 하퇴부 anterior sural
족배부 dorsum of foot

경골부 tibial
비골부 peroneal
족근부 tarsal
족지 digital

그림 1-6 신체 앞면 부위

(4) 신체 뒷면 부위 용어

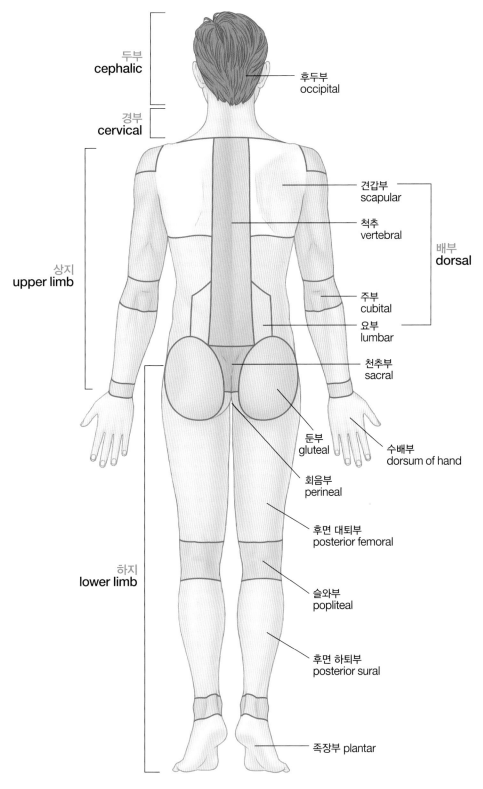

두부
cephalic

후두부
occipital

경부
cervical

견갑부
scapular

척추
vertebral

배부
dorsal

상지
upper limb

주부
cubital

요부
lumbar

천추부
sacral

둔부
gluteal

수배부
dorsum of hand

회음부
perineal

후면 대퇴부
posterior femoral

하지
lower limb

슬와부
popliteal

후면 하퇴부
posterior sural

족장부 plantar

그림 1-7 **신체 뒷면 부위**

(5) 신체의 수평면과 절단면

신체 내부의 구조를 알아보기 위해서는 3차원으로 구성된 몸을 여러 면(plane)으로 절단하여 단면으로 관찰 해 볼 필요가 있다. 일반적으로 다음과 같이 네 가지 절단면으로 구분된다.

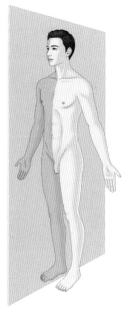

시상면(sagittal section)

신체를 좌우 대칭으로 이등분하는 면

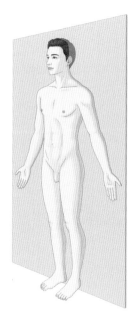

관상면(이마면, frontal section)

신체를 앞과 뒷면으로 나누는 면

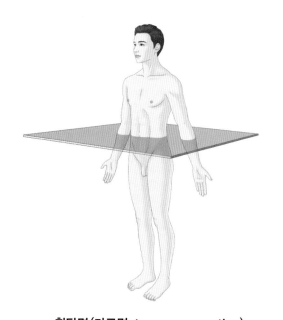

횡단면(가로면, transverse section)

신체를 상하로 구분해서 나누는 면

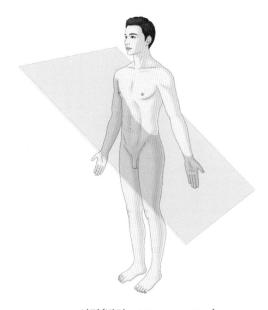

사면(빗면, oblique section)

신체를 시상면, 관상면, 횡단면 사이로 비스듬히 나누는 면

6 인체의 공동(강)

체강(body cavity)은 인체의 주요 장기를 수용하는 빈 공간으로 배측강(등쪽 몸 안, posterior or dorsal cavity)과 복측강(배쪽 몸 안, anterior or ventral cavity)으로 크게 두 개의 공간으로 구분한다.

(1) 배측강

● 두개강(머리뼈 안, cranial cavity) : 뇌가 위치한다.

● 척수강(척수 안, spinal cavity) : 척수가 위치한다.

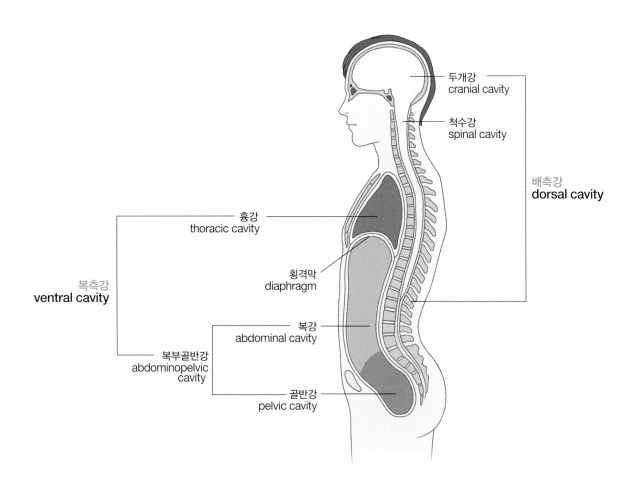

그림 1-8 인체의 공동(강)

(2) 복측강

● **흉강**(가슴 안, thoracic cavity) : 종격(mediastinum), 흉막강(가슴막 안, pleural cavity), 심막강(심장막 안, pericardial cavity)을 포함하며 기관지, 폐, 심장 등이 위치한다.

● **복부골반강**(배골반 안, abdominopelvic cavity) : 복강(배 안, abdominal cavity)과 골반강(골반 안, pelvic cavity)을 포함하며 간, 위, 소장, 대장과 생식기 등이 위치한다.

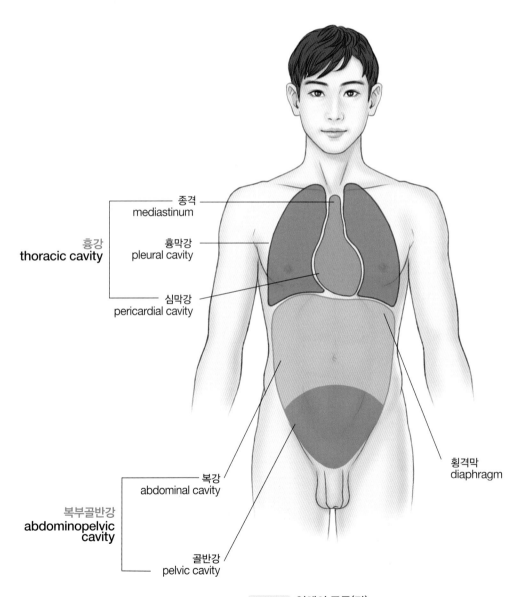

그림 1-9 **인체의 공동(강)**

● 인체해부 용어 정리 [표 1-2]

신체의 상대적 위치 및 방향	
전면(anterior)	신체의 앞면 또는 정면을 향해 있음을 의미
후면(posterior)	신체의 뒷면 또는 등쪽을 향해 있음을 의미
상부(superior)	어떤 신체 부위가 다른 부위보다 위쪽 또는 머리쪽에 가까이 있음을 의미
하부(inferior)	어떤 신체 부위가 다른 부위보다 아래쪽 또는 발쪽에 가까이 있음을 의미
정중선(central)	신체를 좌우로 가르는 정중앙선을 의미
좌측(left)	신체의 왼쪽 부위
우측(right)	신체의 오른쪽 부위
내측(medial)	어떤 신체 부위가 다른 부위보다 정중선에 가까이 있는 것을 의미
외측(lateral)	어떤 신체 부위가 다른 부위보다 바깥쪽을 향해 있는 것을 의미
근위부(proximal)	어떤 신체 부위가 다른 부위보다 몸통 부위에 가까이 있는 것을 의미
원위부(distal)	어떤 신체 부위가 다른 부위보다 몸통 부위로부터 멀리 있는 것을 의미
천부(superficial)	신체의 얕은 부위 즉 체표면으로부터 가까운 부위를 의미
심부(deep)	신체의 깊은 부위 즉 체표면보다 더 안쪽에 있는 부위를 의미
신체 앞면 부위 용어	
두개골부(cranial)	머리를 이루는 뼈 부위
두정부(parietal)	정수리 부위
측두부(temporal)	머리의 양쪽 옆면 부위
전두부(frontal)	이마 부위
안면부(facial)	얼굴 부위
비(nasal)	코
구(oral)	입
안와(orbital)	눈
상악부(maxillary)	위턱 부위
하악부(mandible)	아래턱 부위
협부(buccal)	볼 부위
경부(cervical)	목 부위
견봉부(acrominal)	앞쪽 어깨 부위
액와부(axillary)	겨드랑이 부위
상완부(brachial)	위팔 부위
전주부(antecubital)	팔꿈치 앞쪽 부위
하완부(antebrachial)	아래팔 부위
수근부(carpal)	손목 부위
수장부(palmar)	손바닥 부위

신체 앞면 부위 용어	
흉부(pectoral)	가슴 부위
흉골부(sternal)	가슴 중앙 부위
늑골부(costal)	갈비뼈 부위
복부(abdominal)	배 부위
상복부(epigastric)	배 위쪽 부위
하복부(hypogastric)	배 아래쪽 부위
제부(umbilical)	배 중앙, 배꼽 부위
치골부(pubic)	생식기 위쪽 부위
서혜부(inguinal)	사타구니 부위
전면 대퇴부(anterior femoral)	앞쪽 허벅지 부위
슬개부(patellar)	앞무릎 부위
전면 하퇴부(anterior sural)	앞쪽 종아리 부위
경골부(tibial)	앞쪽 정강이 부위
비골부(peroneal)	종아리 측면 부위
족근부(tarsal)	발목 부위
족배부(dorsum of foot)	발등 부위
지(digital)	손가락, 발가락
신체 뒷면 부위 용어	
후두부(occipital)	뒤통수 부위
배부(dorsal)	등을 이루는 부위
견갑부(scapular)	어깨뼈 부위
주부(cubital)	팔꿈치 부위
수배부(dorsum of hand)	손등 부위
척추(vertebral)	목뼈부터 꼬리뼈까지
요부(lumbar)	허리 부위
천추부(sacral)	양쪽 엉덩이뼈 사이 부분
둔부(gluteal)	엉덩이 부위
회음부(perineal)	항문과 생식기 사이 부분
후면 대퇴부(posterior femoral)	뒤쪽 허벅지 부위
슬와부(popliteal)	무릎 뒤쪽 오금 부위
후면 하퇴부(posterior sural)	종아리, 장딴지 부위
족장부(plantar)	발바닥 부위

세포는 원시 생명체를 제외한 모든 생명체의 구조, 기능적 단위로 생명 활동의 기본이다. 사람의 몸은 태어날 때 약 60만 개의 세포로 이루어져 있으며, 성인이 된 후 100조개의 세포로 분화된다. 즉 모든 생명체는 세포로 구성되어 있으며, 세포는 세포로부터 생성되어 세포와 세포가 만나 또 다른 새로운 세포가 생성된다.

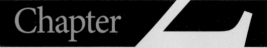

Chapter **2**

세포 및 조직

1 세포

    1665년 현미경을 발명한 영국의 과학자 로버트 후크(Robert Hooke)에 의해 코르크 조각에서 최초로 죽은 세포의 세포벽이 관찰되었으며, 이를 '작은 방'이라는 뜻을 가진 단어로 '셀(cell)'이라 명명하였다.

    그 후 1674년 네덜란드 상인 안토니 판 레이우엔훅(Antonie Van Leeuwenhoek)에 의해 연못에서 살아있는 세포가 최초로 관찰되었다. 그리고 1885년 독일의 루돌프 피르호(Rudolf Virhow)에 의해 모든 생명체는 세포로 구성되어 있으며, 세포는 세포로부터 생성되고, 세포와 세포가 만나 새로운 세포가 생성된다는 '세포학설(cell theory)'이 확립되었다. 세포학설의 발전 상황을 보면 아래와 같다.

● **로버트 후크(Robert Hooke, 1635~1703)**

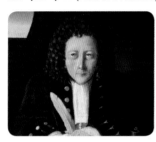

- 영국의 과학자
- 최초의 현미경 발명자
- 최초로 코르크에서 죽은 세포의 세포벽 관찰
- 세포(셀, cell)라 명명

● **안토니 판 레이우엔훅(Antonie Van Leeuwenhoek, 1632~1723)**

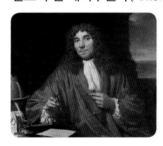

- 네덜란드의 무역업자이자 과학자
- 미생물학의 아버지
- 연못 물에서 최초로 살아있는 세포 발견

● **마티아스 야코프 슐라이덴(Matthias Jakob Schleiden,1804~1881)**

- 독일의 식물학자
- '모든 식물은 세포로 구성되어 있다'는 식물 세포설 주장

● **테오도어 슈반(Theodor Shwann, 1810~1882)**

- 독일의 생리학자
- '모든 동물은 세포로 이루어져 있다'는 동물 세포설 주장

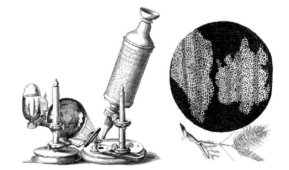

그림 2-1 **현미경과 현미경 상의 코르크 조각**

● **루돌프 피르호(Rudolf Virhow, 1821~1902)**

- 독일의 병리학자
- 세포는 이미 존재하는 세포로부터 나오며, 세포와 세포가 만나 새로운 세포가 된다고 주장
- '모든 생물은 세포로 이루어져 있다'는 세포학설 확립

2 세포의 종류

성인의 몸을 구성하는 세포의 수는 약 100조 개에 달하는 것으로 추정된다. 그 많은 세포들은 각각 조직이나 부위에 따라 형태, 크기, 내용물 및 기능에 있어서 매우 다양하다. 예컨대 피부를 덮고 있는 상피세포는 얇고 편평하며 벽돌을 쌓아놓은 듯 밀집해 있으면서 우리 신체 내부를 보호한다.

신경세포의 경우 전기적 충동을 통해 신체의 한 부위에서 다른 부위로 정보를 전달해 주기 위해 길고 가느다란 축삭돌기를 갖고 있다. 적혈구세포는 산소를 담아 다닐 수 있도록 오목한 접시 모양을 하고 있으며, 미세한 모세혈관을 통과하는 데 용이하도록 구부러질 수 있는 유연성을 가지고 있다. 인체에서 가장 큰 세포는 난자세포이며, 가장 작은 세포는 정자세포로 알려져 있다.

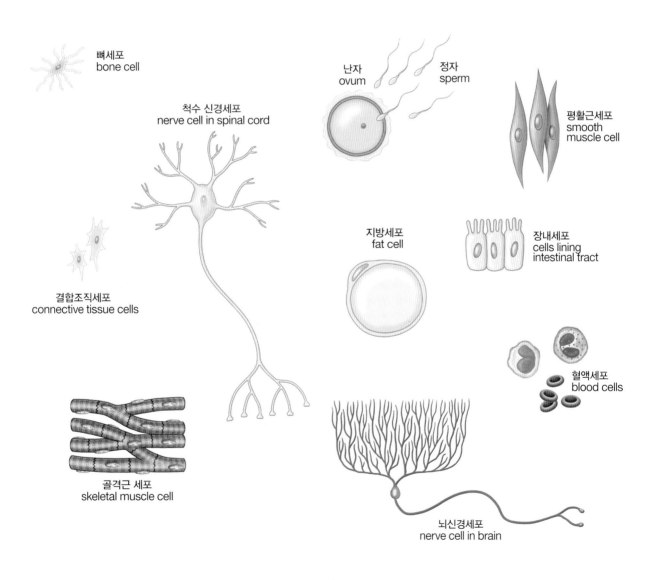

그림 2-2 **세포의 종류**

3 세포의 구조

세포는 수백여 개의 종류가 있으며, 기능과 모양, 크기가 다양하다. 그러나 특수한 세포를 제외하고는 세포의 기본 구조는 거의 동일하며 대부분 핵, 세포질, 세포막으로 구성된다. 세포는 핵막의 존재 여부에 따라 원핵세포와 진핵세포로 구분된다.

● **원핵세포** : 원시적인 형태의 세포로 핵막이 없으며, 아메바와 같은 단세포 생물과 대장균, 병원균 등의 세균이 포함된다.

● **진핵세포** : 핵을 둘러싸고 있는 핵막이 존재하며, 이는 고등한 형태의 막으로 식물, 동물, 원생동물의 세포, 곰팡이 등이 이에 포함된다.

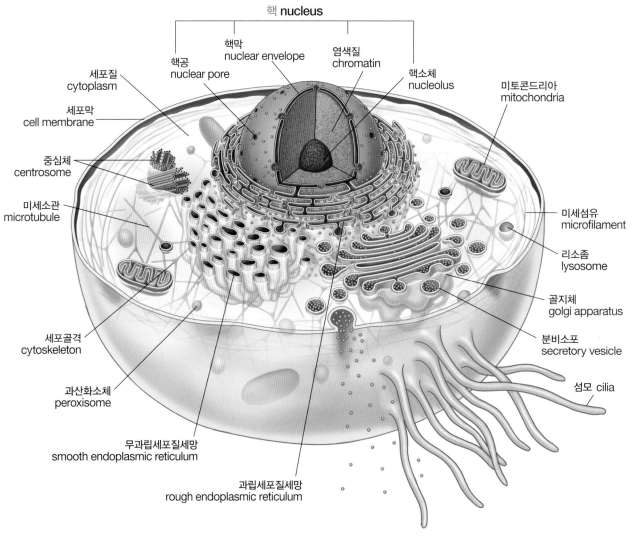

그림 2-3 **세포의 구조**

인체를 구성하는 모든 세포는 적혈구를 제외하고 대부분 핵과 핵막, 세포기관(organelle), 세포질(cytoplasm), 세포막(cell membrane)을 가지고 있으며, 각각 특정한 용도를 지닌다.

(1) 핵(nucleus)

핵은 세포를 총 지휘하는 '세포의 뇌'와 같은 역할을 한다. 세포의 유전정보를 가진 DNA(deoxyribonucleic acid)를 함유하고 있으며, 세포의 기능을 조절하고 통합하며 세포증식을 주관한다. 핵은 핵막(nuclear envelope)으로 둘러싸인 구형 구조를 하고 있다.

핵막(nuclear envelope)
인지질 이중층 구조로서 지질에 인이 결합된 두 겹의 막으로 되어 있으며, 물질의 이동 통로인 핵공(nuclear pore)이라는 구멍을 가지고 있다.

염색질(chromatin)
히스톤 단백질과 느슨하게 꼬인 DNA 가닥이 결합되어 구성되며, 세포분열기에 단단하게 응축하여 염색체(chromosome)가 된다. DNA는 우리 몸의 구조단백질과 기능단백질을 합성하는 유전 정보를 가지고 있다.

핵소체(nucleolus)
'작은 핵'이라 불리우며 겔 타입의 섬유성 물질로 가득 찬 작고 둥근 덩어리이다. RNA(ribonucleic acid)와 단백질로 구성되며, 리보솜(ribosomes)을 형성한다. 리보솜은 핵공을 통해 세포질로 이동한다.

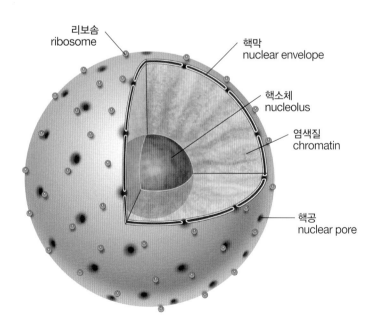

그림 2-4 **핵의 구조**

(2) 세포질(cytoplasm)

세포질은 핵의 바깥부분으로서 세포가 생존하기 위한 특별한 환경을 제공하며 물, 전해질, 영양소 등의 겔과 같은 물질로 구성되어 있다. 그리고 세포질 내에는 인체의 생명유지에 중요한 역할을 하는 다양한 세포 내 소기관들이 존재한다.

● 리보솜(ribosomes)

작은 입자형태이며 단백질을 합성하는 장소로서 단백질과 RNA로 구성되어 있다. 세포질에 떠 있거나 대부분 세포질세망에 붙어 존재하며, 효소와 세포복구 및 생식에 필요한 단백질을 생성한다. 세포질세망에 붙어 있는 것을 '고정 리보솜(fixed ribosome)'이라 하며, 주로 세포의 외부에서 사용되는 단백질을 합성한다. 반면, 세포질 내에서 자유로이 존재하는 리보솜을 '유리 리보솜(free ribosome)'이라 하며, 주로 세포 내에서 세포 구조물의 보수 및 유지에 사용되는 단백질을 합성한다.

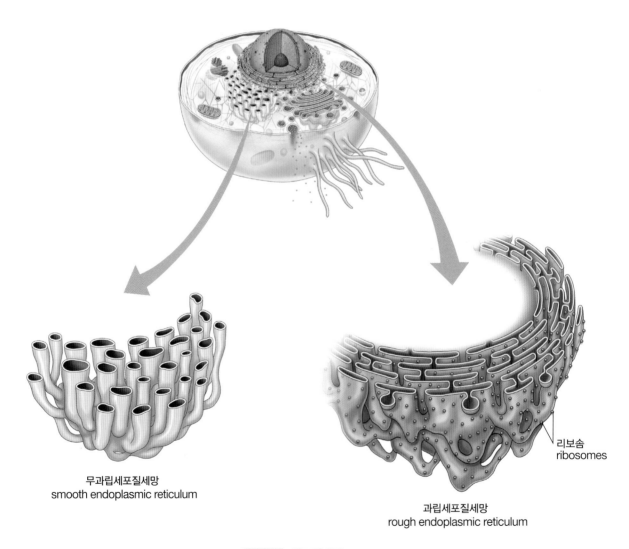

무과립세포질세망
smooth endoplasmic reticulum

리보솜
ribosomes

과립세포질세망
rough endoplasmic reticulum

그림 2-5 세포질세망

세포질세망(endoplasmic reticulum; ER)

핵막의 바깥 막에서부터 이어져 세포질 내에 전체적으로 분포되어 있으며 구불구불 접혀진 기다란 막 주머니 형태로 이루어진 소기관이다. 세포질 내에서 다른 기관과의 물질 수송의 연결망 역할을 하며, 세포질쪽 표면에 리보솜의 존재 유무에 따라 과립세포질세망과 무과립세포질세망으로 나누어진다.

과립세포질세망	바깥쪽 표면에 단백질을 합성하는 고정리보솜이 다량 부착되어 있어 표면이 거칠게 보이며, 리보솜에서 합성된 단백질을 받아들여 재정비한 후 세포 밖으로 분비될 단백질을 골지체로 운반함.
무과립세포질세망	리보솜이 부착되어 있지 않아 표면이 매끄러운 형태로 되어있음. 지질, 스테로이드 호르몬을 합성하고 지방흡수 및 약물대사에 중요한 효소들을 가지고 있어, 약물과 알코올을 분해하여 해독작용을 하는 간세포에 무과립세포질세망이 다량 분포함.

골지체(golgi apparatus)

과립세포질세망으로부터 분화된 소기관으로, 과립세포질세망에서 받은 다양한 단백질들을 화학적으로 처리하여 분비소포(secretory vesicle)로 포장한 후, 골지체에서 분리되어 세포막을 향해 이동한다. 분비소포막은 최종적으로 세포막에 융합되고, 그 안에 있던 내용물을 세포 외부로 방출하게 된다. 이러한 과정을 세포외유출(exocytosis)이라 한다.

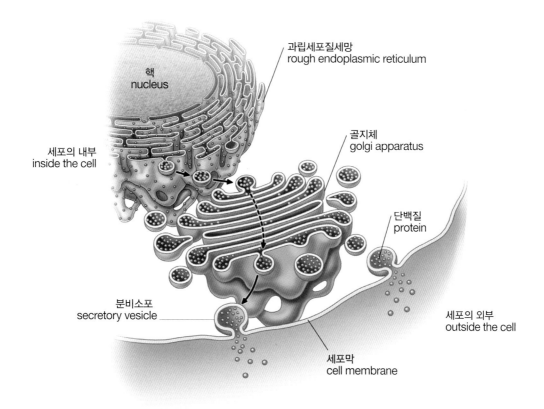

그림 2-6 **세포외유출**

미토콘드리아(mitochondria)

세포내 에너지(adenosine triphosphate, ATP)를 공급하는 세포의 '동력발전소'이다. 세포마다 미토콘드리아가 존재하는 비율의 차이가 있으며 우리 몸에서 세포의 복구·이동·생식을 위해 요구되는 에너지 중 95%를 공급한다. 미토콘드리아는 인지질 이중막으로 된 내층과 외층으로 이루어져 있으며, 그 사이에는 공간이 존재한다. 안쪽의 막은 표면적을 넓히기 위해 크리스테(cristae)라고 하는 많은 주름을 갖고 있다.

미토콘드리아의 가운데 공간에는 DNA가 포함된 겔 상태의 물질로 차 있고, DNA에는 미토콘드리아 기능에 필요한 일부 효소들에 대한 정보가 들어 있다. 미토콘드리아의 호흡효소는 세포 내에 산소공급과 에너지 생산에 사용된다. 간세포, 심장세포, 근육세포, 정자 등 활동이 왕성한 세포에 다량 존재하며, 세포가 더 많은 에너지를 필요로 하게 되면 분열하여 그 수를 증가시킨다.

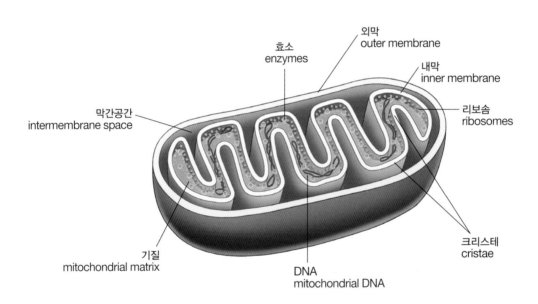

그림 2-7 미토콘드리아의 구조

리소좀(lysosomes, 용해소체)

'세포 내 청소부'라고 불리는 리소좀은 가수분해 효소를 다량 함유한 소포체로서 골지체에서 형성된다. 리소좀은 세포질 내의 큰 영양소 분자를 분해하거나 세포 내에 침입한 미생물과 노폐물을 제거하고, 손상되거나 노후한 세포 소기관을 분해하는 역할을 담당한다. 특히 세포 자체가 병들거나 죽게 되면 새로운 세포가 자리잡을 공간을 제공하기 위한 세포자멸사(apoptosis)에 관여하는 것으로도 알려져 있다.

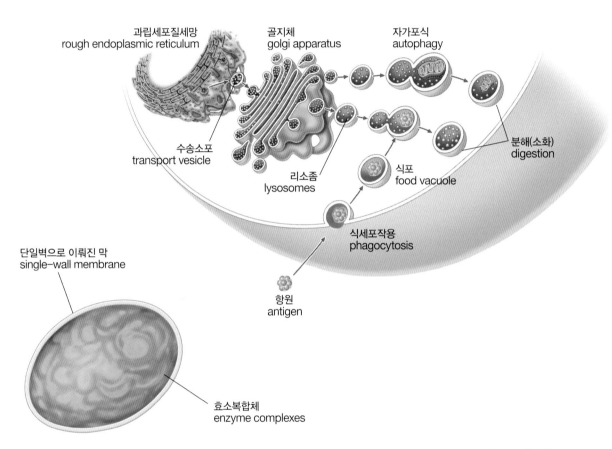

그림 2-8 **리소좀**

★ 세포자멸사(세포자살, apoptosis)

다세포 생물체에서 볼 수 있는 세포예정사(programmed cell death)의 일종으로 세포 형태와 세포 내부의 생화학적 변화로 말미암아 세포가 죽는 것이다. 이 과정은 세포의 팽창과 균열, 세포막의 변화, 핵 단편화, 염색질 응축과 염색체 절단, 그리고 해당 세포가 다른 세포(포식세포)에게 먹혀 처리되는 것으로 끝난다. 세포자멸사는 생물체에 해를 끼치지 않으며 생명주기에 유익한 것이다. 인간 배아(embryo)시기의 분화 과정에서 손가락과 발가락, 각 10개의 형성이 세포자살이 작용하는 대표적인 사례이다.

★ 괴사(necrosis)

괴사는 세포 또는 살아 있는 조직이 예정보다 빠르게 죽는 것을 말하며, 감염이나 독소, 외상과 같은 세포 또는 조직 외부의 요소에 의해 발생된다. 세포자멸사가 생물체에 이로운 효과를 발생시키는 반면, 괴사는 거의 대부분 해로우며 치명적일 수도 있다.

중심체(centrosome)

중심체는 핵 주변에 있는 구조물로서, 한 쌍의 속이 빈 막대모양으로 된 2개의 중심소체(centriole)로 구성된다. 각각의 중심소체는 3개의 미세소관 묶음 9개로 구성되어 있고, 2개가 서로 직각 방향으로 놓여 있다. 세포분열 시 방추사를 형성하여 염색체를 이동시키는 중요한 역할을 한다. 신경세포와 같이 중심체가 없는 세포는 세포분열을 할 수 없다.

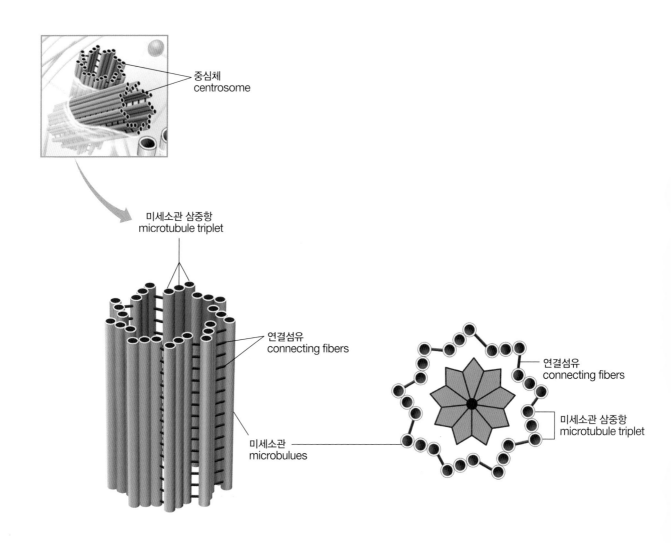

중심체
centrosome

미세소관 삼중항
microtubule triplet

연결섬유
connecting fibers

미세소관
microbulues

연결섬유
connecting fibers

미세소관 삼중항
microtubule triplet

그림 2-9 중심체의 구조와 단면

과산화소체(peroxisome)

리소좀보다 작지만 비슷한 형태로 카탈라아제(catalase)라는 산화효소를 가지고 있다. 세포의 대사과정 중 생긴 유해한 과산화수소를 물과 산소로 분해하여 세포를 보호하는 역할을 한다. 지방소화에 이용되는 담즙산 합성, 알코올, 포름알데히드 등의 유해물질과 독성물질을 해독, 활성산소를 제거하여 세포를 보호한다. 신장세포나 간세포와 같이 대사활동이 활발한 세포에 다량 존재한다.

세포골격(cytoskeleton)

세포골격은 세포질 내에 구성된 복잡한 실 같은 구조로 되어 있으며 인체에 있어 뼈대와 같은 역할을 한다. 세포골격 종류에는 얇은 실가닥처럼 생긴 미세섬유, 길고 가느다란 관 모양의 미세소관이 있다. 세포골격은 세포 내부의 뼈대를 형성하여 세포모양을 결정짓고, 세포소기관들을 지지하는 역할을 하며 세포내 물질들의 수송 경로로 이용된다.

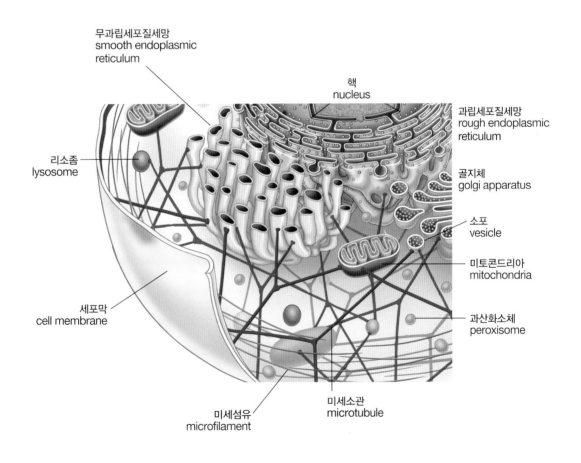

그림 2-10 **세포골격의 구조**

(3) 세포막(cell membrane)

세포막은 일정한 모양을 갖추고 세포의 내용물들을 고정시켜주는 경계면으로서, 세포의 생명을 유지하기 위한 다양한 기능을 수행한다. 세포막은 탄수화물과 단백질 분자들이 결합된 인지질의 이중층구조로 되어 있으며, 세포 안팎으로 물질의 이동을 조절한다. 즉 세포 안으로 들여보내거나 세포 밖으로 내보낼 물질을 선택하여 통과시키는 선택적 투과성 막이다. 물질의 크기, 극성, 전하 등은 투과에 영향을 주는 요인이 된다.

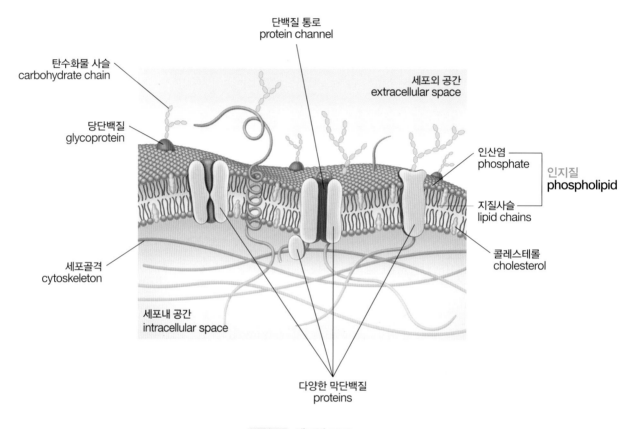

그림 2-11 **세포막 구조**

(4) 그 밖의 다른 기관들(other interesting parts)

세포의 표면에서 확장되어 나온 섬모(cilia)와 편모(flagella)는 세포의 운동성을 담당하는 구조물이다. 섬모(cilia)는 상피세포를 전체적으로 둘러싸고 있으며, 편모보다 짧고 왕복의 움직임을 통해 기도 또는 생식기관의 세포 표면을 덮는 점액과 같은 물질을 바깥쪽으로 이동하게 한다. 반면 편모(flagella)는 섬모보다 길고 굵으며, 한방향의 파상운동을 일으킨다. 정자세포의 이동은 편모의 운동으로 가능한 것이며, 인간세포에서 정자는 유일하게 편모를 가지고 있다.

4 세포막을 통한 물질의 이동

물, 영양분, 가스, 노폐물 등 인체의 많은 양의 물질들이 세포막을 통해 세포 안팎으로 끊임없이 이동한다. 그리고 세포막은 이 물질들의 끊임없는 이동을 조절하는 선택적 벽이 된다.

세포막을 통한 물질의 이동은 세포 내에서 생성되는 에너지(ATP)의 사용 여부에 따라 수동수송과 능동수송으로 구분된다.

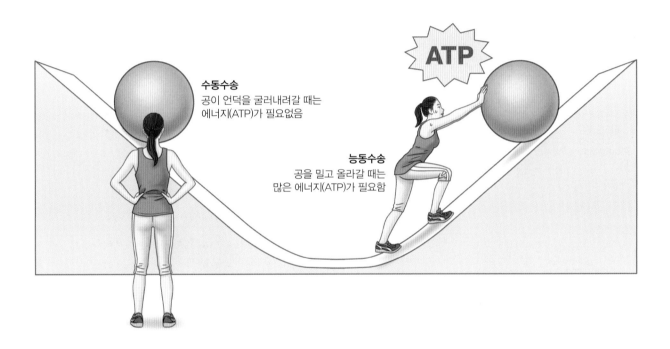

수동수송
공이 언덕을 굴러내려갈 때는
에너지(ATP)가 필요없음

능동수송
공을 밀고 올라갈 때는
많은 에너지(ATP)가 필요함

그림 2-12 **수동수송과 능동수송**

(1) 수동수송(passive transport)

공이 언덕 위에서 아래로 저절로 굴러내려 가듯이 수동수송은 에너지(ATP)를 필요로 하지 않는다. 확산, 촉진확산, 삼투, 여과와 같은 물질 이동 현상이 이에 속한다.

확산(diffusion)

물질의 농도가 높은 곳에서 낮은 곳으로 이동하여 농도가 균일하게 되는 현상이다. 확산속도는 분자가 작을수록, 온도가 높을수록 빨라진다. 예를 들어 발포 비타민 정제를 물이 들어있는 컵 안에 넣으면 발포 비타민은 물에 녹아 그 분자가 컵 안의 물 전체에 확산되어 고르게 분포된다.

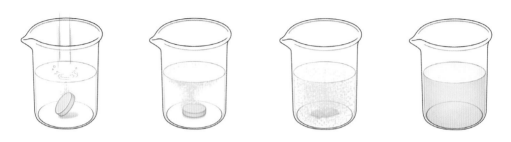

그림 2-13 **발포 비타민을 통해 본 물질의 확산**

인체 내에서는 세포 내 물질 이동, 폐에서의 산소와 이산화탄소 교환, 냄새가 주변에 퍼지는 것 등이 확산현상에 의해 일어난다.

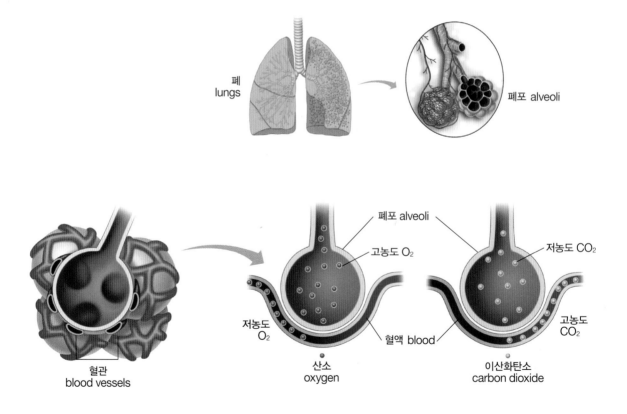

그림 2-14 **폐포와 모세혈관 사이에서의 확산에 의한 가스교환**

촉진확산(facilitated diffusion)

세포막을 통과하지 못하는 어떤 물질들이 고농도 지역에서 저농도 지역을 향해 세포 안팎으로 이동하기 위해서는 세포막에 위치한 막단백질 분자의 도움이 필요한데, 이를 촉진 확산이라고 한다.

예컨대 포도당과 아미노산과 같이 입자가 큰 특정물질들은 세포막을 통과할 수 없으므로 세포막 표면에 위치한 특이 운반단백질 분자와 결합한다. 특정물질과 결합한 운반단백질은 자신의 모양을 변화시켜 특정물질의 세포 안팎으로의 수송을 도와 준 후 다시 원래의 모양으로 돌아가 다른 물질과 결합하게 된다.

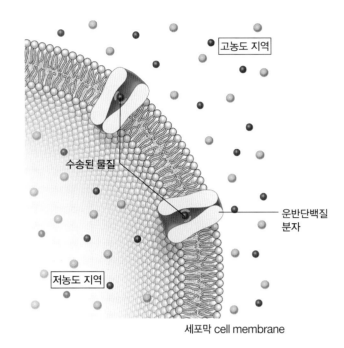

그림 2-15 **촉진확산**

삼투(osmosis)

선택적 반투과성 막을 사이에 두고 농도가 다른 두 용액이 농도가 낮은 곳에서 높은 곳으로 이동하는 물질의 확산현상이다. 삼투압(osmotic pressure)은 고농도의 물질이 물을 당기는 힘으로써, 용질의 농도가 높을수록 삼투압은 커지고 많은 물을 가져오게 된다. 용질의 농도가 높은 쪽으로 물을 더 끌어오게 되면 용질의 농도와 용매의 농도가 같아지게 되는데, 이 수용액을 '등장액(isotonic solution)'이라 하며 삼투압은 같게 된다. 조직이 손상되면 조직 공간 내에 단백질의 누출과 축적이 일어난다. 이때 조직 안에 갇힌 단백질은 삼투작용으로 조직 공간 안으로 물을 끌어당겨 수분의 축적을 일으키게 되는데, 이를 '부종(edema)'이라 한다.

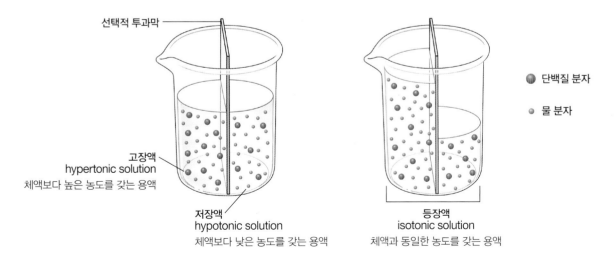

그림 2-16 **삼투**

체액과 세포 내부는 0.9% 소금물과 같은 생리 식염수와 비슷한 농도를 가지고 있다. 만약 적혈구 세포가 등장액 속에 있을 때는 동일한 양의 물이 들어오고 나가기 때문에 적혈구 특유의 형태를 유지할 수 있다. 그러나 저장액에 놓이게 되면 나가는 물보다 들어오는 물의 양이 많아 적혈구막이 팽창하여 터지게 된다. 이를 '용혈현상(hemolysis)'이라 한다. 반면 고장액 속에 놓이게 되면 들어오는 물보다 나가는 물의 양이 더 많아져 적혈구는 쪼그라들게 된다. 이러한 용혈현상때문에 병원에서 정맥에 링거 투여 시 정제수는 사용하지 않는다.

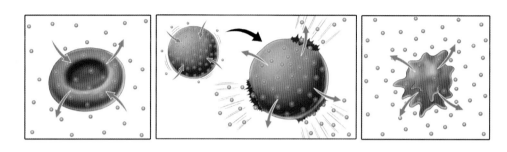

그림 2-17 용혈현상

● **여과(filtration)**

여과는 확산과 삼투처럼 농도반응에 의해 막을 통과하는 것이 아닌 압력에 의해 용해된 물질들이 막을 통과하는 것이다. 예를 들면, 깔대기에 여과지를 올려놓고 액체와 고체의 혼합물을 분리할 때 여과지에 정수압이 가해져 물 분자를 여과지 밖으로 밀어내는 현상 등이다.

신체에서 여과가 일어나는 대표적인 곳은 모세혈관이다. 모세혈관은 혈액이 들어 가는 혈관으로 모세혈관 벽은 다량의 미세한 구멍을 가진 얇은 세포층으로 구성되어 있다. 모세혈관 안에는 내부의 압력(혈압)이 외부보다 높기 때문에 모세혈관 벽의 작은 구멍을 통해 혈관 밖의 조직 공간으로 혈액과 용해물질들을 내보낸다.

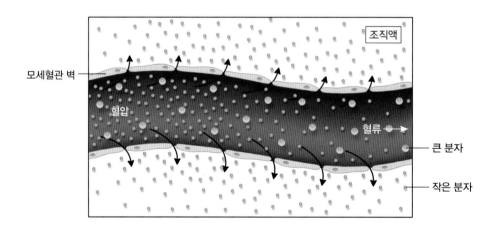

그림 2-18 여과

(2) 능동수송(active transport)

능동수송은 물질이동 시, ATP가 분해되면서 생기는 에너지가 반드시 필요하며, 능동이동펌프, 세포내이입, 세포외유출을 포함한다. 능동수송은 농도경사를 거슬러 낮은 농도에서 높은 농도로 물질을 이동시키는 것으로 ATP를 분해하는 과정에서 방출되는 에너지를 사용한다.

● 능동이동펌프(active transport pump)

세포막에는 '이온펌프'라고 불리는 운반단백질(transport protein)이 존재한다. 이온펌프는 ATP에서 얻은 에너지를 이용하여 세포 안팎에 위치한 이온들을 세포막을 사이에 두고 '펌프작용'을 통해 농도가 낮은 곳에서 높은 곳으로 능동적으로 이동시킨다. 세포막을 가로질러 펌프에 의해 능동수송되는 이온입자는 나트륨(Na^+), 칼슘(Ca^+), 칼륨(K^+) 및 수소이온(H^+) 뿐만 아니라 당과 아미노산도 포함된다. 신장 세뇨관에서 물질의 재흡수, 소장에서 영양분의 흡수 및 신경자극 전도 시 세포 속으로 밀려들어간 나트륨 제거 등에서 볼 수 있다.

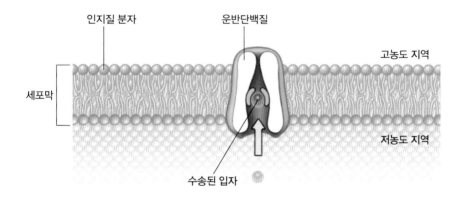

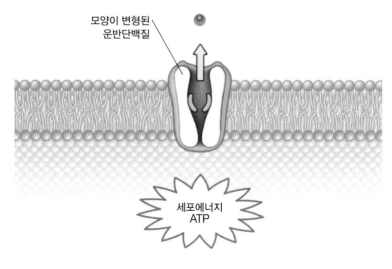

그림 2-19 **능동이동펌프**

세포내이입(endocytosis)

세포 외부의 물질이 세포 내부로 유입되는 현상으로 확산이나 촉진확산에 의해 세포막을 통과하기에는 물질이 너무 클 때 세포막이 특수하게 작용하는 기전이다. 세포내이입은 크게 두 가지 유형으로 나뉜다. '세포가 먹다'라는 의미의 포식작용(phagocytosis)과 '세포가 마시다'라는 포음작용(pinocytosis)이 있다.

포식작용	고체 입자의 물질을 세포 내로 끌어들이는 경우로 특정 종류의 백혈구는 인체에 침입한 세균이나 세포 찌꺼기들을 포식하여 신체의 방어를 돕는다.
포음작용	물과 같은 용액을 섭취하는 경우를 말한다. 예를 들어 단백질 입자는 너무 커서 세포 안으로 들어갈 수가 없으므로 세포는 포음작용을 통해 물에 녹아 있는 단백질 입자들을 섭취한다.

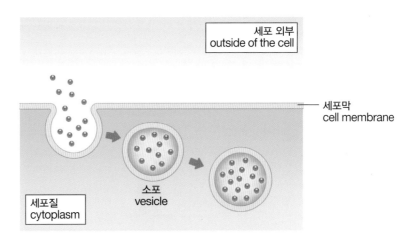

그림 2-20 세포내이입

세포외유출(exocytosis)

세포 외부로 물질을 내보내는 현상이다. 인슐린, 글루카곤과 같은 호르몬 물질을 분비하는 췌장세포와 근육세포, 또는 선(gland)에 신호를 보내는 신경전달물질을 분비하는 신경세포 등을 예로 들 수 있다.

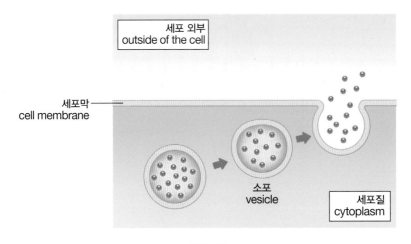

그림 2-21 세포외유출

● 물질이동기전 [표 2-1]

기전		설명		
수동이동	확산	고농도에서 저농도로의 물질이동		
	촉진확산	고농도에서 저농도로 물질이동 시 세포막단백질의 도움을 받는 이동		
	삼투	선택적 반투과성막을 통해 물이 농도가 높은 곳으로 이동		
	여과	압력이 높은 곳에서 낮은 곳으로의 물질이동		
능동이동	능동이동펌프	저농도에서 고농도로 이동하기 위해 에너지를 요구하는 이동		
	세포내이입	세포 외부에서 내부로의 물질유입	세포의 포식작용	
			세포의 포음작용	
	세포외유출	세포 내부에서 외부로의 물질 분비		

5 세포분열

인체를 구성하는 최초의 세포는 정자와 난자가 결합하여 두 세포의 핵이 합쳐지면서 생겨나게 된다. 이 하나의 세포가 수백만 번 세포분열을 거듭하여 여러 종류의 세포들로 분화되고 인체를 구성하는 다른 조직들로 발달해 가는 것이다. 세포분열(cell division)은 한 개의 세포가 두 개의 세포로 갈라져 세포의 수가 늘어나는 생명현상으로 인체가 성장하고, 복구되고, 재생되기 위해서는 세포분열이 필수적이다. 세포분열은 두 가지 종류로, 인체 내 성장과 재생을 위해 인체의 대부분의 세포에서 일어나는 유사분열(mitosis)과 자손을 만들기 위해 생식세포에서 만 일어나는 감수분열(meiosis)이 있다.

(1) 유사분열(mitosis)

정자와 난자 그리고 핵이 없는 적혈구 이외의 인체의 모든 세포는 유사분열에 의해 분열하며, 이를 체세포분열 (somatic cell division)이라고도 한다.

세포분열의 시기와 빈도는 세포마다 매우 다양하며, 한 개의 세포가 생성된 후 다시 분열되는 일련의 과정을 세포주기(cell cycle)라 한다. 세포주기는 세포분열을 준비하는 간기(사이기, interphase)와 핵분열과 세포질분열이 일어나는 유사분열기(M기, mitosis phase)로 나뉜다.

1) 간기(사이기, interphase)

간기는 세포분열을 준비하는 기간으로서 이 시기 동안에 세포는 지속적으로 성장하고 DNA 복제를 통해 세포 내의 많은 물질들을 복제해 두어 세포분열을 준비한다.

간기는 G₁기(growth phase), S기(synthesis phase), G₂기(growth phase)로 나뉜다.

G₁기	세포의 정상적인 활동과 성장이 이루어지는 시기로 DNA 복제에 필요한 단백질 합성이 일어나는 시기
S기	활발한 DNA 복제가 이루어지는 시기
G₂기	유사분열에 들어가는 직전 단계로 DNA 복제가 완료되고 분열에 필요한 다양한 효소와 단백질들이 합성되는 시기

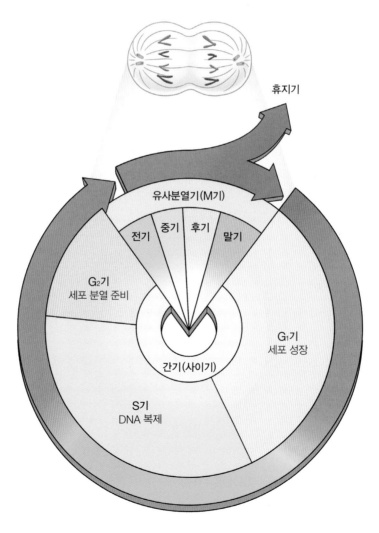

그림 2-22 **세포주기**

2) 유사분열기(M기, mitosis phase)

세포는 유사분열이 일어나기 전까지 성장을 지속한다. 간기 동안 복제된 유전정보는 유사분열기를 통해 새로 생성된 딸세포에게 똑같이 분배되어 전달된다. 유사분열기는 전기, 중기, 후기, 말기로 구분되는 4단계의 연속적 과정으로 이루어진다.

전기(prophase)

핵 속의 염색질(chromatin)이 응축되어 염색체(chromosome)가 된다. 염색체는 두 가닥의 염색분체(chromatid)를 형성하여 동원체(중심절, centromere) 부위에 일시적으로 결합되어 있다. 세포질에서는 간기에 복제된 중심체가 두 쌍의 중심소체(centrioles)를 형성하여 각각 세포의 양쪽 끝으로 이동한다. 두 쌍의 중심소체 사이에는 실과 같은 방추사(spindle fiber)가 형성되며, 전기 말에는 핵막과 핵소체가 소실된다.

중기(metaphase)

염색체가 세포 중심 부위에 길게 배열된다. 세포 양쪽 끝으로 이동된 한 쌍의 중심소체에서 나온 방추사가 각 염색분체의 중앙부에 있는 동원체에 결합된다.

후기(anaphase)

방추사에 결합된 동원체가 양쪽으로 당겨지면서 염색분체가 분리된다. 분리된 염색분체는 각각의 염색체가 되어 서로 반대편인 세포의 양쪽 끝으로 이동한다. 특히 후기 말에는 세포질이 두 개로 나누어지기 시작하여 잘록해지는 분할고랑(cleavage furrow)이 관찰된다.

말기(telophase)

염색체가 다시 풀어져 실 같은 염색질 섬유로 변한다. 염색질 주위에 핵막이 형성되면서 딸핵(daughter nucleus)이 생성되고, 각각의 핵 안에는 핵소체가 나타난다. 또한 방추사가 소실되고 두 개의 핵은 각각 동일한 세포소기관을 포함한 세포질에 둘러싸인다. 최종적으로 세포질이 완전히 분열되어 동일한 유전정보를 가진 두 개의 딸세포로 분리된다.

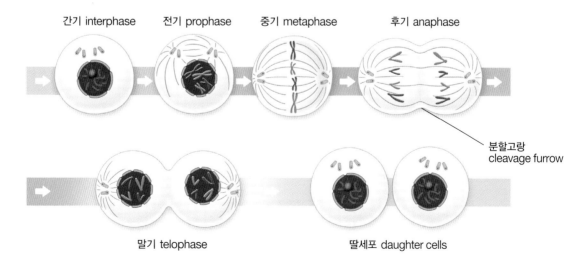

간기 interphase 전기 prophase 중기 metaphase 후기 anaphase

분할고랑
cleavage furrow

말기 telophase 딸세포 daughter cells

그림 2-23 유사분열 단계

(2) 감수분열(meiosis)

감수분열은 체세포 분열인 유사분열과는 달리 생식세포(germ cell)에서만 볼 수 있는 특별한 분열 방식이다. 감수분열의 중요한 점은 생식세포의 염색체 수가 배수(diploid : 2n)에서 단수(haploid : n)로 감소하는 2회의 연속 분열인 제1차 감수분열과 제2차 감수분열을 한다는 것이다.

● **남성 생식세포**

남성 생식세포인 정조세포의 경우 유사분열을 통해 46개의 염색체를 가진 2개의 딸세포를 형성한다. 이 중 하나는 미분화된 세포를 계속적으로 공급하는 정조세포로 남아있고, 다른 하나는 1차 정모세포(primary spermatocyte)가 된다. 1차 정모세포는 사춘기 시기에 1차 감수분열을 통해 23개의 염색체를 가진 2개의 딸세포를 형성하여 2차 정모세포가 된다. 그리고 각각의 2차 정모세포들은 유사분열과 유사한 2차 감수분열을 통해 23개의 염색체를 가진 4개의 정자세포를 형성한다. 이 4개의 정자세포들이 성숙하게 되어 4개의 정자가 된다.

● **여성 생식세포**

여성 생식세포도 남성 생식세포와 동일하게 2회의 감수분열을 거쳐 최종적으로 23개의 염색체를 가진 성숙 난자를 형성하게 되지만, 그 세부적인 과정에는 다소 차이가 있다.

난소 내의 미성숙한 난원세포를 1차 난모세포(primary oocyte)라 하며, 핵 안에 46개의 염색체를 지니고 있다. 사춘기를 기점으로 1차 난모세포는 난소 내에서 1차 감수분열(meiosis I)을 하여, 23개의 염색체를 가진 딸세포 2개를 형성하게 된다. 이때 큰 세포와 작은 세포로 세포질이 불균등하게 분열되는데, 큰 세포를 2차 난모세포(secondary oocyte), 작은 세포를 1차 극체(primary polar body)라 한다. 그렇게 난소 내에서 1차 감수분열을 마친 2차 난모세포는 제1차 극체가 곁에 붙어있는 상태로 배란기 때 수란관으로 배출된다.

수란관으로 배란된 2차 난모세포가 수란관에서 정자를 만나 수정되면, 2차 감수분열(meiosis II)이 진행된다. 그 결과 난모세포는 좀 더 성숙한 난세포(ootid)와 2차 극체(secondary polar body)로 나뉘게 되는데, 이 과정에서 1차 감수분열에서 만들어진 1차 극체도 분열하여, 결국 모두 총 3개의 극체가 형성된다. 이들 3개의 극체는 각각 23개의 염색체를 가지고 있지만, 세포질의 양이 매우 적어 생식능력이 없으므로 결국 모두 퇴화하게 된다.

한편, 2차 감수분열 직후, 성숙해진 난세포(난자) 내에서 23개의 염색체를 가진 정자의 핵과 23개의 염색체를 가진 난자(ovum)의 핵이 1개로 융합되면서, 비로소 46개의 염색체를 가진 진정한 커다란 수정란(fertilized egg)이 된다.

★ **난모세포**

배아 시기에는 수백만 개의 난모세포가 존재한다. 그러나 출생 시에는 한쪽 난소에 100만개 다른 한쪽에 100만개, 총 200만개 정도가 남아 있게 되며, 초경을 시작하는 사춘기에 이르면 최종 40만개 정도만 남게 된다. 그 중에서도 난소가 폐경기 전까지 생식기간 동안 배란기에 방출하는 난모세포는 약 400~500개 가량 밖에 되지 않는다. 배란기에 수란관으로 방출된 2차 난모세포가 정자를 만나 수정되지 못하면 2차 감수분열은 일어나지 않는다.

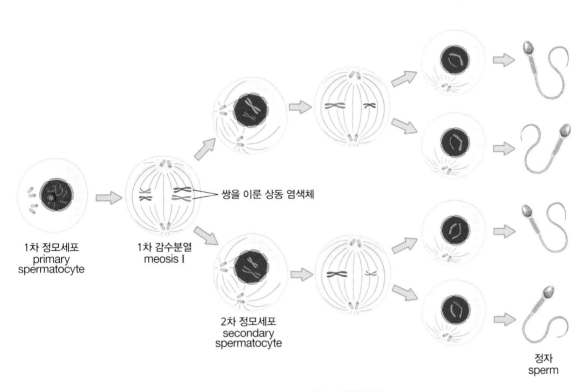

쌍을 이룬 상동 염색체

1차 정모세포
primary
spermatocyte

1차 감수분열
meosis I

2차 정모세포
secondary
spermatocyte

정자
sperm

그림 2-24 **정자의 형성과정**

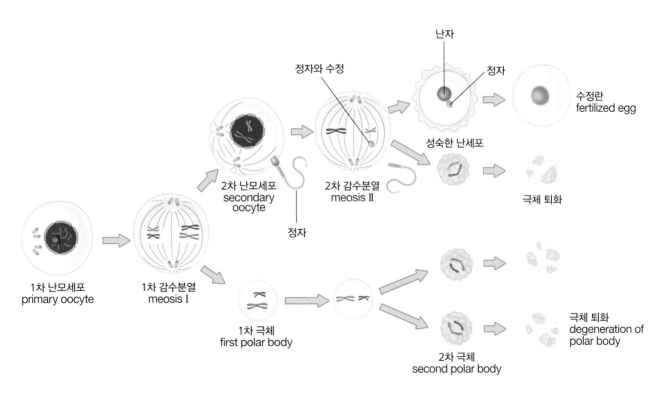

난자

정자와 수정

정자

수정란
fertilized egg

성숙한 난세포

극체 퇴화

2차 난모세포
secondary
oocyte

2차 감수분열
meosis II

정자

1차 난모세포
primary oocyte

1차 감수분열
meosis I

1차 극체
first polar body

2차 극체
second polar body

극체 퇴화
degeneration of
polar body

그림 2-25 **난자의 형성과정**

6 조직

조직(tissue)은 특정한 기능을 수행하기 위해서 모양과 기능이 유사한 세포들이 모여 있는 집단이다. 조직의 종류는 상피조직(epithelial tissue), 결합조직(connective tissue), 근육조직(muscle tissue), 신경조직(nervous tissue) 등 4가지 종류가 있다.

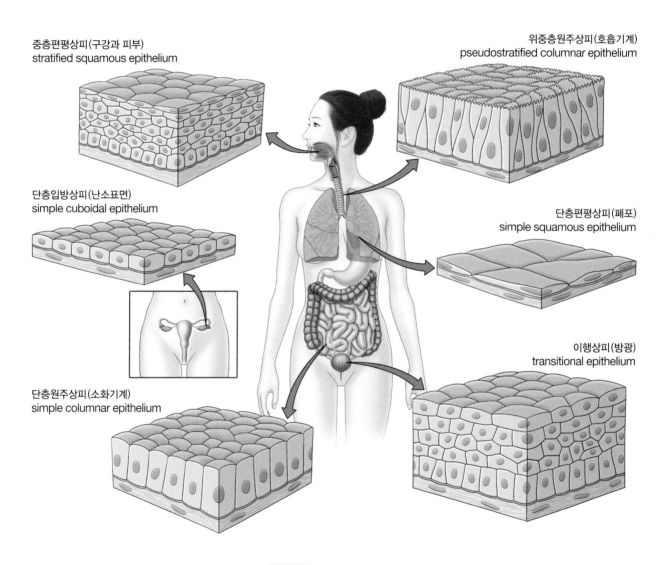

그림 2-26 **상피조직의 종류**

(1) 상피조직(epithelial tissue)

　상피조직은 몸 전체에 존재하며, 신체의 체표면과 내벽을 덮고 있는 조직이다. 상피조직은 혈관이 분포하지 않으며 아래 부위는 결합조직과 연관되어 있다. 인체를 보호하고 방어하는 기능과 영양분 흡수, 산소 및 이산화탄소의 확산, 소화액과 호르몬 등의 분비와 배설 기능을 가지고 있다. 상피조직은 모양에 따라 편평상피, 입방상피, 원주상피, 이행상피 조직으로 구분한다. 배열에 따라서는 단층상피와 중층상피로 구분한다.

● **단층편평상피**(simple squamous epithelium)

단층으로 된 납작한 모양의 상피세포 조직이다. 구조상 얇아서 물질의 흡수와 가스교환이 원활히 이루어지는 폐포, 림프관, 혈관 등에서 볼 수 있다.

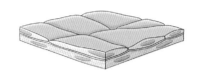

● **중층편평상피**(stratified squamous epithelium)

여러 세포층이 겹겹이 쌓여 형성되어 있는 조직으로 단층상피보다 강하다. 구강, 식도, 피부에서 볼 수 있다. 대표적인 중층편평상피는 피부 표피층으로서, 표피의 각질형성세포는 분화되어 최종적으로 각질이 되는데 세포는 표면으로 갈수록 얇아진다.

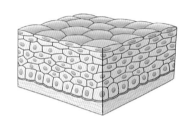

● **단층입방상피**(simple cuboidal epithelium)

주사위모양의 세포가 단층으로 배열되어 있는 조직으로 원형의 핵이 중앙에 위치한다. 간, 췌장, 갑상선 등에 주로 존재하며, 분비와 흡수작용을 한다.

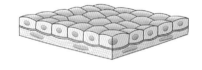

● **중층입방상피**(stratified cuboidal epithelium)

주사위모양의 세포가 중층으로 배열되어 있으며 여러 층으로 되어있다. 단층보다 보호기능이 강하며, 주로 타액선, 유선, 한선, 췌장 등의 큰 분비관의 내강을 덮고 있다.

● **단층원주상피**(simple columnar epithelium)

길쭉한 모양의 세포가 한 층의 세포로 배열되어 있으며, 세포의 핵 모양 역시 길쭉한 형태이다. 여성의 생식관의 단층원주상피는 섬모가 있어 수정란이 자궁으로 이동하는 것을 도와준다. 소화관 내부의 단층원주상피는 소화액을 분비하고 음식물의 양분을 흡수하는 기능을 한다. 이 조직유형에 흔히 분포되어 있는 배상세포(술잔세포, goblet cell)는 윤활제 역할을 하는 점액을 생산한다.

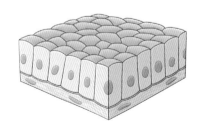

● **위중층원주상피**(pseudostratified columnar epithelium)

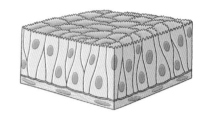

한 층으로 된 단층의 원주상피조직이지만 세포의 길이가 서로 달라 두 층으로 보인다. 주로 호흡기계의 내강을 덮고 있으며 세포에서 뻗어 나온 섬모는 한 방향으로 움직인다. 단층원주상피와 같이 이 조직에 분포되어 있는 술잔세포에서 분비된 점액은 외부의 먼지와 결합하여 기도 밖으로 배출하는 작용을 한다.

● **이행상피**(transitional epithelium)

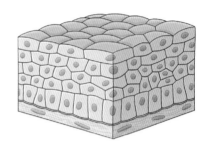

압력의 증가와 감소에 따라 팽창과 수축이 가능한 상피조직으로 방광, 상부요도, 요관의 내관을 덮고 있다.

● **선상피**(glandular epithelium)

특수한 물질을 분비할 수 있는 상피조직으로 하나 이상의 세포가 모여 선(gland)을 형성한다. 소화관, 피부 등 외부와 접하는 관을 통해 생산한 분비액을 배출하는 선을 외분비선(exocrine gland)이라 하며, 생성물을 혈액 또는 체액으로 분비하는 선을 내분비선(endocrine gland)이라 한다.

● **상피조직의 종류** [표 2-2]

종류	구분	부위
편평상피조직	단층편평상피	폐포, 림프관, 혈관
	중층편평상피	구강, 식도, 항문관, 피부
입방상피조직	단층입방상피	간, 췌장, 갑상선
	중층입방상피	타액선, 유선, 한선, 췌장
원주상피조직	단층원주상피	여성 생식관, 소화관
	위중층원주상피	호흡기계
이행상피조직	방광, 상부요도, 요관	
선상피	외분비선	소화관, 피지선, 한선
	내분비선	호르몬 분비 기관

(2) 결합조직(connective tissue)

　결합조직은 인체에서 가장 광범위하게 분포하고 있는 조직으로 신체의 일부를 연결하거나, 결합하고 구조를 유지하고, 지지하는 역할을 한다. 결합조직의 종류로는 소성결합조직, 치밀결합조직, 연골, 뼈, 혈액 등이 있다.

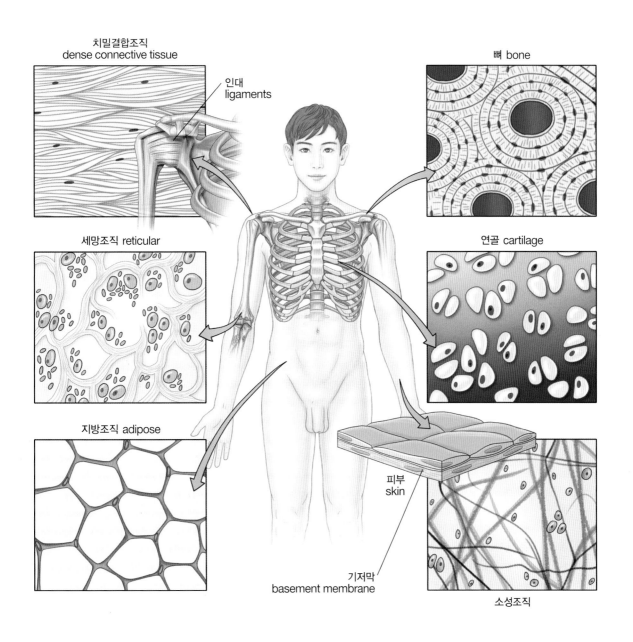

그림 2-27　**결합조직**

소성결합조직(loose connective tissue)

세포 성분이나 세포외기질이 많은 느슨한 조직으로 소성조직(areolar), 지방조직(adipose), 세망조직의 세 종류로 분류된다.

소성조직	세포는 대부분 섬유모세포로 구성되어 있으며 세포 사이에는 겔(gel) 형태를 한 세포외기질로 채워져 있음. 섬유모세포가 생산하는 교원섬유(콜라겐, collagen)와 탄력섬유(엘라스틴, elastin)를 포함하며, 진피의 상부층과 근육사이에 존재.
지방조직	지방세포가 세포내기질에 지방성분을 축적하여 커지면서 만들어짐. 피부 아래, 근육사이, 신장주변, 안구 뒤, 복막주변, 심장표면, 관절주변 등에 존재. 지방조직은 에너지를 저장하고, 충격에 대한 완충작용, 단열작용, 체형에 부드러운 곡선을 부여.
세망조직	가는 교원섬유가 그물형태로 구성되어 간이나 비장, 림프, 골수 등에 존재하며, 조직을 지지하는 역할을 함.

치밀결합조직(dense connective tissue)

가느다란 탄력섬유와 굵은 교원섬유다발이 평행하게 서로 얽히어 그물형태를 형성한다. 힘줄(tendon), 인대(ligament), 피부(skin)의 진피 하층, 근막 등에 존재한다. 치밀결합조직에는 혈관의 분포가 적어 손상 시 치유속도가 느리다. 특히 건이나 인대 등이 심각하게 파열되었을 경우에는 장애가 발생할 수도 있다.

연골(cartilage)

압력에 강하게 저항하는 튼튼한 결합조직으로 세포외기질과 교원섬유가 풍부하다. 연골은 유리연골, 탄력연골, 섬유연골 등 세 가지 유형으로 구분된다. 유리처럼 보이는 유리연골조직이 가장 많이 분포하고 있으며, 흉골과 늑골 같은 관절사이, 코끝의 부분, 호흡기도의 연결고리 등에 존재하며, 뼈의 발생과 성장에 중요한 역할을 한다. 탄력연골은 귓바퀴와 후두 부위에, 척추 사이에는 섬유연골결합이 존재한다. 연골세포는 연골을 싸고 있는 연골막의 혈관에서 영양분을 제공받으나 연골조직 자체에는 혈관이 직접적으로 분포하지 않아 손상 시 치유가 어렵다.

뼈(bone)

뼈조직은 칼슘염 등 다량의 무기질을 함유하고 있으며, 세포외기질에는 접착제 역할을 하는 교원섬유가 풍부한 인체에서 가장 단단한 결합조직이다. 인체를 서 있게 하거나 체중을 지탱하는 지지기능, 혈액성분을 만드는 조혈기능, 칼슘 등 무기질염의 저장기능, 뇌나 내부 장기를 보호하는 기능을 한다.

혈액(blood)

혈액과 림프는 액체로 된 결합조직으로서 적혈구, 백혈구, 혈소판 등의 혈액세포와 세포외 액체성분인 혈장으로 구성되어 있다. 혈액은 전신 순환을 통해 인체 세포에 영양분, 산소, 이산화탄소 등의 물질 수송을 함으로써 인체 세포와 외부환경과의 물질교환 및 체온조절 등의 역할을 한다.

(3) 근육조직(muscle tissue)

　근육조직은 인체를 움직이게 하며 수축력(contractility)을 가지고 있다. 근원섬유가 수축하면 근육의 길이가 짧아지고, 뼈를 당겨 운동작용을 일으킨다. 근육조직은 골격근(뼈대근), 심장근, 내장근(민무늬근)의 세 종류가 있다.

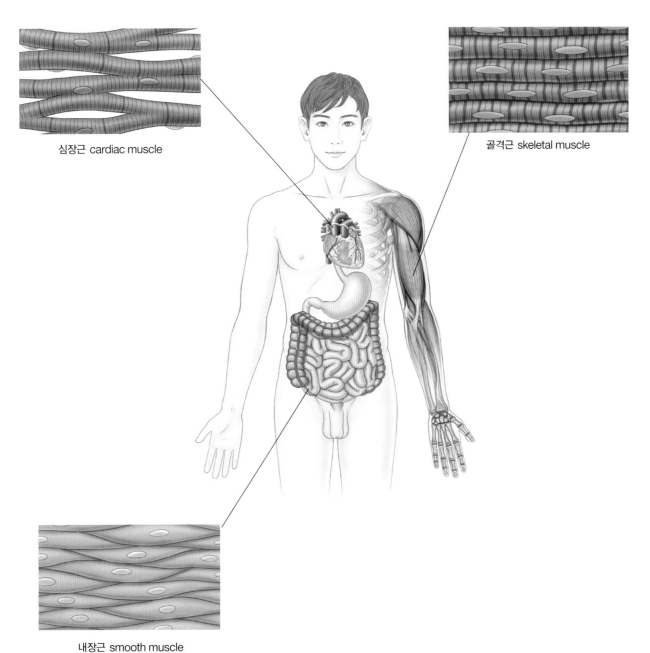

심장근 cardiac muscle

골격근 skeletal muscle

내장근 smooth muscle

그림 2-28　근육조직의 종류

● **골격근 (뼈대근)**

뼈에 붙어 있는 근육으로 횡문근(가로무늬근)이며 움직임을 스스로 통제할 수 있어 수의근이라 한다. 골격근은 자세를 유지하고 움직임을 주는 운동기능을 한다.

● **심장근**

심장을 구성하는 근육으로 횡문근(가로무늬근)이며, 움직임을 스스로 통제할 수 없으므로 불수의근으로 자율신경의 지배를 받는다.

● **내장근**

혈관과 장기의 벽을 이루는 근육으로 무늬가 없는 평활근(민무늬근)이며, 심장근처럼 움직임을 스스로 통제할 수 없는 불수의근으로 자율신경계의 지배를 받는다.

● **근육의 종류**　　　　　　　　　　　　　　　　　　　　　　　　　　　　　　　　　　　　　[표 2-3]

근육의 종류	형 태	신경지배	기 능
골격근	횡문근(가로무늬근)	수의근(맘대로근)	뼈에 부착되어 운동기능을 담당
심장근	횡문근(가로무늬근)	불수의근(제대로근)	심장의 박동을 담당
내장근	평활근(민무늬근)	불수의근(제대로근)	혈관 및 유강 장기의 벽을 이루며 내장 운동기능을 담당

(4) 신경조직(nervous tissue)

신경조직은 뇌, 척수, 말초신경으로 구성된다. 신경조직의 기본요소는 뉴런(신경원, neuron)이라는 신경세포이다. 뉴런은 외부로부터 정보를 받기 위해 세포체 외부에 수많은 수상돌기가 뻗어 있고, 받은 정보를 다른 세포체에게 전달하는 축삭돌기와 같은 신경섬유를 가지고 있다.

신경조직은 뉴런 외에도 그것을 보호하고 지원하는 신경교세포(신경교, neuroglial cell)로 구성되어 있다. 신경교세포는 뉴런에게 영양을 공급하고, 포식작용을 통해 위험인자로부터 뉴런을 보호하고, 신경조직을 결합하고 지지하는 역할을 한다. 뉴런은 기능에 따라 감각뉴런, 통합뉴런, 운동뉴런으로 구분한다.

● **감각뉴런** : 피부 등의 감각 수용기를 지니고 있어, 뇌나 척수로 신경자극을 전달한다.

● **통합뉴런** : 뇌와 척수로서 정보를 통합하고 분석한다.

● **운동뉴런** : 뇌와 척수에 받은 신경자극을 근육이나 분비선으로 전달하는 뉴런이다.

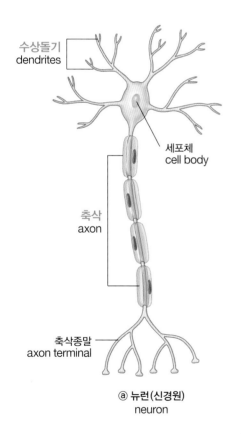

ⓐ 뉴런(신경원)
neuron

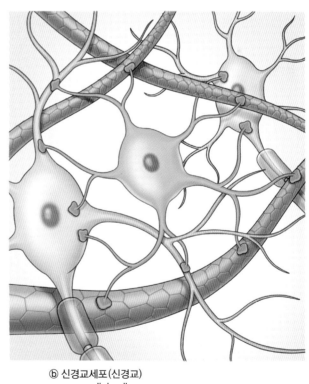

ⓑ 신경교세포(신경교)
neuroglial cell

그림 2-29 **신경조직의 종류**

피부는 신체의 바깥쪽을 덮고 있는 가장 큰 기관으로, 면적은 개인에 따라 차이가 있지만 약 1.6m² 정도이며, 무게는 건조 중량 시 체중의 약 16%를 차지한다. 피부는 모발, 손발톱, 한선, 피지선, 감각수용체 등의 부속기관과 함께 피부계를 구성한다. 몸의 안과 밖의 경계를 이루면서 항상성 조절에 필수적인 역할을 수행할 뿐만 아니라 인체의 생명유지를 위한 물리적·생화학적 역할들을 통해 건강과 아름다움에 필요한 여러 가지 중요한 기능을 수행하고 있다.

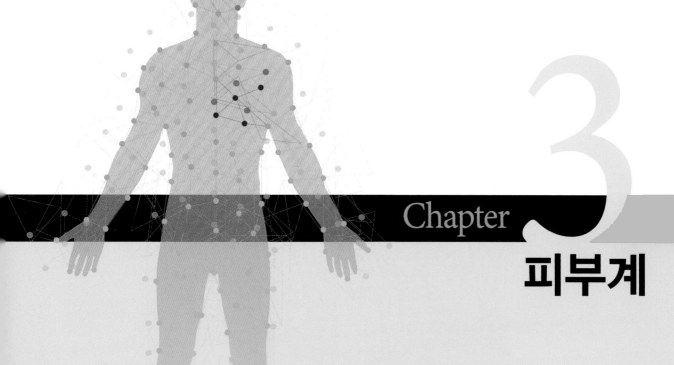

Chapter

3

피부계

인체에서 가장 큰 기관인 피부는 아주 얇은 표피와 두껍고 질긴 진피 및 피하조직, 그 외에 한선과 피지선, 모발, 조갑과 같은 피부 부속기관으로 구성되어 있다. 피부의 두께는 연령별, 신체 부위별 차이는 있으나 평균 1.5mm이다. 특히 눈꺼풀의 피부가 제일 얇고 손바닥과 발바닥의 피부가 제일 두껍다.

피부의 바깥쪽은 마치 작은 언덕과 골짜기를 연상할 수 있는 구조로 되어 있다. 피부의 작은 언덕을 피부소릉(crista cutis)이라 부르고, 피부의 작은 골짜기를 피부소구(sulcus cutis)라고 한다. 피부소릉과 피부소구의 높이 차이가 작을수록 피부결이 좋아 보이며, 높이 차이가 클수록 피부는 거칠어 보인다.

피부표면의 주름은 관절운동이나 근육운동이 자주 일어나는 부분에 일찍 생기고, 관절이 자유롭게 움직일 수 있게 해준다. 피부표면의 모공에는 모발이 비스듬히 나와 있으며, 피부소릉은 땀을 분비하는 구멍인 한공이 있어 피부에 수분을 공급해주고 체온을 조절해 주는 기능을 한다.

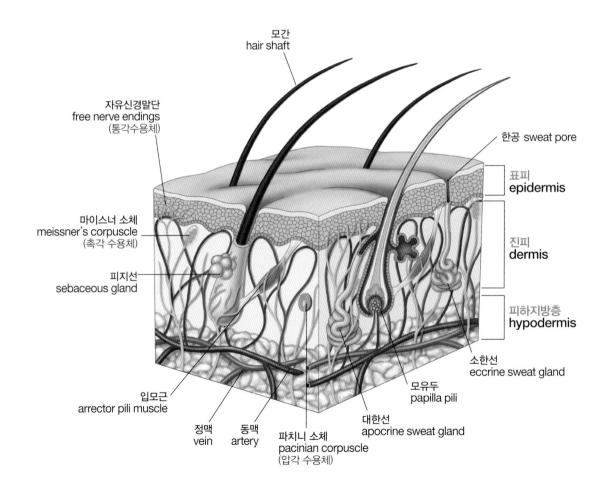

그림 3-1 피부의 구조

(1) 표피(epidermis)

표피는 외배엽에 기원을 두고 있고, 피부의 맨 바깥층을 형성하고 있다. 매일 수백 만개의 새로운 표피세포들이 형성되어 수직상승하면서 바깥쪽으로 밀려 올라오는 동안에 세포의 핵은 사라지고, 연하고 말랑말랑한 세포질에서 점점 딱딱한 각질로 바뀌어 간다. 이러한 변화를 각화(keratinization)라 한다. 각화 과정을 거쳐 최종적으로 피부의 최상층부 표면에 도착한 납작해진 표피세포가 피부에서 탈락되어 떨어져 나감과 동시에 맨 아래층에 핵을 가진 살아있는 세포들이 분열하여 점차 표면으로 올라오면서 떨어져 나간 세포들의 자리를 채운다. 이러한 과정을 거치며 표피는 일생동안 끊임없이 재생된다.

표피를 구성하는 세포는 표피의 약 80% 이상을 차지하면서 최종적으로 피부 표면의 각질을 형성하게 되는 각질형성세포(keratinocyte), 피부의 색소를 형성하는 멜라닌세포(melanocyte), 피부 면역에 관여하는 랑게르한스세포(langerhans cell), 촉각을 담당하는 머켈세포(merkel's cell) 등으로 구성되어 있다. 이 중 표피를 이루는 대부분의 세포는 가장 아래층에 존재하는 각질형성세포에서 만들어지는데, 이 세포들은 점차 표면으로 올라오면서 그 모양과 기능이 변화하는 분화과정(differentiation process)을 거치게 된다. 즉, 표피의 가장 아래층에 존재하는 각질형성세포인 기저세포(basal cell)로부터 유극세포(spinous cell), 과립세포(granule cell), 투명세포(clear cell), 각질세포(horny cell) 순으로 분화된다.

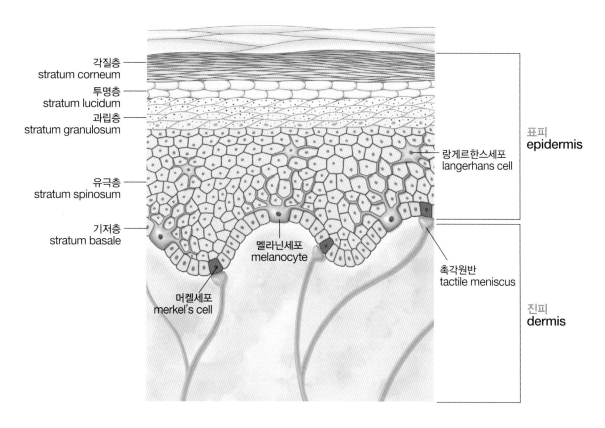

그림 3-2 표피의 구조

따라서, 표피를 이루는 세포층의 명칭을 가장 아래층에서부터 기저층(stratum basale), 유극층(stratum spinosum), 과립층(stratum granulosum), 투명층(stratum lucidum), 각질층(stratum corneum)이라 하며, 이 중에서 특히, 투명층은 손바닥, 발바닥에서만 볼 수 있고 다른 신체 부위에는 존재하지 않는다. 또한 과립층 이하의 피부 내부에는 약 70%의 수분이 함유되어 있으나 각질세포로 이루어진 각질층에는 약 10~20% 정도만 수분이 함유되어 있다.

1) 기저층(stratum basale)

표피 중 가장 아래층에 위치한 단층의 입방형 유핵 세포층으로 진피와 접하고 있다. 기저층의 기저세포는 핵을 가진 피부줄기세포로서 활발한 세포분열을 일으키며, 최종적으로 피부 각질을 형성하는 중요한 역할을 한다. 기저층에는 수상돌기를 가진 멜라닌세포(melanocyte)가 있어 피부색을 결정하는 멜라닌 색소를 생성한다. 멜라닌세포의 수는 민족과 피부색에 관계없이 일정하다. 멜라닌의 기능은 특히 자외선을 흡수, 분산 또는 반사하여 자외선으로부터 피부를 보호한다. 그 외에 기저층에는 촉각을 담당하는 머켈세포가 존재하여 가벼운 촉각과 진동 등의 감각을 느끼게 한다.

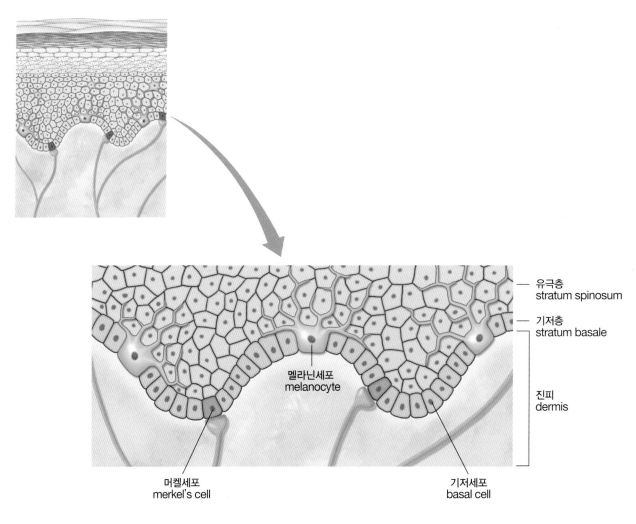

그림 3-3 기저층

2) 유극층(stratum spinosum)

유극층은 표피 중에서 가장 두꺼운 층으로 10~15층으로 이루어진 다각형의 유핵세포층이다. 세포의 표면에는 가시모양의 돌기가 있어 세포와 세포를 연결하는 간교(세포간 다리, intercellular bridge)역할을 한다. 유극층은 기저층과 함께 살아 있는 세포들로 구성되어 있어 손상 시 세포재생을 할 수 있다.

유극층에는 외부에서 침입한 이물질을 감지하는 랑게르한스세포(langerhans cell)가 존재하여, 피부면역의 파수꾼 역할을 담당한다. 특히 랑게르한스세포는 기저층의 멜라닌세포보다 더 많은 수지상돌기를 가진 세포로서 포식작용을 통해 면역작용에 관여한다.

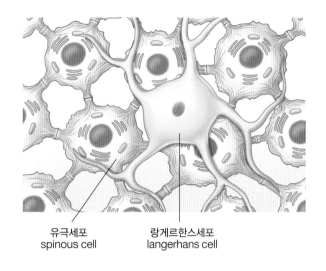

유극세포
spinous cell

랑게르한스세포
langerhans cell

그림 3-4　유극층

3) 과립층(stratum granulosum)

과립층은 3~5개층의 타원형의 세포로, 주로 핵이 없는 죽은 세포로 이루어진 무핵층으로 분류되지만, 사실상 유극층에서 올라온 첫 번째 층에는 위축된 핵을 가진 유핵세포들도 존재한다. 이 층은 케라틴 단백질이 뭉쳐 띠 모양의 어두운 색상으로 보이며, 각질화가 시작되는 첫 단계로서, 세포 내에는 두 가지 작은 과립이 존재한다. 하나는 세포 내 케라틴 섬유를 접착시켜 서로 뭉치게 하는 역할을 하고 최종적으로 자연보습인자(NMF)로 분해되는 각질유리과립(keratohyalin granule)과, 다른 하나는 각질층의 각질세포들을 서로 단단히 부착시키는 세포간지질을 형성하고, 자외선에 의해 비타민D를 형성하는 층판소체(odland body)이다. 과립층은 외부로부터의 이물질과 과도한 수분 침투를 방지하고, 피부 내부로부터의 수분 증발을 저지하는 역할을 한다.

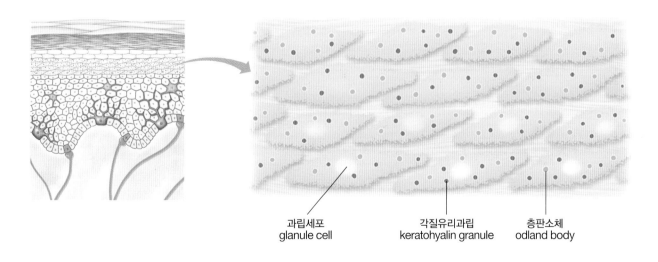

과립세포
glanule cell

각질유리과립
keratohyalin granule

층판소체
odland body

그림 3-5　과립층

4) 투명층(stratum lucidum)

투명층은 2~3층의 무핵 세포층으로 구성되어 있으며, 각질층이 두꺼운 손바닥, 발바닥에만 존재한다. 투명층 세포의 세포질에는 엘라이딘(elaidin)이라는 투명한 반유동성 물질이 존재하는데, 이는 빛을 차단하고 과도한 수분 침투를 방지하는 역할을 한다.

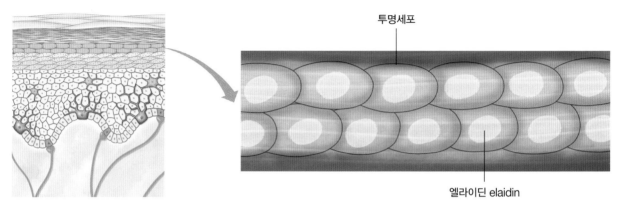

그림 3-6　투명층

5) 각질층(stratum corneum)

각질층은 표피 중에서 가장 바깥쪽에 있는 15~25층 이상의 무핵층으로, 단단하고 납작한 죽은 세포들로 구성되어 있다. 각질층은 매우 조밀하여 외부에서 세균이나 독성물질이 함부로 몸속으로 침입하지 못하도록 막아 주고, 몸의 내부에서 수분이 빠져나가지 못하도록 하는 중요한 방어막 역할을 한다.

각질층 사이에는 이러한 세포간지질(intercelluar lipid)이 존재하여 각질층 사이가 단단하게 결합될 수 있도록 해주고 수분의 손실을 억제해 준다. 이러한 세포간지질은 주로 세라마이드(ceramide), 콜레스테롤(cholesterol), 지방산(fatty acid)등으로 구성되어 있으며, 각질층 사이에서 라멜라 층상구조(lamella structure)를 형성한다. 각질세포 내에는 과립층의 각질유리과립(keratohyalin granule)이 분해되어 형성된 자연보습인자(natural moisturizing factor; NMF)가 존재하여 피부의 각질층에 10~20% 정도의 일정한 양의 수분이 유지할 수 있도록 한다.

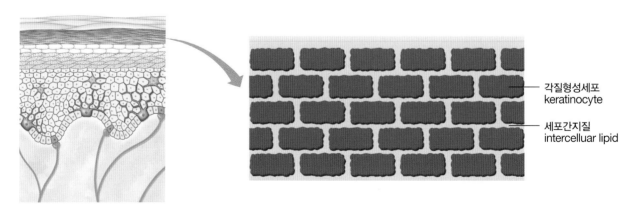

그림 3-7　각질층

(2) 진피(dermis)

진피는 배아시기 중배엽에서 유래되었으며, 피부의 90% 이상을 차지하고 있다. 표피 아래에 위치하며 표피보다 10배 이상 되는 두꺼운 층이다. 진피층은 주로 뮤코다당류 성분으로 이루어진 겔(gel) 형태의 기질 속에 교원섬유(collagen fiber)와 탄력섬유(elastic fiber) 및 진피를 구성하는 섬유아세포를 비롯한 다양한 면역관련 세포들이 포함되어 있다. 그 외에도 피부의 부속기관인 한선, 피지선, 모낭, 입모근 등이 다량 분포되어 있고, 풍부한 혈관과 신경조직들이 존재한다.

진피층은 유두층(papillary layer)과 망상층(reticular layer)으로 구분된다. 유두층은 진피 상부로 표피의 기저층과 결합되어 물결모양을 이루고 있다. 이곳의 교원섬유와 탄력섬유는 가늘고 수직방향으로 있어 유두층의 물결모양을 지지하는 역할을 한다. 진피 하부를 이루는 망상층은 교원섬유인 콜라겐이 굵은 다발형태로 존재한다. 가느다란 탄력섬유와 서로 얽혀 그물모양으로 단단한 망상구조를 이루면서, 외부의 물리적 자극으로부터 피부 내부를 지지하는 역할을 한다.

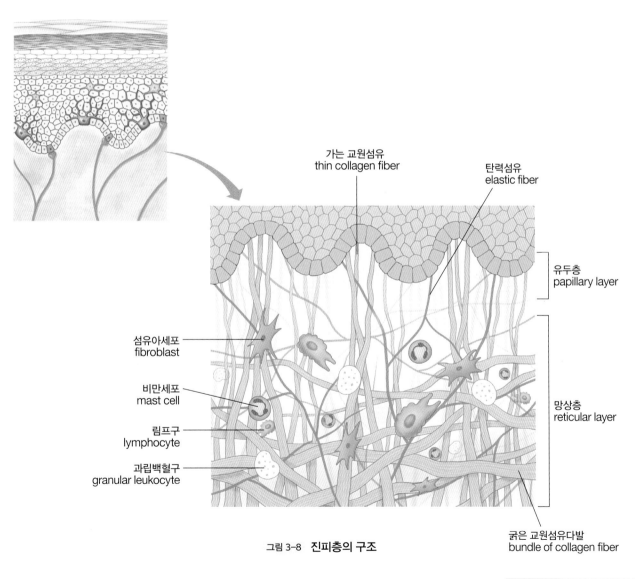

그림 3-8 **진피층의 구조**

1) 교원섬유(콜라겐, collagen fiber)

교원섬유는 흰색을 띠고 있어 백섬유(white fiber)라고도 한다. 단백질의 한 종류로 인체 내의 다른 단백질과 달리 물에 녹아 있는 상태로 존재하지 않고 섬유를 만들고 있다. 교원섬유의 구조는 약 1,000개의 아미노산이 결합된 세 가닥의 사슬로 이루어져 있으며, 이 세 가닥의 사슬이 밧줄처럼 서로 꼬여서 나선형의 타래 모양을 하고 있다. 이러한 구조 덕분에 매우 질기며, 당기는 힘 즉 장력(tention)에 강하게 견디는 특징이 있어, 피부가 장력에 대한 저항성을 갖게 한다. 교원섬유는 친수성 아미노산으로 수분을 보유하고 있으며, 유연하지만 탄력성은 약하다.

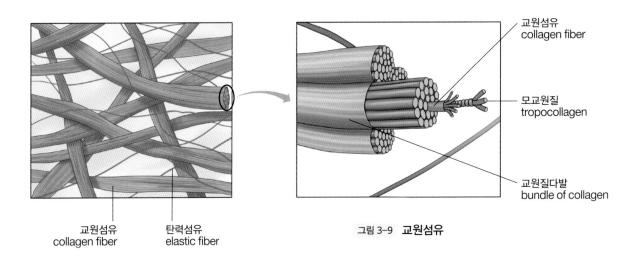

교원섬유
collagen fiber

탄력섬유
elastic fiber

교원섬유
collagen fiber

모교원질
tropocollagen

교원질다발
bundle of collagen

그림 3-9 교원섬유

2) 탄력섬유(엘라스틴, elastic fiber)

탄력섬유는 노란색을 띠고 있어 황섬유(yellow fiber)라고도 한다. 섬유상 단백질의 일종으로 탄력성이 있고, 관절을 연결하는 인대를 형성하는 섬유이기도 하다. 탄력섬유는 진피 건조 중량의 약 4%정도를 차지하며, 교원섬유에 비해 가늘고 약하지만, 쉽게 늘어나며 쉽게 원래의 모양으로 돌아간다. 탄력섬유는 나이가 많아짐에 따라 점점 변성되고, 감소되어 피부가 탄력을 잃게 된다.

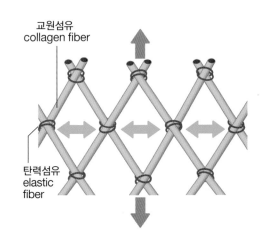

교원섬유
collagen fiber

탄력섬유
elastic fiber

그림 3-10 탄력섬유

3) 기질(바탕질, ground substances)

진피의 결합섬유 사이를 채우고 있는 기질은 무코다당류(muco-polysaccharide)인 히알루론산(hyaluronic acid)과 콘드로이틴 황산염(chondroitin sulfate) 등으로 이루어져 있다. 이러한 성분들은 자기 몸무게의 수백 배에 해당하는 다량의 수분을 보유할 수 있는 성질이 있다. 따라서 진피층의 수분을 결합수라고 하며, 외부로 쉽게 증발하지 않는 특성이 있다.

4) 진피 구성 세포

진피를 구성하는 주된 세포는 섬유아세포(fibroblast)로서, 진피의 주요성분인 교원섬유와 탄력섬유, 그리고 기질성분들을 만들어 낸다. 진피에는 섬유아세포 외에도 대식세포, 과립성백혈구, 림프구, 비만세포 등 다양한 면역관련 세포들이 존재한다. 특히 비만세포(mast cell)는 알레르기 반응과 염증매개물질인 과립상의 히스타민(histamine)을 함유하여 염증반응에 중요한 역할을 하며, 모세혈관의 투과성을 증가시켜 혈관확장 작용을 하고 부종과 발적, 가려움증 등을 발생시킨다.

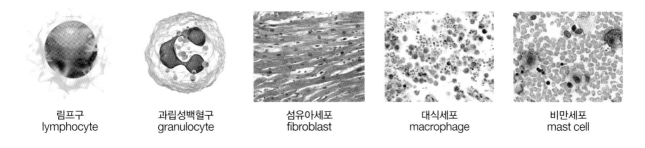

| 림프구
lymphocyte | 과립성백혈구
granulocyte | 섬유아세포
fibroblast | 대식세포
macrophage | 비만세포
mast cell |

(3) 피하지방층(hypodermis)

피하지방층은 진피 아래층에 위치하며, 실제적인 피부층에 속하지 않기 때문에 피하층이라고 한다. 피하지방층(loose connective tissue)은 소성결합조직과 지방조직들로 구성된다. 많은 양의 영양분을 저장하고 있으며, 우리 몸의 체온이 외부로 빠져 나가지 않게 따뜻하게 유지시키는 단열제 역할을 한다. 또한 신체에 부드러운 곡선과 탄력성을 제공하며, 외부로부터의 충격을 완화시켜 몸을 보호한다.

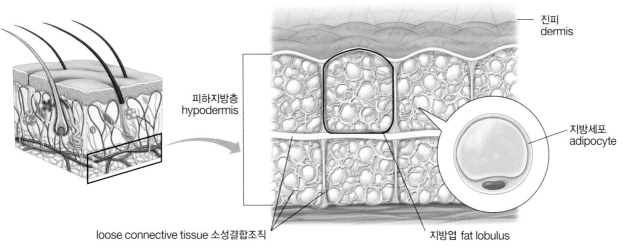

그림 3-11 **피하조직의 구조**

2 피부의 부속기관

피부 부속기관(skin appendage)은 한선, 피지선, 모발, 손·발톱으로 구성된다. 이들은 표피에서 발생된 것이지만, 각기 다른 고유의 특성을 갖고 기능을 하고 있다.

(1) 한선(땀샘, sweat gland)

한선은 '땀샘'이라고도 하며 액상의 분비물인 땀을 분비한다. 땀은 피지와 함께 피부의 건조를 막고 피부의 표면을 정상적 상태로 유지시킨다. 땀의 가장 중요한 역할은 증발에 의한 열의 발산을 통해 체온을 일정하게 조절하는 것이다. 체온이 올라가면 땀을 발산하고, 땀이 증발하면서 체열을 빼앗아가므로 우리 몸을 식힐 수 있다.

한선은 대한선(아포크린 한선, apocrine sweat gland)과 소한선(에크린 한선, eccrine sweat gland) 두 종류가 있으며, 대한선은 사춘기가 되면 활동을 시작하고, 주로 겨드랑이 밑, 유방, 배꼽주변, 음부 등에 분포하며, 소한선은 입술, 음부, 손톱, 발톱 등을 제외한 전신에 분포한다.

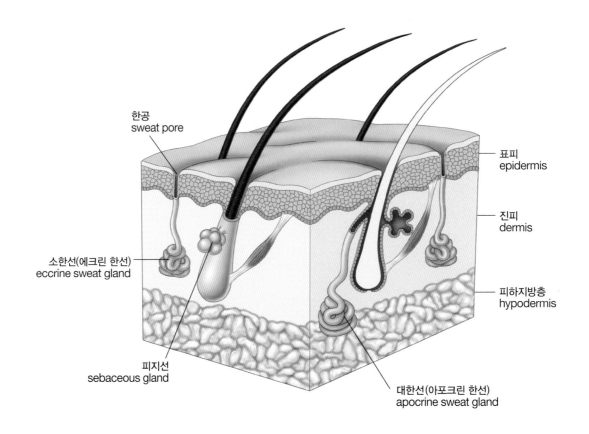

그림 3-12 **한선의 구조**

(2) 피지선(기름샘, sebaceous gland)

피지선은 '기름샘'이라고도 하며, 작은 포도송이 모양의 분비선이다. 모낭에 연결되어 모공을 통해 피지를 분비하는 전분비선(holocrine gland)이다.

손바닥, 발바닥을 제외한 신체의 대부분에 분포되어 있으며, 특히 얼굴, 머리, 가슴부위 등에 많이 존재한다. 피지선에서 분비된 피지는 pH 4.5~6.5 정도의 약산성의 얇은 피부 보호막을 형성하여 외부로부터의 세균이나 이물질의 침투를 막아줄 뿐만 아니라 피부 표면으로부터의 수분 증발을 억제하는 중요한 역할을 한다.

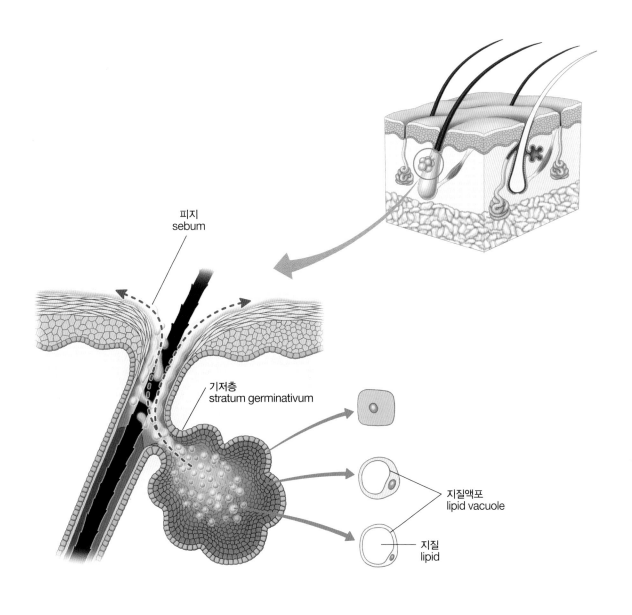

피지
sebum

기저층
stratum germinativum

지질액포
lipid vacuole

지질
lipid

그림 3-13 **피지선의 단면도**

(3) 모발(hair)

모발은 손·발바닥, 입술, 유두, 생식기의 일부분을 제외하고 인체의 대부분을 덮고 있다. 모발의 분포 및 두께는 주로 유전 및 호르몬의 영향에 의해 결정된다. 모발은 감각, 특히 촉각기능과 보호기능, 장식적인 기능 등을 한다. 피지선 아래쪽 모낭부위에 입모근(털세움근, arrector pili muscle)이 부착되어, 추위, 놀라움, 두려움 등을 느낄 때 모공을 수축시켜 모발을 일으켜 세운다.

1) 모발의 구조와 단면

피부 표면에 나와 있는 모발 부분을 모간(hair shaft)이라 하며, 피부 내부에 있는 부분을 모근(hair root)이라 한다. 모근의 아래쪽에 둥근 부위를 모구(hair bulb)라고 하며, 모구 아래쪽이 오목하게 들어간 중심부를 모유두(hair papilla)라 하는데, 이곳에도 모발의 영양을 관장하는 풍부한 모세혈관과 신경이 분포하고 있다. 모유두에 접하고 있는 세포를 모모세포라 하며, 그 집단을 모기질(hair matrix)라 한다. 세포의 분열과 증식이 왕성하며, 새로운 모발세포를 만드는 작용을 한다. 모발의 단면은 바깥쪽으로부터 모표피, 모피질, 모수질로 구성된다.

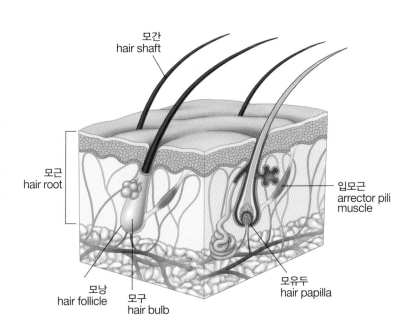

- **모표피(cuticle)** : 모발의 가장 바깥 부분으로 모소피 또는 큐티클이라고도 하며, 모근에서 모발의 끝을 향해서 비늘모양으로 겹쳐져 안쪽의 모피질을 둘러쌈으로서 보호하는 역할을 한다. 하나의 모표피는 세 개의 층으로 이루어져 있으며, 각 모표피 사이에는 간층 물질로서 세라마이드 등의 세포간지질 성분이 함유되어 있다.

- **모피질(cortex)** : 모표피층 안쪽에 위치한 세포층이다. 케라틴의 피질세포가 모발의 길이 방향으로 비교적 규칙적으로 길게 늘어선 세포층으로 모발 전체의 85~90%를 차지한다. 모발의 색상을 결정하는 과립상의 멜라닌을 함유하고 있다.

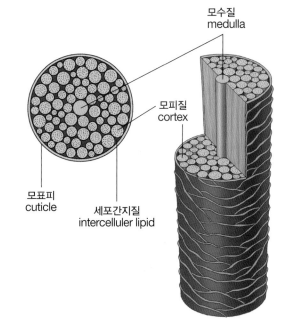

그림 3-14 모발의 구조와 단면

● **모수질(medulla)** : 모발의 중심부에 위치한 세포층이다. 구멍이 난 벌집형태의 세포가 축 방향으로 줄지어 있는 형태로 존재한다. 벌집모양의 구멍 내부에는 공기를 함유하고 있어 보온성을 높인다.

2) 모발의 생장주기

모발은 일정한 생장주기를 가지고 있어 성장기와 퇴행기를 거쳐 휴지기에 탈모되어 새로운 모발이 자라서 밖으로 나온다. 모발이 자라고 있는 동안을 성장기(anagen), 모발의 생장이 쇠퇴된 기간을 퇴행기(쇠퇴기, catagen), 모발의 생장이 정지된 기간을 휴지기(telogen)라 한다.

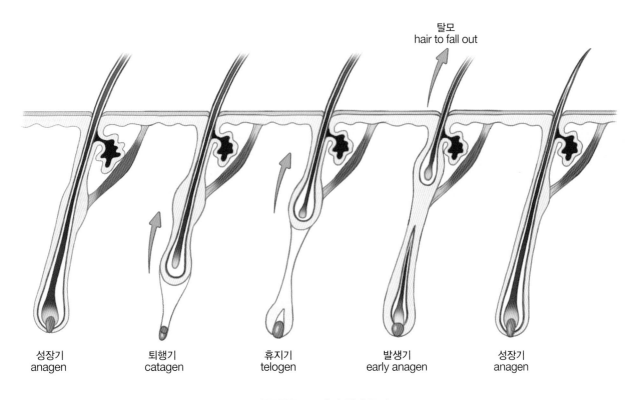

그림 3-15 **모발의 생장 주기**

● **성장기** : 모모세포의 분열증식에 의해 왕성하게 자라는 시기이다. 연령이나 건강상태에 따라 성장기간은 달라지나 대체로 3~5년으로 모발 전체의 88% 비율을 차지한다.

● **퇴행기** : 성장기가 지나면서 대사과정이 느려져 차츰 모발의 성장도 느려지는 시기이다. 일반적으로 기간은 약 3~4주로 모발 전체의 1%를 차지한다.

● **휴지기** : 성장이 멈추어버리는 정지단계로서 모낭이 차츰 작아지며, 모근이 빠지게 되는 시기이다. 기간은 약 2~3개월로 모발 전체의 11%를 차지한다.

(4) 손·발톱(nail)

　손·발톱은 매우 단단한 형태의 케라틴 성분의 얇은 중층편평상피로 되어 있다. 손가락과 발가락 끝을 보호하고 물건을 잡을 수 있게 하는 지지역할을 한다.

　손·발톱에서 눈에 보이는 넓은 부분을 조체(nail body)라 하며, 손톱 끝부분은 자유연(free edge), 조체를 둘러 싼 외곽 부분을 조곽(nail wall)이라 한다. 손·발톱 안쪽의 숨겨진 부분을 조근(nail root)이라 하며, 특히 세포분열을 통해 손톱을 계속적으로 생성하는 부분을 조기질(nail matrix)이라 부른다. 손톱은 기질에서 분화된 표피 세포에서 생성된다. 손톱을 받치고 있는 핑크색의 피부 부분을 조상(nail bed)이라 한다. 특히 자라나온 손톱 중 완전히 케라틴화 되지 않은 반달 모양의 흰색 부분을 조반월(nail lunula)이라 한다.

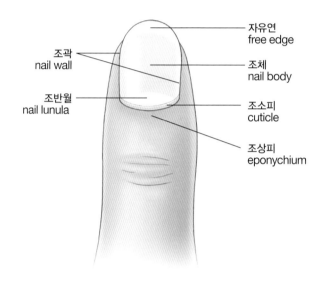

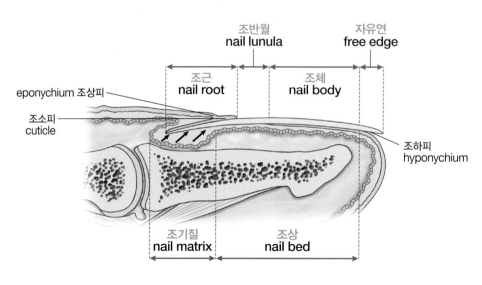

그림 3-16　손·발톱의 구조

3 피부의 생리

피부는 매우 중요하고 다양한 물리적·생화학적 생리기능을 발휘하므로써 인체의 생명유지는 물론 건강과 아름다움을 위한 필수적인 여러 가지 기능들을 수행한다.

(1) 보호기능(protection)

피부는 항상 외부로부터 여러 가지 물리적·화학적 자극이 가해진다. 피부의 최외곽층인 각질층과 피부 지질은 외부로부터의 자극이나 자외선, 기타 다양한 유해물질에 대한 방어막 역할을 한다. 또한 수분이 과도하게 몸 안으로 들어오거나 외부로 유실되는 것을 방지한다.

각질층의 케라틴 단백질과 천연피지막은 화학물질에 대한 저항성이 있어 일정한 농도의 산과 알칼리를 중화시키는 능력이 있으며, pH 4.5~6.5 부근의 약산성으로 세균의 발육을 억제하는 작용을 나타낸다.

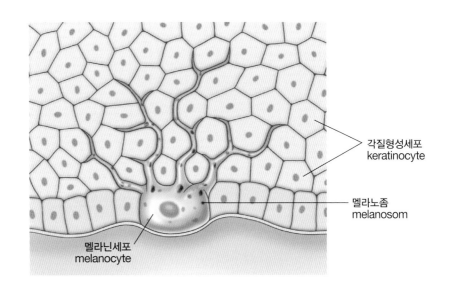

각질형성세포
keratinocyte

멜라노좀
melanosom

멜라닌세포
melanocyte

그림 3-17 멜라닌세포

(2) 체온조절기능(thermo-regulation)

피부는 추울 때는 모공을 닫아 표면적을 감소시키고, 혈관을 수축시켜 열의 발산을 줄인다. 반면, 더울 때는 모공을 열어 표면적을 넓히고, 혈관을 확장시켜 열의 발산을 증대시키며, 동시에 땀을 흘려서 체온을 내리는 능력도 가지고 있다. 피부의 체온 조절 기능은 인체의 항상성 유지를 위해 매우 중요한 기능이다.

(3) 감각·지각기능(sensation)

　피부는 최대의 감각 기관으로 촉각, 온각, 냉각, 압각, 통각 등 풍부한 감각수용체를 가지고 있다. 피부는 인체의 곳곳에 흩어져 있는 감각기들을 이용하여 위험이 다가오는 것을 감지하여 신체를 보호한다.

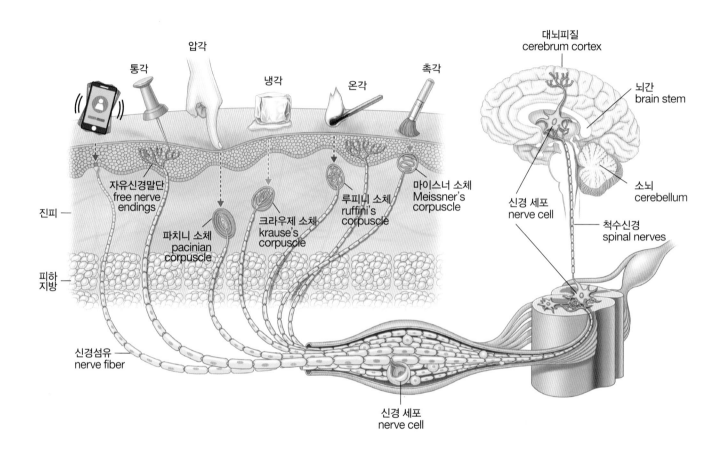

그림 3-18　피부의 감각기관과 뇌와의 연결

(4) 분비·배설작용(secretion & execration)

피지선에서 분비되는 하루 피지의 분비량은 약 1~2g이다. 그러나 피지 분비량은 신체 부위에 따라 다르며, 주로 신체의 중심부에서 피지 분비가 많다. 피지선의 발육은 남성호르몬의 자극에 의해 더욱 활발하다.

한선에서 땀을 분비하여 피부 속의 노폐물들과 함께 한공을 통해 배설된다. 땀은 증발할 때 피부로부터 우리 몸의 열을 빼앗아가므로 체온을 조절하는 역할을 한다.

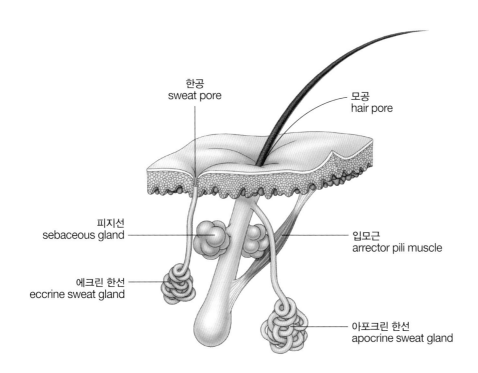

그림 3-19 **피지선의 작용**

(5) 흡수기능(absorption)

인간의 건강한 피부에서 수용성 물질은 피부를 통해 내부로 침투하지 못하며, 피부로부터 내부로 흡수되는 물질은 지용성 성분으로 피지에 잘 녹는 물질이다. 대부분의 물질의 피부 흡수경로는 모공, 한공, 각질세포 자체, 각질세포와 각질세포 사이의 공간을 통해 흡수된다. 이를 경피흡수라고 한다.

(6) 저장기능(storage)

피부의 표피층과 진피층에는 수분을 비롯한 비타민D, 항산화물질 등의 다양한 영양물질들이 저장되어 있다. 특히 피하지방 조직은 에너지와 영양소의 저장소로써 중성지방, 지방산 등의 영양분들이 저장되어 있다가 필요시 다시 에너지원으로 재사용된다.

(7) 재생작용(regeneration)

피부는 상처를 입어도 곧 원래의 모양으로 회복되는 재생기능을 가진다. 이러한 재생작용이 과도하게 일어나게 되면 켈로이드성 피부병변으로 나타나게 된다.

(8) 비타민D 형성 기능(vitamin D formation)

피부의 과립층 내부에서 만들어진 프로비타민 D(7-dehydrocholesterol)는 태양광선 중의 자외선 B의 조사에 의하여 온전한 비타민D(cholecalciferol D3)로 형성된다. 비타민D는 칼슘과 인의 대사에 관여하여, 뼈의 생성과 발육을 도와주는 작용을 한다.

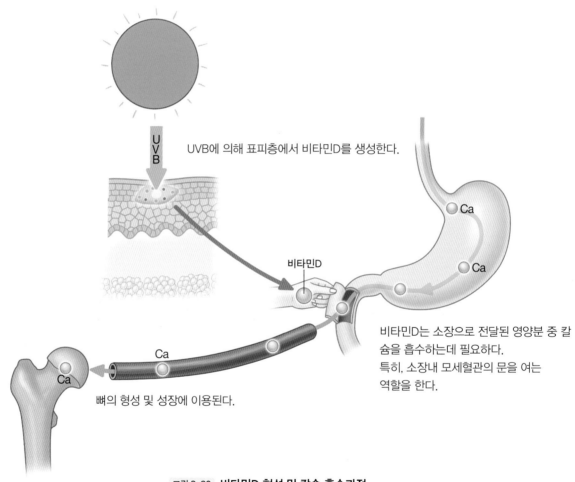

UVB에 의해 표피층에서 비타민D를 생성한다.

비타민D

비타민D는 소장으로 전달된 영양분 중 칼슘을 흡수하는데 필요하다.
특히, 소장내 모세혈관의 문을 여는 역할을 한다.

뼈의 형성 및 성장에 이용된다.

그림 3-20 비타민D 형성 및 칼슘 흡수과정

(9) 면역기능(immunity)

피부의 표피층에는 생체방어기전에 관여하는 랑게르한스세포, 진피층에는 백혈구, 대식세포, 비만세포, 림프구 등과 같은 면역 관련 세포들이 다량 분포하고 있다. 이러한 면역관련 세포들은 병원체 등 외부 이물질들이 침투할 경우 인체를 보호하는 면역기능을 담당한다.

골격계는 일생동안 활발한 대사가 진행되고 있는 살아있는 조직이다.

인간은 약 270개의 뼈를 가지고 태어나 성장 중에 서로 융합하여 성인이 되면 총 206개의 뼈를 가지게 된다. 성인의 골격세포 재생주기는 약 95일이며, 약 7년마다 한 번씩 몸 전체의 모든 뼈조직이 새로 교체된다.

골격계는 뼈(bone), 연골(cartilage), 인대(ligament) 및 관절(joint)로 구성된다. 골격의 기능은 신체의 외형을 결정하고 내부를 지지하는 틀을 형성할 뿐만 아니라 근육운동의 지렛대와 같은 역할을 하며, 칼슘염과 인 등의 무기물을 저장하고, 혈액세포를 생산하는 조혈작용을 한다.

Chapter

4

골격계

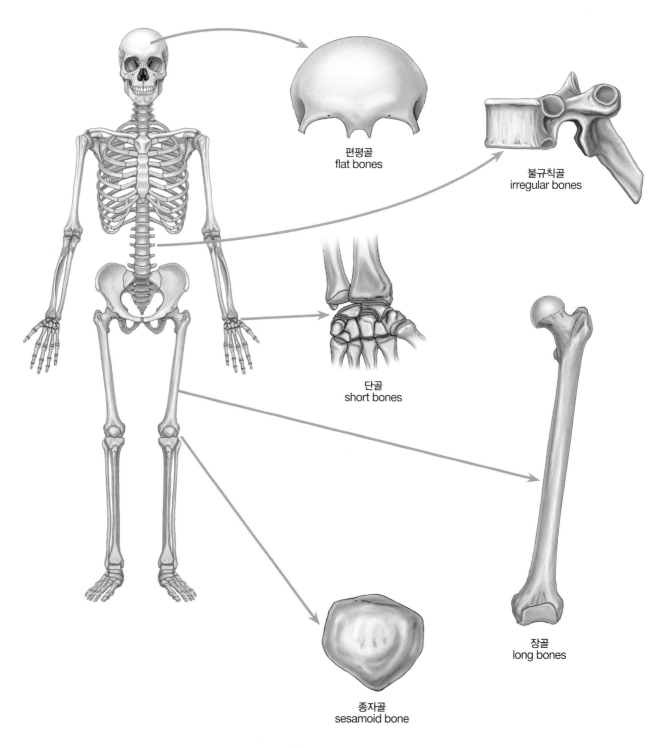

편평골
flat bones

불규칙골
irregular bones

단골
short bones

장골
long bones

종자골
sesamoid bone

그림 4-1 뼈의 분류

뼈의 크기와 형태는 매우 다양하다. 즉 길고, 짧고, 납작하고, 불규칙하고 혹은 씨앗 모양 등의 뼈의 형태에 따라 다음과 같이 분류된다.

장골(긴뼈, long bones)

길이가 가장 긴뼈로 내부는 골수(적골수 red bone marrow, 황골수 yellow bone marrow)로 차 있다. 팔다리뼈의 대퇴골(넙다리뼈, femur), 상완골(위팔뼈, humerus), 요골(노뼈, radius), 척골(자뼈, ulna), 경골(정강이뼈, tibia), 비골(종아리뼈, fibula), 지골(phalanges, 손가락뼈, 발가락뼈) 등이 여기에 속한다.

단골(짧은뼈, short bones)

길이와 넓이가 비슷한 짧은뼈로 수근골(손목뼈, carpals), 족근골(발목뼈, tarsals) 등이 여기에 속한다.

편평골(납작뼈, flat bones)

편평하고 조직이 치밀한 얇은 뼈로 바깥쪽은 치밀뼈와 중간은 해면뼈로 구성되어 있으며 내부는 적골수로 채워져 있다. 두개골(머리뼈, cranium), 흉골(가슴뼈, sternum), 견갑골(어깨뼈, scapila), 늑골(갈비뼈, rib) 등이 여기에 속한다.

불규칙골(복합뼈, irregular bones)

모양이 불규칙한 형태의 뼈로 보통 다른 여러 개의 뼈와 연결된다. 추골(척추뼈, vertebral column), 관골(엉덩뼈, coxal bone), 안면골(얼굴뼈, facial bone) 등이 여기에 속한다.

종자골(둥근뼈, sesamoid bone)

작고 둥근뼈로 힘줄 속에 싸여 있으며, 슬개골(무릎뼈, patella) 등이 여기에 속한다.

2 장골의 구조

장골(긴뼈)은 길고 속이 빈 관모양의 구조로 무게가 가벼워 쉽게 움직일 수 있게 한다. 장골의 외부구조는 골단 (뼈끝, epiphysis), 골간(뼈 몸통, diaphysis), 관절연골(articular cartilage)로 구성되며, 내부구조는 제일 바깥쪽부터 골막(뼈막, periosteum), 치밀골(치밀, compact bone), 해면골(해면뼈, spongy bone), 골내막(뼈속막, endosteum), 골수공간(뼈속질공간, marrow cavity) , 골수(bone marrow)의 순으로 구성된다.

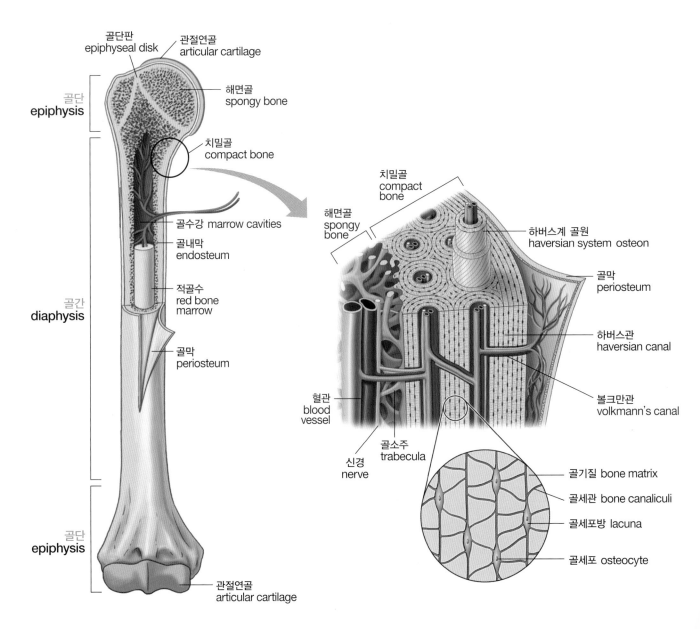

그림 4-2 장골과 치밀골의 구조

(1) 장골의 외부구조

장골의 양쪽 끝단부분을 골단(뼈끝, epiphysis)이라고 하며, 다른 뼈와 만나 관절을 이룬다. 골단의 바깥쪽 표면은 유리연골인 관절연골(articular cartilage)로 덮여 있다. 관절연골은 특수한 형태의 밀집된 결합조직으로 골단 부위의 마찰로부터 뼈를 보호해주며, 뼈와 뼈 사이의 쿠션과 같은 역할로 충격을 흡수한다. 양쪽 골단 사이의 중간 부분을 골간(뼈몸통, diaphysis)이라고 한다.

(2) 장골의 내부구조

1) 골막(뼈막, periosteum)

골막은 혈관, 림프관, 신경이 풍부하게 분포된 질긴 섬유조직으로 뼈의 끝부분인 관절연골을 제외한 모든 뼈의 부분을 단단히 덮고 있다. 또한 뼈를 보호하고 영양분을 전달하며, 뼈조직의 재생과 굵기, 성장을 담당한다.

2) 치밀골(치밀뼈, compact bone)

골간(뼈몸통)의 벽은 단단한 조직의 치밀골로 구성된다. 치밀골은 나이테의 형태와 유사한 골원(뼈단위, osteons) 또는 하버스계(haversian system)라고 하는 수많은 구조적 단위로 이루어져 있다. 하버스계는 양파의 단면모양과 같이 동심원상으로 배열되어 있는 골층판(뼈층판, lamella)이 원통 모양의 골단위인 하버스관(중심관, haversian canal)을 형성하는 것이 특징이다. 하버스관 안에는 혈관이 들어 있어 뼈에 산소와 영양분을 공급하며, 노폐물을 제거하는데 관여한다.

하버스관(중심관)이 골조직의 위아래로 길게 세로로 주행하는데 반해 볼크만관(관통관, volkmann's canal)은 하버스관 중간중간 가로로 주행하여 하버스관과 연결된다. 볼크만관은 다소 굵은 혈관과 신경이 위치하며, 하버스관의 좀 더 얇은 혈관과 신경을 뼈의 표면 또는 골수공간의 혈관과 신경에 연결시킨다.

골세포(뼈세포, osteocyte)는 하버스관 주위에 동심원적으로 배열된 골세포방(lacuna)에 존재한다. 골세포는 골세관(bone canaliculi)에 위치하는 세포질 돌기를 통해 이웃 골세포의 세포질 돌기와 교통한다. 골조직의 세포외기질은 주로 뼈의 힘과 복원력을 제공하는 교원섬유와 뼈의 견고함과 부서지는 특징을 갖게 하는 칼슘, 인산염 등의 무기염류로 구성되어 있다.

3) 해면골(해면뼈, spongy bone)

치밀골 안쪽 부위는 엉성한 스폰지 모양의 조직인 해면골(해면뼈, spongy bone)로 구성된다. 해면골은 뼈의 내부를 이루며 혈관이 많이 분포한다. 해면골은 골소주(뼈잔기둥, trabecula)라 하는 잔기둥들이 서로 그물형태로 연결되어 구멍이 뚫려 있는 불규칙한 공간으로 인해 뼈가 가벼워지게 한다. 또한 구멍 안에는 혈관과 적골수가 풍부하여 많은 혈액세포들이 생산된다. 해면골은 압박을 많이 받는 뼈의 끝부분에 풍부하게 발달해 있다.

4) 골내막 (뼈속막, endosteum)

골수강을 덮고 있는 세망조직으로 된 한 층의 얇은 막으로 해면골과 골수강의 경계가 된다.

5) 골수강(뼈속질공간, bone marrow cavity)

해면골 내부에는 골수강이라고 하는 속이 빈 공간이 있고, 골내막으로 덮여 있다. 장골 내부의 골수강은 골수 (bone marrow)라고 하는 특수한 세망조직으로 채워져 있다.

6) 골수(bone marrow)

해면골 내부의 빈 공간을 채우고 있는 유연한 조직으로 적색골수와 황색골수가 있다. 적골수는 적혈구, 백혈구, 혈소판 등의 혈액세포와 항체를 생산하여 혈액을 구성하고 생체를 방어하는 역할을 한다. 황골수는 지방을 저장하고, 적골수가 고갈되었을 때 이를 대체한다. 일생 동안 적골수로 있는 뼈들도 있는데, 두개골, 흉골과 늑골, 골반골, 척추 등이 이에 속한다.

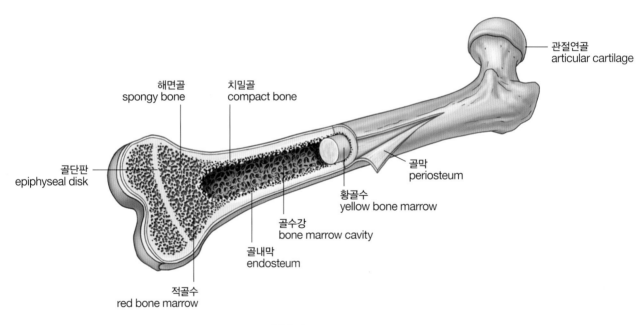

그림 4-3 **골수의 구조**

(1) 뼈의 형성

1) 막내골화(intramembranous ossification)

임신 3개월 시기에 태아의 골격은 완성되는데, 초기에는 연골과 얇은 섬유성결합조직막으로 형성된다. 태아가 점차 성숙되면서 연골과 결합조직은 골조직으로 변하게 된다. 뼈를 형성하는 세포를 골아세포(뼈모세포, osteoblast)라 한다. 태아의 경우 두개골(머리뼈, cranium)과 견갑골(어깨뼈, scapula) 같은 납작한 편평골은 얇은 섬유성 결합조직막으로 되어 있으며, 골아세포가 이곳의 결합조직막 사이 공간에 칼슘과 기타 무기질을 분비하여 편평골(납작뼈, flat bone)을 형성하게 된다. 이러한 결합조직막이 칼슘 등의 무기질 침전물로 대치되면서 직접 뼈로 전환되는 방식을 막내골화(막속뼈되기)라고 한다.

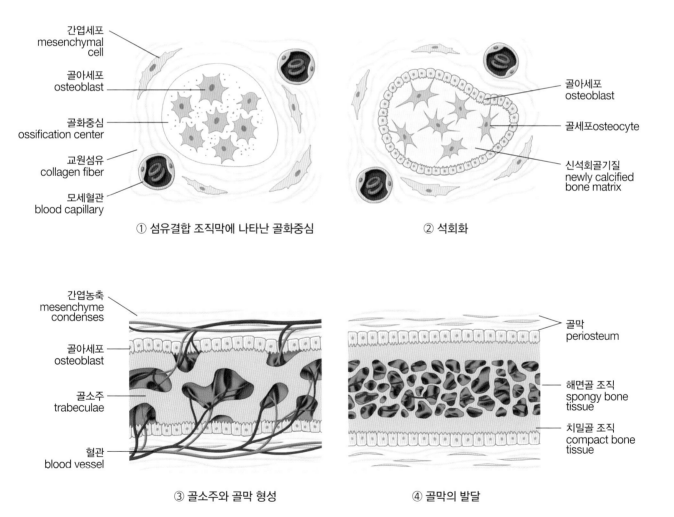

① 섬유결합 조직막에 나타난 골화중심   ② 석회화

③ 골소주와 골막 형성   ④ 골막의 발달

그림 4-4 막내골화 과정

2) 연골내골화

태아 시기에는 팔다리뼈와 같은 장골 등 대부분의 골조직은 유리연골(hyaline cartilage)로 구성되며, 이 유리연골의 형태는 장차 뼈 형성의 모델이 된다. 태아가 성숙함에 따라 골아세포는 유리연골을 침범하여 점차 연골을 뼈로 대치한다. 이를 연골내골화(연골속뼈되기, endochondral ossification)라고 한다. 이는 인체 대부분의 뼈의 생성 방식으로써, 먼저 골간(뼈몸통)에서 1차 골화가 시작되어 골단(뼈끝, epiphysis)으로 2차 골화가 진행된다. 이때 관절부위는 연골로 그대로 남게 된다. 골단판(뼈끝판, epiphyseal disc/성장판, growth plate)은 골화를 마친 후 뼈의 끝부분에 남은 연골로 된 얇은 판으로 청소년기의 뼈 성장에 관여한다.

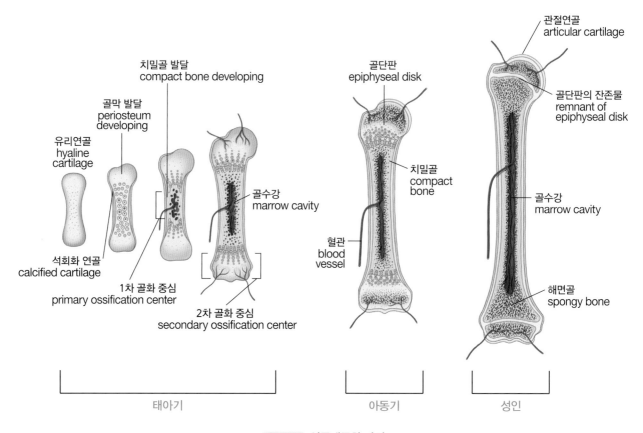

그림 4-5 연골내골화 과정

(2) 뼈의 성장

아기에서 성인으로 성장함에 따라 뼈에서는 길이 성장과 부피(굵기) 성장이 지속적으로 일어난다. 뼈가 성장하고 형태를 갖추게 되는 것은 골아세포와 파골세포(뼈파괴세포, osteoclast)의 연합활동으로 진행되게 된다. 뼈의 길이 성장은 성장판이라고도 하는 골단판에 있는 연골세포의 유사분열을 통해 새로운 세포가 증식되어 골단연골이 두꺼워지면서 일어난다. 그리고 골아세포에 의해 연골조직의 세포외기질에 칼슘염이 침전되면서 골단부위가 석회화된다. 동시에 뼈를 파괴하는 세포인 파골세포가 석회화된 세포외기질을 제거하게 되고, 다시 골아세포가 연골부위에 새로운 골조직을 형성한다. 골단연골의 연골세포가 활동을 지속하는 동안 장골은 계속 길이 성장을 하게 된다. 그러나 골간과 골단의 골화중심이 서로 만나 골단연골이 모두 뼈로 바뀌게 되면 골단선(뼈끝선, epiphyseal line)이라는 흔적을 남기고 길이 성장이 멈추게 된다.

뼈의 부피성장은 길이성장이 정지된 후에도 지속되며, 이 역시 골아세포와 파골세포의 연합작용에 의해 일어난다. 골아세포는 골막(뼈막, periosteum) 안쪽에 위치한 뼈의 가장 바깥표면에 치밀골을 축적하는 반면, 파골세포는 뼈 내부의 골조직을 파괴하여 골수강을 만든다. 뼈가 파괴되어 형성된 골수강에는 골수로 채워지게 된다. 골간(뼈몸통, diaphysis)의 일부와 골단부위의 중심부에 있는 뼈는 해면골로 남게 된다.

뇌하수체 전엽에서 분비하는 성장호르몬은 골단연골의 증식과 성장을 촉진한다. 그러나 과잉 분비되면 거인증과 말단비대증의 병변으로 나타난다. 또한 칼슘이 부족하거나 비타민 D가 부족하면 뼈의 석회화를 억제하여 구루병을 유발하게 된다.

(3) 골조직의 항상성

성숙한 뼈에서는 뼈의 생성과 파괴가 지속적으로 일어난다. 파골세포는 오래된 뼈를 파괴하여 칼슘과 인을 혈액 속으로 흡수시키는 작용을 한다. 혈액의 칼슘의 농도가 저하되면 파라트 호르몬(PTH)이라는 부갑상선 호르몬이 분비된다. 이는 파골세포를 자극하여 뼈의 칼슘이온이 혈액으로 방출되도록 유도한다. 반대로 혈액의 칼슘농도가 증가되면, 칼시토닌(CT)이라는 갑상선 호르몬이 분비된다. 이 호르몬은 파골세포의 작용을 억제하여 칼슘이온이 뼈로 흡수되도록 촉진하므로써 혈액의 칼슘농도를 낮춘다.

나이가 들면 신장의 기능 저하로 인해 소변으로 칼슘 배출이 증가된다. 또한 에스트로겐 감소로 인해 피부에서의 비타민D 형성이 저하되면서 뼈의 칼슘흡수에도 문제가 생겨 골다공증 등의 뼈와 관련된 질환이 쉽게 유발되기도 한다.

> ★ **비타민과 뼈의 관계**
> 비타민 C는 뼈를 구성하는 콜라겐 단백질의 구성성분인 아미노산 성분의 반응에 관여하여 뼈의 형성을 촉진하며, 비타민 A는 뼈 생성세포를 활성화하는 작용을 한다. 비타민 E는 콜라겐을 형성하며 노화를 방지해준다. 비타민 K는 뼈 단백질을 합성하여 뼈의 성장을 촉진시켜주며, 비타민 D는 소장에서 칼슘의 흡수를 도와준다.

(4) 골절의 회복과정

뼈가 부러지는 것을 골절(fracture)이라 한다. 골절이 되면 골막(뼈막, periosteum)과 혈관도 같이 손상되며, 손상된 혈관에서 혈액이 누출되어 골절부위에 혈종(hematoma)이 형성된다. 그리고 골절부위 주변 조직의 혈관들이 팽창되면서 손상 조직에 부종과 염증반응을 유발한다. 며칠 내에 손상부위에 새로운 혈관이 생성되고, 골막으로부터 나온 다량의 골아세포가 혈종 내부로 침투하여 새로운 혈관 주변에서 빠르게 증식하면서 해면골을 형성한다. 혈관이 없는 부위에서는 섬유아세포에 의해 섬유연골을 형성한다. 그 과정에서 대식세포와 파골세포가 나타나 손상부위의 죽은 세포 또는 손상된 세포 등과 함께 혈종 및 부서진 뼈 찌꺼기들을 제거한다.

부러진 뼈의 틈에 채워진 섬유연골 덩어리를 연골성가골(cartilaginous callus)이라고 한다. 28일 정도에 걸쳐 골아세포가 연골성가골 내부로 침투하여 연골내골화가 일어나면서 골성가골(bony callus)로 전환되고, 결국 뼈조직이 회복된다. 대부분의 경우 골절이 치유되는 과정에서 필요한 양보다 더 많은 뼈가 증식되는데, 과잉 생성된 뼈는 파골세포에 의해 제거되어 원래의 뼈 모양과 유사해진다.

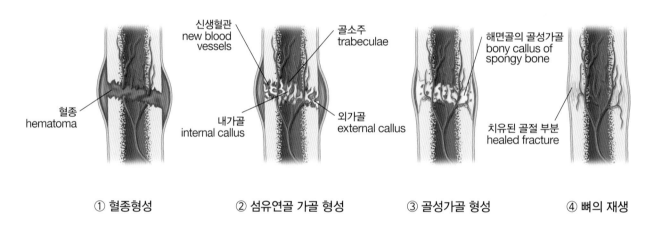

① 혈종형성   ② 섬유연골 가골 형성   ③ 골성가골 형성   ④ 뼈의 재생

그림 4-6 골절의 회복과정

4 인체의 골격

인체의 골격은 몸의 형태를 이루며 뇌와 내부 장기들을 외부의 충격으로부터 보호하는 역할을 한다. 성인의 경우 총206개의 뼈로 골격을 형성한다. 그 중 몸통을 형성하는 골격은 총 80개로 체간골격(몸통뼈대, axial skeleton)이라 하며, 두개골(뇌머리뼈, cranium), 안면골(얼굴뼈, facial), 이소골(귓속뼈, ossicle), 설골(목뿔뼈, hyoid bone), 척추(등골뼈, vertebral column), 늑골(갈비뼈, rib), 흉골(복장뼈, sternum)로 구성된다.

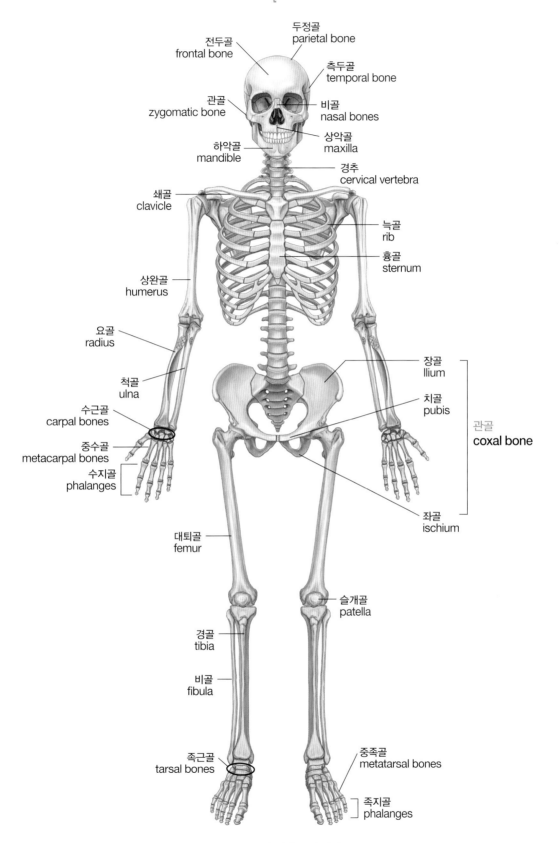

두정골
parietal bone

전두골
frontal bone

측두골
temporal bone

관골
zygomatic bone

비골
nasal bones

하악골
mandible

상악골
maxilla

경추
cervical vertebra

쇄골
clavicle

늑골
rib

흉골
sternum

상완골
humerus

요골
radius

척골
ulna

장골
Ilium

치골
pubis

수근골
carpal bones

중수골
metacarpal bones

수지골
phalanges

관골
coxal bone

좌골
ischium

대퇴골
femur

슬개골
patella

경골
tibia

비골
fibula

족근골
tarsal bones

중족골
metatarsal bones

족지골
phalanges

그림 4-7 인체의 골격 전면

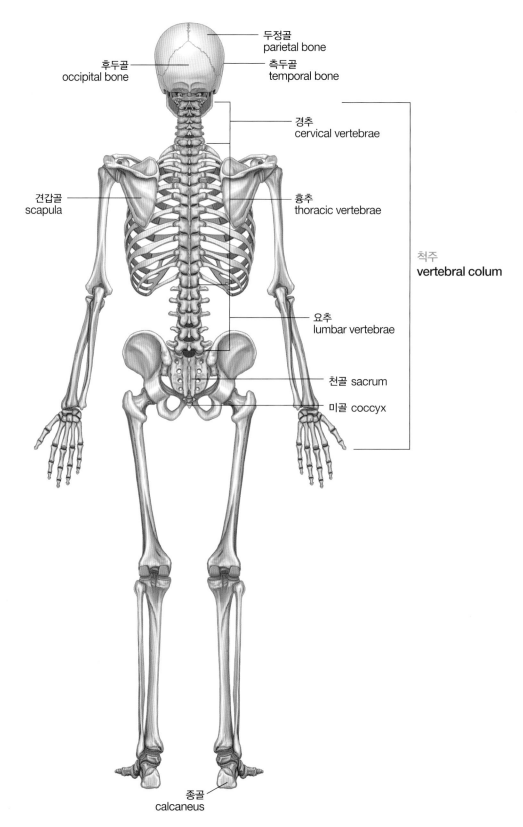

두정골
parietal bone

후두골
occipital bone

측두골
temporal bone

경추
cervical vertebrae

견갑골
scapula

흉추
thoracic vertebrae

척주
vertebral colum

요추
lumbar vertebrae

천골 sacrum

미골 coccyx

종골
calcaneus

그림 4-8 **인체의 골격 후면**

팔과 다리를 이루는 뼈는 총 126개로 체지골격(팔다리뼈대, appendicular skeleton)이라 한다. 상지부위가 총 64개로 견갑대(팔이음뼈대, pectoral girdle)와 상지골(팔뼈, 손목, 손바닥, 손가락)로 구성된다. 하지부위는 총 62개로 하지대(다리이음뼈대, pelvic girdle)와 하지골(다리뼈, 발목, 발등, 발가락)로 구성된다.

(1) 체간골격(몸통뼈대, axial skeleton)

1) 두개골(머리뼈, skull)
두개골은 총 22개로 뇌두개골(뇌머리뼈, cranium)과 안면골(얼굴뼈, facial bone)로 구성된다. 두개골, 즉 머리뼈는 뇌를 담고 보호하며, 안면골은 얼굴을 형성하고 눈, 코, 귀 등의 감각기관을 위한 입구이자 통로이다. 두개골 부위는 하악골(아래턱뼈, mandible)을 제외하고는 봉합에 의해 견고히 맞물려 있다. 두개골 부위에는 동(굴, sinuses)이라고 하는 공기로 채워진 4쌍의 빈 공간이 존재한다. 이는 두개골의 무게를 가볍게 하고, 목소리를 조율하는 기능을 한다. 이 공간들은 모두 코와 연결되어 있기 때문에 '부비동(코곁굴, paranasal sinuses)'이라 부르며, 전두동(이마굴, frontal sinus), 사골동(벌집굴, ethmoidal sinus), 접형골동(나비굴, sphnoidal sinus), 상악동(위턱굴, maxillary sinus)으로 구성된다. 이곳 내부를 덮고 있는 점막에 염증이 생기는 것을 '부비동염(코곁굴염, sinusitis)'이라 한다.

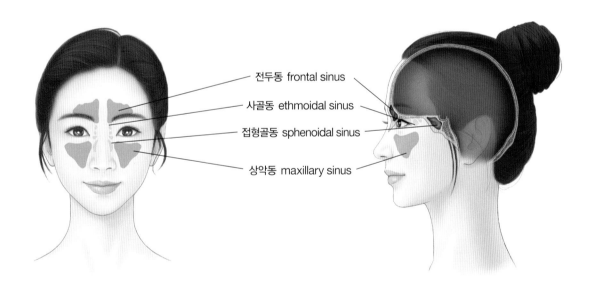

전두동 frontal sinus
사골동 ethmoidal sinus
접형골동 sphenoidal sinus
상악동 maxillary sinus

그림 4-9 **부비동의 위치**

① 뇌두개골(뇌머리뼈, cranium)

뇌두개골은 안면을 제외한 머리 부위를 구성하는 뼈로 뇌를 담고 보호한다. 총 8개의 뼈로 구성된다.

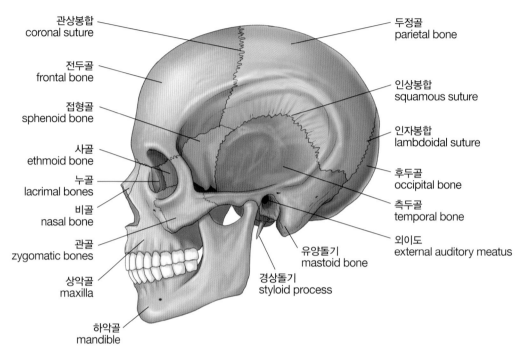

그림 4-10 뇌두개골의 왼쪽면

● 두개골의 종류   [표 4-1]

명 칭	개수	설 명
전두골/이마뼈	1	이마에 있는 한 개의 뼈로 이마를 이루고 눈의 상부를 둘러 싸고 있는 뼈. 내부에는 공기를 함유한 빈 공간인 전두동이 위치함.
두정골/마루뼈	2	머리 양쪽으로 한 쌍으로 존재하며, 두개골 윗부분의 정수리를 구성. 한 쌍의 두정골은 시상봉합에 의해 결합되어 있고, 전두골과는 관상봉합에 의해 결합되어 있음.
측두골/관자뼈	2	두개골 옆면 좌우 한 쌍으로 존재하며, 머리의 측면을 형성. 외이도와 귀가 열리는 부분으로 인상봉합(비늘봉합)에 의해 두정골과 결합되어 있음.
후두골/뒤통수뼈	1	두개골 뒷면의 뒤통수 부위에 있는 마름모꼴 뼈로 뒤통수 아래 부분을 구성. 두정골과 인자봉합(시옷봉합)에 의해 결합.
접형골/나비뼈	1	두개골의 중앙부에 위치한 나비 모양의 뼈로, 두개골의 모든 뼈를 결합시킴. 정중선에 '터어기안'이라고 하는 오목하게 들어간 부위에는 뇌하수체가 자리함. 공기를 함유한 접형골동(나비뼈굴)이 위치함.
사골/벌집뼈	1	안구와 비강의 형태를 이루는 불규칙적인 뼈. 안와사이 비강의 천장을 형성. 공기를 함유한 사골동(벌집굴)이 위치함.

② 안면골(얼굴뼈, facial bone)

안면은 쌍을 이루는 12개의 뼈와 하악골과 서골이 각 1개씩 총 14개의 뼈로 구성된다.

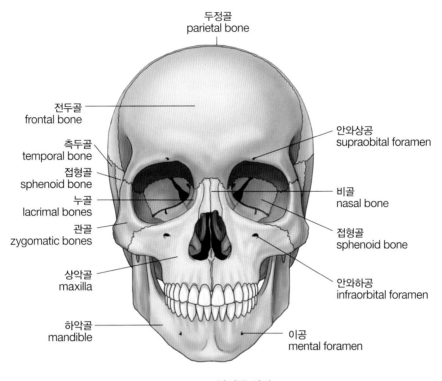

그림 4-11　안면골 전면

● 안면골의 종류

[표 4-2]

명 칭	개수	설 명
상악골/위턱뼈	2	상악을 구성하며, 상악골의 안쪽과 비강(코공간)의 가쪽으로 가장 큰 상악동(위턱굴)이 위치함.
구개골/입천장뼈	2	상악 뒤쪽에 붙어있는 한쌍의 뼈.
관골/광대뼈	2	두 개의 관골은 볼의 돌출된 부분으로 안와의 일부를 구성.
누골/눈물뼈	2	두 개의 누골은 안구의 안쪽벽, 앞쪽에 위치함. 작고 부서지기 쉬운 뼈로 눈물샘을 이룬 뼈.
하악골/아래턱뼈	1	하악을 이루는 뼈로 안면골 중 유일하게 움직이는 뼈.
비골/코뼈	2	코의 윗부분을 이루는 한쌍의 뼈로 콧대를 구성.
하비갑개/아래코선반뼈	2	비강의 바깥쪽을 형성하는 한쌍의 뼈로 비강의 점막을 지지하는 역할을 함.
서골/보습뼈	1	비강의 정중선을 따라 위치한 편평하고 얇은 형태의 뼈로 코 아래 뒷부분을 형성.

2) 이소골(귓속뼈, ossicle)

중이(가운데귀)에 존재하는 인체에서 가장 작은 뼈이다. 추골(망치뼈, malleus), 침골(모루뼈, incus), 등골(등자뼈, stapes)로 3종류의 뼈가 각기 좌우 한 쌍을 이뤄 총 6개의 뼈로 구성되어 있다. 고막에서 중이와 내이(속귀)를 구분 짓는 난원창(안뜰창, oval window)까지 배열되어 있으며 진동을 전달한다.

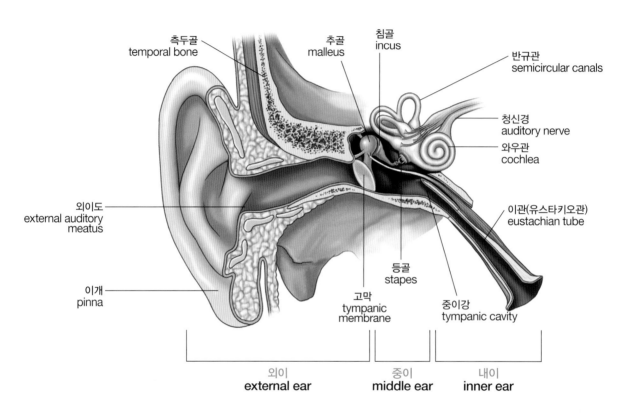

그림 4-12 이소골의 구조

● 이소골의 종류 [표 4-3]

명 칭		개수	설 명
이소골	추골/망치뼈	2	고막에서 난원창까지 진동을 전달
	침골/모루뼈		
	등골/등자골		

3) 설골(목뿔뼈, hyoid bone)

설골은 목의 상부 앞쪽에 위치한 U자형의 1개의 뼈로, 혀의 뿌리 부분과 후두 사이에 위치하여, 혀의 운동 연하작용에 관여한다. 인체에서 유일하게 다른 어떤 뼈와도 연결되어 있지 않고, 하악골에 연결된 여러 근육들과 인대에 의해 부착되어 공중에 떠있는 뼈이다.

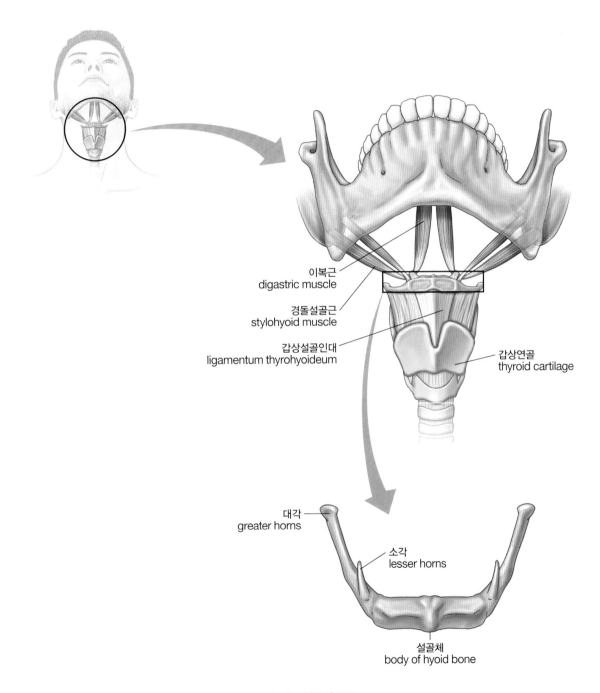

이복근
digastric muscle

경돌설골근
stylohyoid muscle

갑상설골인대
ligamentum thyrohyoideum

갑상연골
thyroid cartilage

대각
greater horns

소각
lesser horns

설골체
body of hyoid bone

그림 4-13 **설골의 구조**

4) 척주(등뼈, vertebral column)

척주는 두개골에서 골반까지 연결되어 골격의 수직축을 이루고 있다. 경추 7개, 흉추 12개, 요추 5개, 천추 1개, 미추 1개로 총 26개의 뼈로 구성된다. 척추(vertebrae)라고 하는 돌기(process)를 가진 작고 불규칙한 모양의 뼈들이 수직적으로 배열된 뼈 기둥이다. 추체(척추뼈몸통, vertebral body)에서 양옆으로 돌출된 돌기를 횡돌기(가로돌기, transverse process), 등부위 중앙으로 돌출된 것을 극돌기(가시돌기, spinous process)라 하는데, 이들은 등 부분에 존재하는 수많은 인대와 근육들의 부착점이 된다. 각 척추사이에는 충격을 흡수하는 섬유성 연골인 추간판(척추사이원반, intervertebral disc)이 존재하며, 인대에 의해 서로 연결되어 있다. 각각의 척추뼈 내부에는 추공(척추구멍, vertebral foramen)이라는 구멍이 있는데, 12개의 추공들이 연결되어 척수강(척추관, vertebral canal)이라는 기다란 관 형태의 공간을 만든다. 척수강은 뇌로부터 내려오는 신경다발 기둥인 척수(spinal cord)가 지나가는 통로가 된다. 척주는 머리와 흉곽을 지지하며, 내부에 위치한 척수를 보호하고, 신체의 유연성을 부여한다.

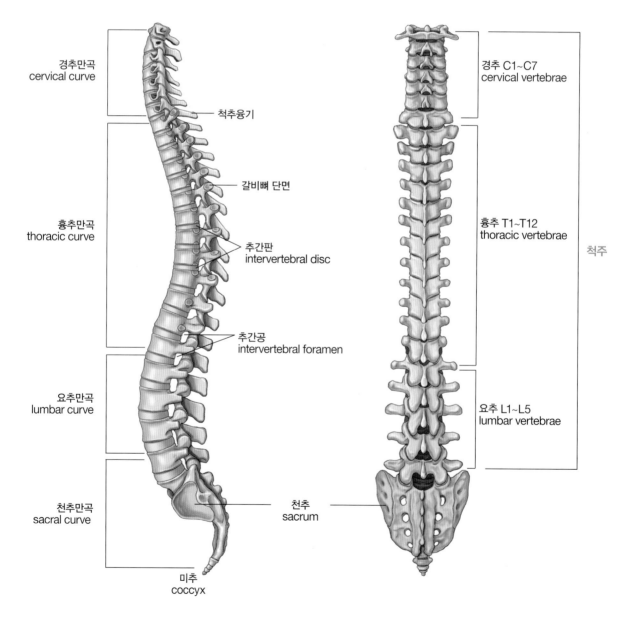

경추만곡
cervical curve

척추융기

갈비뼈 단면

추간판
intervertebral disc

추간공
intervertebral foramen

흉추만곡
thoracic curve

요추만곡
lumbar curve

천추만곡
sacral curve

미추
coccyx

경추 C1~C7
cervical vertebrae

흉추 T1~T12
thoracic vertebrae

요추 L1~L5
lumbar vertebrae

천추
sacrum

척주

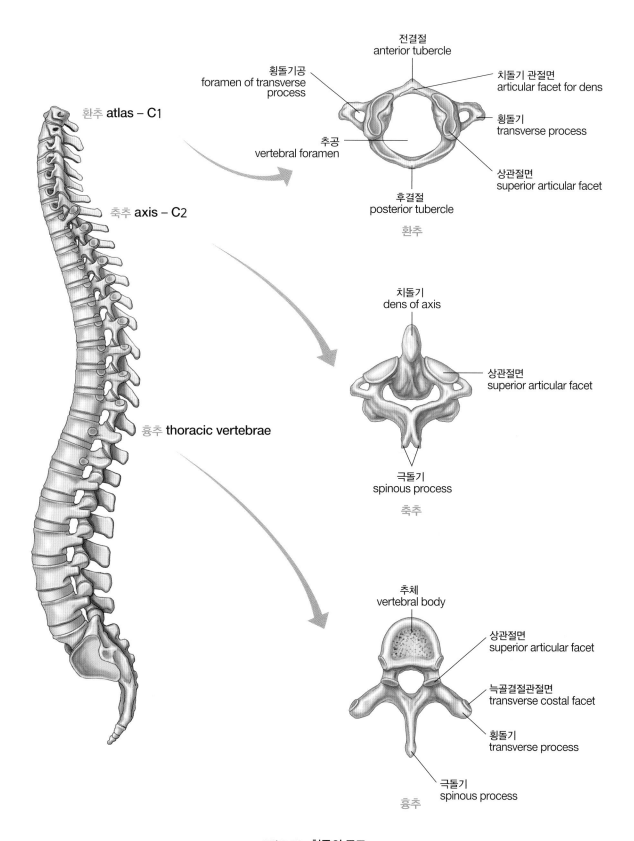

환추 atlas – C1

축추 axis – C2

흉추 thoracic vertebrae

전결절
anterior tubercle

횡돌기공
foramen of transverse process

치돌기 관절면
articular facet for dens

횡돌기
transverse process

추공
vertebral foramen

상관절면
superior articular facet

후결절
posterior tubercle

환추

치돌기
dens of axis

상관절면
superior articular facet

극돌기
spinous process

축추

추체
vertebral body

상관절면
superior articular facet

늑골결절관절면
transverse costal facet

횡돌기
transverse process

극돌기
spinous process

흉추

그림 4-14　척주의 구조

명 칭	개수	설 명
경추/목뼈	7	목 부위에 있는 7개의 뼈로 머리를 지탱. 1번 경추(C1)를 환추(고리뼈)라 하며, 추체가 없고, 두개골의 후두골(뒤통수뼈)의 관절융기와 접해 있음. 2번 경추(C2)는 축추(중쇠뼈)라 하고, 환추에 대해 차축(pivot), 즉 회전고리로 작용하여 머리를 양옆으로 돌릴 수 있게 함.
흉추/등뼈	12	등 부위에 있는 12개의 뼈. 양옆으로 12쌍의 늑골(갈비뼈)과 관절을 이룸.
요추/허리뼈	5	허리부위에 있는 5개의 뼈. 위쪽에 있는 다른 척추에 비해 더 많은 하중을 받기 때문에 가장 크고 강함.
천추/엉치뼈	1	뒤쪽 골반 부위에 위치한 역삼각형 모양의 뼈. 5개의 척추뼈가 1개로 융합된 구조로, 변형된 극돌기가 결절능선을 형성. 능선 양옆으로 신경과 혈관이 통과하는 8개의 천골공(뒤엉치뼈구멍)이 있음.
미추/꼬리뼈	1	가장 아래 부분에 위치하며, 4개의 척추뼈가 1개로 융합되어 형성.

★ 척추만곡(척추굽이, vertebral curvatures)

인체 옆쪽에서 보면 척주는 직선이 아니라 굽어진 부위가 관찰되는데, 이를 척추만곡(척추굽이, vertebral curvatures)이라 한다. 성인은 4개의 정상적인 만곡으로 경추만곡(목굽이, cervical curve), 흉추만곡(등굽이, thoracic curve), 요추만곡(허리굽이, lumbar curve), 천추만곡(엉치굽이, sacral curve)이 형성되어 있다. 만곡은 직립보행 시 균형을 유지시켜주는 중요한 기능을 가진다. 비정상적인 만곡으로 척추가 측면으로 굽어 있는 것을 척추측만증(척추옆굽음증, scoliosis)이라 하며, 호흡이 불편하며 자세가 비틀어진다. 척추전만증(척추앞굽음증, lordosis)은 요추만곡이 심한 경우로 앞쪽으로 휘어진 등이라고 한다. 척추후만증(척추뒤굽음증, kyphosis)은 흉추만곡이 심한 경우로 곱추 등과 같이 굽은 등을 말한다. 척추의 비정상적인 만곡은 유전적 결함이나 나쁜자세가 원인이 되어 유발되는 경우가 많다.

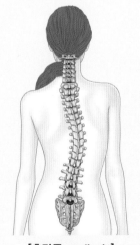
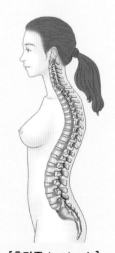
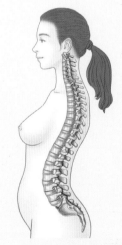

[측만증 scoliosis]　　　　[후만증 kyphosis]　　　　[전만증 lordosis]

5) 흉곽(가슴우리, thoracic cage)

흉곽은 12쌍의 늑골(갈비뼈, ribs)과 1개의 흉골(복장뼈, sternum), 늑연골(갈비연골, costal cartilage) 등으로 구성된 탄력 있는 뼈로 새장(cage)과 유사한 모양을 하고 있다. 12쌍의 늑골은 척추에 직접 연결되어 있으며, 그 중 아래 2쌍을 제외한 10쌍의 늑골이 가슴 중앙 부위에 있는 흉골에 부착되어 있다.

흉골에 직접적으로 연결되어 있는 7쌍의 늑골을 진늑골(참갈비뼈, true ribs)이라 하며, 나머지 5쌍은 흉골에 직접 연결되어 있지 않다. 그 중 3쌍은 7번 늑연골에 부착되어 있어, 가늑골(거짓갈비뼈, false ribs)이라 하며, 나머지 2쌍은 공중에 떠 있기 때문에 부유늑골(뜬갈비뼈, floating ribs)이라 한다. 흉곽은 심장과 폐(허파, lung), 그 외 체내 장기를 보호하는 역할을 하며, 연골로 연결되어 있어 호흡 시 움직일 수 있는 유연성을 가진다.

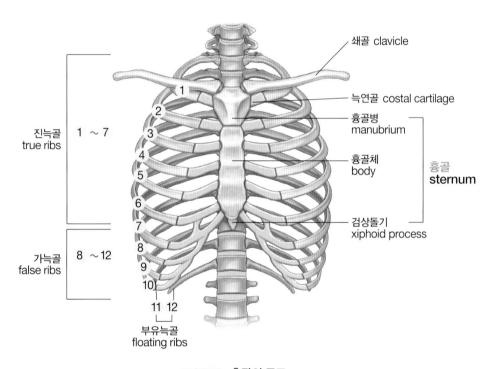

그림 4-15 흉곽의 구조

● 흉곽을 구성하는 뼈   [표 4-5]

명칭		개수	설명
늑골/ 갈비뼈	진늑골/참갈비뼈	14	흉골에 직접 관절하는 늑골로 1~7번 늑골이 해당.
	가늑골/거짓갈비뼈	10	흉골에 직접 관절하지 않는 8~12번 늑골. 8~10번 늑골은 7번 늑연골에 함께 부착되어 있음. 11번, 12번 늑골은 공중에 떠 있는 늑골로 부유늑골(뜬갈비뼈)이라 함.
흉골/복장뼈		1	흉골병, 흉골체, 검상돌기로 구성되며, 특히 검상돌기는 횡격막의 기시점이자 일명 '명치'라 하여, 심폐소생술의 표적 부위임. 호흡근육이 부착하며 조혈작용을 함.

(2) 체지골격(팔다리뼈대, appendicular skeleton)

1) 견갑대(팔이음뼈, pectoral girdle)

견갑대는 '흉대'라고도 하며, 쇄골(빗장뼈, clavicle) 2개와 견갑골(어깨뼈, scapula) 2개로 구성된다. 견갑대는 팔의 뼈들을 체간골격(몸통뼈대, axial skeleton)에 연결시키며, 팔의 움직임을 도와준다.

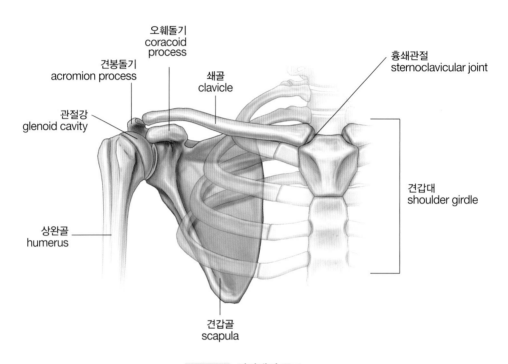

그림 4-16　**견갑대의 구조**

● **견갑대 구성 뼈**　　　　　　　　　　　　　　　　　　　　　　　　　　　　　　　　　　　　　　[표 4-6]

명 칭	개수	설 명
쇄골/빗장뼈	2	목 하부에 위치한 좌우 한쌍으로 된 2개의 뼈. 긴 막대기 형태로 흉골과 견갑골사이에 수평으로 놓여, 어깨관절의 안정성을 제공하나 가늘고 약해서 부러지기 쉬움. 견갑대가 체간골격에 연결된 유일한 관절은 흉쇄관절(복장빗장관절)임.
견갑골/어깨뼈	2	등쪽 상부에 위치한 좌우 한쌍으로 된 2개의 뼈로 날개뼈(wing bone)라고도 함. 2개의 큰 돌기인 견봉돌기(봉우리)와 오훼돌기(부리돌기)는 쇄골과 관절을 이루며, 팔과 가슴 근육의 부착점이 됨.

2) 상지골(팔뼈, upper limb bones)

　상지골은 위팔부위에 있는 좌우 한쌍의 상완골(위팔뼈, humerus) 2개, 아래팔부위에 있는 요골(노뼈, radius) 2개, 척골(자뼈, ulna) 2개, 손 부위에 있는 수근골(손목뼈, carpal bones) 16개, 중수골(손허리뼈, metacarpal bones) 10개 , 수지골(손가락뼈, phalanges) 28개로 총 60개의 뼈로 구성되어 있다.

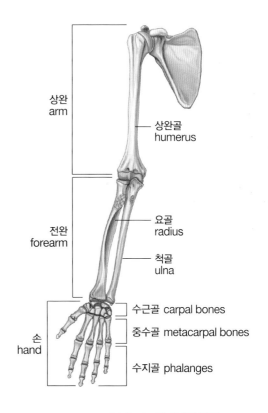

그림 4-17　상지골의 구조

● 상지골을 구성하는 뼈

[표 4-7]

명 칭	개수	설 명
상완골/위팔뼈	2	위팔부위의 좌우 한쌍으로 된 2개의 뼈로 팔을 구성하는 뼈 중 가장 큰 뼈. 상완골 위쪽 끝에 있는 상완골두(위팔뼈머리)가 견갑골의 관절강(관절오목)과 만나 팔을 회전시킴.
요골/노뼈	2	아래팔에서 엄지 쪽에 위치한 좌우 한쌍으로 된 2개의 뼈. 손바닥을 뒤로 향하게 아래팔을 안쪽을 돌렸을 때 척골과 교차됨.
척골/자뼈	2	아래팔에서 새끼손가락 쪽에 위치한 좌우 한쌍으로 된 2개의 뼈로 요골보다 김. 척골 상부의 주두돌기(팔꿈치머리)는 팔을 구부렸을 때 돌출.
수근골/손목뼈	16	손목에 있는 작고 불규칙한 뼈로 한손에 8개씩, 좌우 16개의 뼈로 구성. 한 줄에 4개씩 두 줄로 배열되어 있으며, 유연성이 있는 관절로 인대에 의해 연결되어 있음.
중수골/손허리뼈	10	손바닥을 형성하는 길고 가느다란 뼈로, 한손에 5개씩, 좌우 10개의 뼈로 구성됨.
수지골/손가락뼈	28	각 손가락에 3개의 지골과 엄지손가락에 2개의 지골이 있음. 한손에 14개씩 좌우 28개의 뼈로 구성.

3) 골반대(다리이음뼈대, pelvic girdle)

골반(pelvis)은 골반대(다리이음뼈대, pelvic girdle), 천추(엉치뼈, sacrum), 미추(꼬리뼈, coccyx)로 이루어져 있다. 골반대는 좌우 한 쌍의 관골(볼기뼈, coxal bones)로 구성되며, 1개의 관골은 장골(엉덩뼈, ilium), 좌골(궁둥뼈, ischium), 치골(두덩뼈, pubis)이라고 하는 3개의 뼈로 이루어져 있다.

체중을 지지하고 하지가 부착하는 부위이며, 방광과 생식기 등 골반강 내에 위치한 기관들을 보호하는 작용을 한다.

● 골반을 구성하는 뼈

[표 4-8]

명 칭		개수	설 명
관골/볼기뼈	장골/엉덩뼈	2	관골 중 가장 크며 위쪽 부분의 뼈로 바깥쪽으로 돌출된 구조인 장골능을 만지면 느껴지는 뼈.
	좌골/궁둥뼈		관골의 가장 아랫부분으로 앉았을 때 체중을 유지하고 돌출되어 만져지는 뼈.
	치골/두덩뼈		관골의 앞 부분에 위치하며, 좌우의 치골이 앞쪽에서 만나 치골결합(두덩결합)을 이룸. 치골은 뒤쪽과 아래쪽으로 좌골과 결합하여 인체에서 가장 큰 구멍인 폐쇄공(패쇄구멍) 형성.

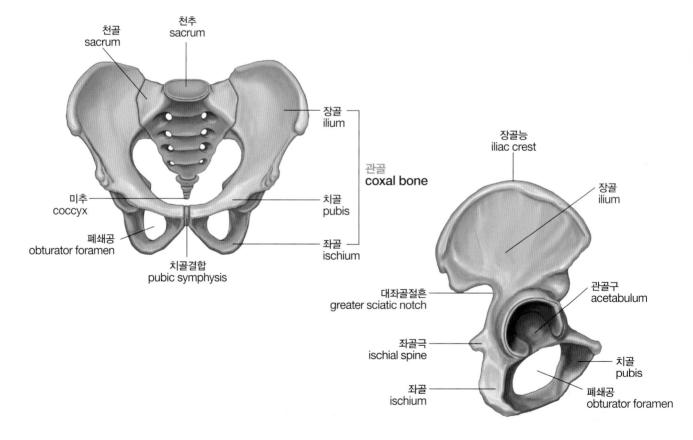

그림 4-18 골반과 관골 – (우외측면)

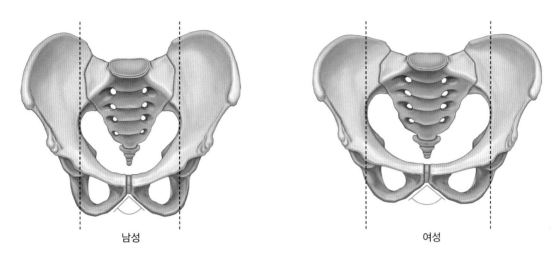

남성   여성

그림 4-19   남성 골반과 여성 골반

4) 하지골(다리뼈, under limb bones)

하지골은 다리 위쪽부위에 있는 대퇴골(넓다리뼈, femur) 2개, 다리 중간부위에 있는 슬개골(무릎뼈, patella) 2개, 다리 아래쪽부위에 있는 경골(정강뼈, tibia) 2개, 비골(종아리뼈, fibula) 2개, 발 부위에 있는 족근골(발목뼈, tarsal bones) 14개, 중족골(발허리뼈, metatarsal bone) 10개, 족지골(발가락뼈, phalanges) 28개로 총 60개의 뼈로 구성되어 있다.

● **하지골을 구성하는 뼈** [표 4-9]

명 칭	개수	설 명
대퇴골/넓다리뼈	2	허벅지를 구성하는 뼈로 인체에서 가장 강하고 긴뼈이며, 좌우 한쌍으로 2개의 뼈로 구성. 골반뼈와 함께 고관절을 구성하며, 하퇴뼈와 함께 슬관절을 형성.
슬개골/무릎뼈	2	좌우 한쌍으로 2개의 뼈로 구성되며, 인체 최대의 종자골로 둥근 삼각형의 편평골임.
경골/정강뼈	2	좌우 한쌍으로 2개의 뼈로 구성되며, 대퇴골과 관절을 이루어 무릎을 형성하며, 체중을 지탱. 경골 아래쪽 끝에 있는 둥근 돌출부를 내과(안쪽복사뼈)라 함.
비골/종아리뼈	2	하퇴의 외측뼈로, 좌우 한쌍으로 2개의 뼈로 구성. 외측 복사뼈를 이루는 외과가 있음. 대퇴골과 관절하지 않아 무릎을 형성하지 않음.
족근골/발목뼈	14	한 발에 7개씩 좌우 14개의 뼈로 구성. 거골(talus)은 경골과 비골에 부착되어 관절을 이룸. 종골(발꿈치뼈)은 인체 체중을 지지하며 발꿈치를 이룸.
중족골/발허리뼈	10	발등을 형성하는 길고 가느다란 뼈로, 한발에 5개씩, 좌우 10개의 뼈로 구성되어 있음. 족근골과 중족골은 인대와 힘줄에 의해 연결되어 족저궁(발바닥활)을 형성. 인대와 건이 약해지면 족저궁이 내려앉아 편평발을 유발.
족지골/발가락뼈	28	족지골(발가락뼈)도 수지골과 마찬가지로 한발에 14개씩 좌우 28개의 뼈로 구성.

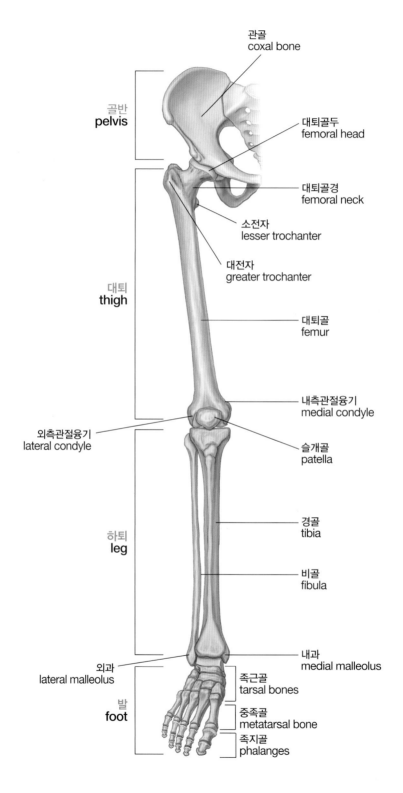

관골
coxal bone

골반
pelvis

대퇴골두
femoral head

대퇴골경
femoral neck

소전자
lesser trochanter

대전자
greater trochanter

대퇴
thigh

대퇴골
femur

내측관절융기
medial condyle

외측관절융기
lateral condyle

슬개골
patella

경골
tibia

하퇴
leg

비골
fibula

외과
lateral malleolus

내과
medial malleolus

발
foot

족근골
tarsal bones

중족골
metatarsal bone

족지골
phalanges

그림 4-20 하지골의 구조

5 관절

뼈와 뼈가 연결된 부분을 관절(joint or articulations)이라 하며, 인체는 230개의 관절로 구성된다. 인체의 관절은 종류도 다양하며 구조도 다르다. 관절을 구성하는 조직의 유형에 따라 섬유성관절(fibrous joint), 연골성관절(cartilaginous joint), 윤활성관절(synovial joint)로 구분하기도 하고, 운동의 정도에 따라 움직이지 않는 부동관절(synarthrodia), 조금 움직이는 반가동관절(amphiarthrosis), 자유롭게 움직이는 가동관절(diarthrosis)로 구분할 수 있다.

(1) 관절의 종류

1) 부동관절(synarthrodia)

움직임이 거의 일어나지 않는 섬유성관절(fibrous joint)로 유합관절(synarthrosis)이라고도 한다. 서로 밀접하게 접촉된 뼈 사이를 연결하는 관절로 치밀결합조직으로 구성되며, 두개골의 편평골 사이의 봉합(suture) 등이 대표적이다.

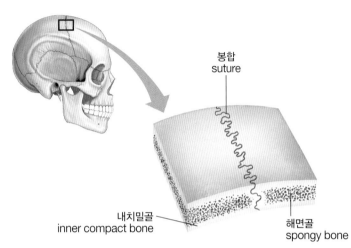

그림 4-21 부동관절

2) 반가동관절(amphiarthrosis)

앞뒤, 좌우 혹은 비틀기 등의 약간의 움직임이 일어나는 연골성관절(cartilaginous joint)로 유리연골이나 섬유성연골로 구성되어 있다. 척추사이의 추간판(척추사이원반, intervertebral disc)이 대표적인 예이며, 움직일 때 척추뼈에 가해지는 충격을 흡수하고 압력을 일정하게 유지해 준다. 임신기간 동안 골반이 넓어지도록 약간의 움직임이 있는 치골결합도 이에 해당한다.

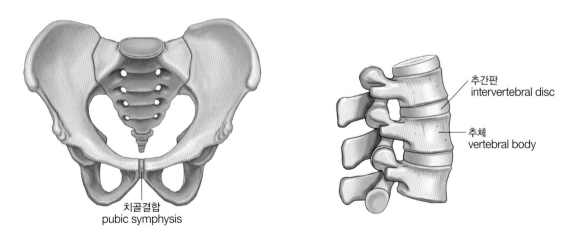

그림 4-22 반가동관절

3) 가동관절(diarthrosis)

자유롭게 움직일 수 있는 윤활성관절(synovial joint)로 인체의 대부분의 관절이 여기에 해당한다. 윤활성관절인 가동관절은 다른 종류의 관절에 비해 복잡한 구조를 가지고 있다. 볼록한 모양의 관절두와 오목한 모양의 관절와로 쌍을 이루고 있으며, 각각의 관절면은 관절연골로 덮여 있어 관절 내에 부드러운 면을 형성한다.

관절 주변은 치밀결합조직으로 된 관절낭(관절주머니, joint capsule)이라는 조직으로 싸여있다. 관절낭 안에는 윤활액을 분비하는 윤활막(synovial membrane)이 있으며, 윤활액은 관절을 유연하게 움직일 수 있게 해주고, 마찰을 감소시키는 윤활유와 같은 역할을 한다. 관절낭 바깥쪽은 인대가 있으며, 건(힘줄, tendon)이 붙어 있어 근육의 움직임을 뼈에 전달하는 역할을 한다.

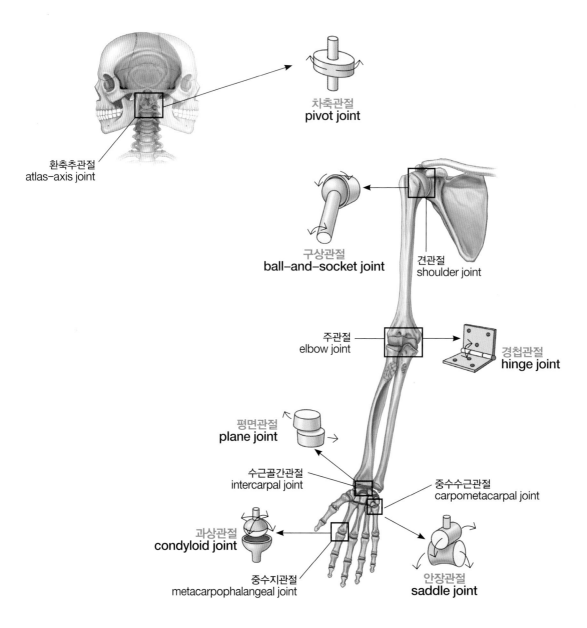

그림 4-23 **가동관절**

① 가동관절의 종류

자유롭게 움직일 수 있는 윤활성관절인 가동관절은 움직임의 정도에 따라 다음과 같은 6가지 유형으로 분류된다.

차축관절(중쇠관절, pivot joint)

한쪽 뼈의 원통형의 관절면과 다른 쪽 뼈의 인대에 의해서 형성되는 고리 속에서 움직임이 일어나며, 축을 중심으로 회전운동만 가능하다. 경추의 첫 번째 뼈인 환추(C1)와 두 번째 뼈인 축추(C2)에서 관찰되며, "아니오"라는 표현을 할 때 머리를 좌우로 흔드는 것을 가능하게 한다. 요골(노뼈, radius)과 척골(자뼈, ulna)사이의 관절에서도 볼 수 있다.

구상관절(절구관절, ball-and-socket joint)

한쪽 뼈의 공 모양으로 돌출된 부분과 다른 한쪽의 컵 모양으로 오목하게 들어간 공간이 서로 만나 형성된 관절이다. 모든 방향으로의 움직임과 회전이 가능한 관절로 견관절(어깨관절, shoulder joint), 고관절(엉덩관절, hip joint)이 여기에 해당된다.

경첩관절(hinge joint)

경첩과 같이 한쪽 뼈의 오목한 부분과 다른 한쪽 뼈의 볼록한 부분이 결합하여 굽힘이나 폄 등의 한 방향 운동만 가능한 관절이다. 팔꿈치, 무릎, 손가락 관절에서 볼 수 있다.

평면관절(미끄럼관절, plane joint)

서로 접하는 양쪽 뼈의 관절면이 거의 평면에 가까운 관절로 미끄럼 운동이나 비틀기 운동이 가능하다. 수근골(손목뼈, carpals)사이의 관절, 족근골(발목뼈, tarsals)사이의 관절, 척추뼈 관절돌기사이의 관절에서 볼 수 있다

과상관절(타원관절, condyloid joint)

한쪽 뼈의 타원모양으로 돌출된 부분과 다른 한쪽의 타원모양으로 들어간 공간이 서로 만나 형성된 관절로, 여러 방향으로의 움직임은 가능하지만 회전운동은 불가능하다. 중수골(손허리뼈, metacarpals)과 수지골(손가락뼈, phalanges)사이에서 관찰된다.

안장관절(saddle joint)

서로 접하는 양쪽 관절면에 오목하고 볼록한 부분을 동시에 갖는 두 뼈 사이의 관절로 상호보완적인 다양한 움직임이 가능하다. 수근골(손목뼈, carpals)과 엄지손가락의 중수골 사이의 관절에서 볼 수 있다.

② 가동관절 운동의 종류

자유로이 움직일 수 있는 가동관절의 움짐임의 종류는 다양하다. 골격근(뼈대근, skeletal muscle)이 수축함으로써 관절운동이 일어나게 되는데, 근육이 수축하면 관절을 중심으로 움직임이 많은 쪽인 정지점(닿는곳, insertion)쪽이 움직임이 적은 쪽인 기시점(이는곳, origin)쪽으로 이동하게 된다.

①	**외전/벌림**	몸의 중심선에서 멀어지는 동작
	내전/모음	몸의 중심선 방향으로 움직이는 동작
②	**외반/가쪽번짐**	발바닥을 들어 밖으로 향하는 동작
	내반/안쪽번짐	발바닥을 들어 안쪽으로 향하는 동작
③	**회외/뒤침**	손바닥이 위쪽을 향하도록 손을 회전하는 동작
	회내/엎침	손바닥이 아래쪽을 향하도록 손을 회전하는 동작
④	**신전/폄**	뼈 사이의 각도를 증가시켜 관절을 반듯이 펼치는 동작
	굴곡/굽힘	뼈 사이의 각도를 줄여 관절을 구부리는 동작
⑤	**배측굴곡/바닥쪽굽힘**	발을 다리 쪽을 향해 위로 젖히는 동작
	족척굴곡/등쪽굽힘	발끝을 발 아래로 굽히는 동작
⑥	**과신전/과다젖힘**	관절을 과도하게 펴는 동작
⑦	**회전/휘돌림**	팔을 원형으로 크게 움직이는 동작

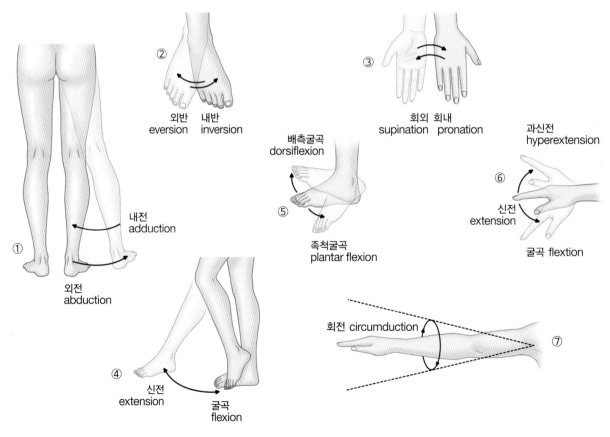

그림 4-24 **가동관절 운동 종류**

사람의 몸에는 600여개의 근육(muscle)이 있다. 눈을 깜박이고 말하고 걷고 숨쉬고 기침을 하는 등 신체에서 일어나는 대부분의 움직임은 뼈, 관절, 근육의 협동작용을 통해 근육이 수축하면서 일어난다. 근육은 수축성 있는 모든 조직을 칭하는 일반적 용어로 생쥐를 뜻하는 라틴어 'mus'에서 유래하였다. 우리가 섭취한 영양분에 저장된 화학에너지를 사용하여 수축하는 특수한 세포들로 구성된 기관이다. 기능적으로는 수의근(맘대로근, voluntary muscle)인 골격근(뼈대근육, skeletal muscle)과 불수의근(제대로근, involuntary muscle)인 내장근(visceral muscle), 심근(심장근, cardiac muscle)으로 분류되며, 형태적으로는 횡문근(가로무늬근, striated muscle)과 평활근(민무늬근, smooth muscle)으로 나눌 수 있다. 근육은 몸을 움직이거나 자세를 유지하며 열을 생성하여 체온을 유지하고 전신에 혈액을 순환시키는 역할을 한다.

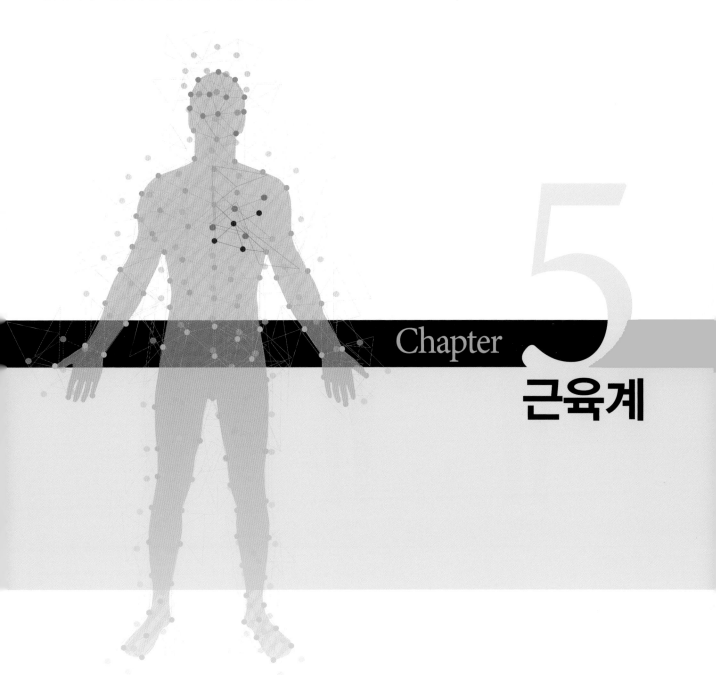

Chapter

5

근육계

(1) 근육(muscle)의 발생

인체의 소화기관과 호흡기관, 방광, 요도 등은 배아의 내배엽(endoderm)에서 발생하며, 골격, 근육, 진피, 혈관, 혈액, 림프관 등의 결합조직, 신장 및 생식기관 등은 중배엽(mesoderm)에서, 대뇌와 표피, 모발, 손발톱, 피부선, 신경조직, 감각기관 등은 외배엽(ectoderm)에서 발생한다. 특히 근육은 중배엽을 구성하는 근육원섬유절(myotome), 중간엽(mesenchyme), 인두궁(pharyngeal arches)에서 발생한다. 근육원섬유절에서는 몸통 근육이, 중간엽에서는 팔다리 근육이, 인두궁에서는 대부분의 머리와 목 부분의 근육이 발생한다.

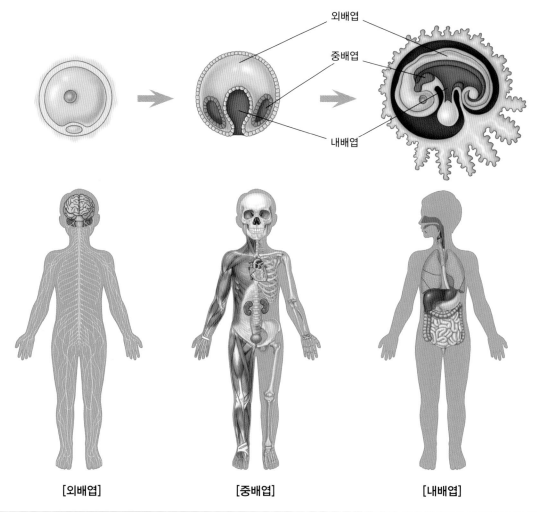

외배엽	표피, 털, 손톱, 한선, 피지선, 뇌, 감각계, 신경계 등
중배엽	진피, 결합조직, 뼈, 근육, 심장, 혈관, 연골, 림프관, 비장, 혈액, 비뇨, 생식기 등
내배엽	소화선, 소화관, 점막상피, 호흡기, 인두, 갑상선 등

그림 5-1 **외배엽, 중배엽, 내배엽**

(2) 근육의 분류

근육은 뼈에 붙어 움직임을 만드는 골격근과 내장기관을 구성하는 내장근, 심장을 구성하는 심근으로 분류되며, 흥분성(excitability), 수축성(contractility), 신장성(extensibility) 및 탄력성(elasticity)의 특징을 갖는다.

1) 골격근(뼈대근, skeletal muscle)

골격근은 가로 줄무늬가 있는 횡문근(가로무늬근, striated muscle)이며, 의지대로 움직임을 통제할 수 있는 수의근(맘대로근, voluntary muscle)이다. 골격근은 핵을 여러 개 가진 다핵세포로 긴원통형의 구조를 가지며, 뇌척수신경의 지배를 받는다. 일반적으로 골격근은 체중의 40~50%를 차지하며, 건(힘줄, tendon)을 통해 골격에 부착하여 움직임을 제공한다. 수축 속도는 빠르지만 지속성은 약하다. 골격근은 근수축을 통해 신체를 움직이게 하고, 자세를 유지시키며, 열 생산을 통해 인체의 체온을 유지시키는 기능을 한다.

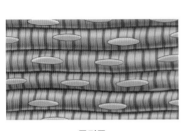

골격근

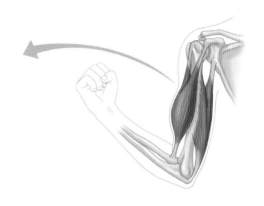

그림 5-2 골격근

2) 심근(심장근, cardiac muscle)

심장을 형성하는 심근은 골격근과 같이 가로 줄무늬가 있는 횡문근(가로무늬근, striated muscle)이며, 의지로 움직임을 통제할 수 없는 불수의근(제대로근, involuntary muscle)이다. 단핵세포로써 서로 독립된 근섬유로 존재하며, 자율신경의 지배를 받는다. 리듬이 있는 수축과 이완을 반복하므로 쉽게 피로해지지 않는다. 심장의 벽을 형성하며, 근육운동을 통해 혈액을 전신의 말초혈관까지 전달하는 역할을 한다.

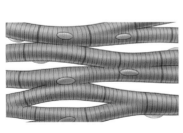

심근

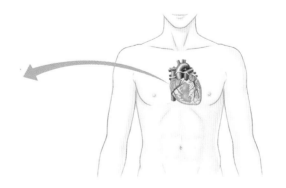

그림 5-3 심근

3) 내장근(visceral muscle)

내장근은 줄무늬가 없는 평활근(민무늬근, smooth muscle)이며, 의지로 움직임을 통제할 수 없는 불수의근(제대로근, involuntary muscle)이다. 내장근 세포는 단핵세포로, 자율신경지배를 통해 자동적 수축, 촉진 및 억제작용을 한다. 흥분성은 골격근보다 낮으며, 수축력이 느리고 약하여 피로도가 적다. 근육운동의 잠복기, 수축기가 길며, 긴장성 수축을 하기도 한다. 본래 길이나 크기의 몇 배까지 신장하는 성질을 가지며, 주로 혈관, 자궁, 방광, 소화관, 수뇨관 등과 같은 속이 빈 장기의 벽을 형성하여 내장기관의 운동을 담당하고 있다.

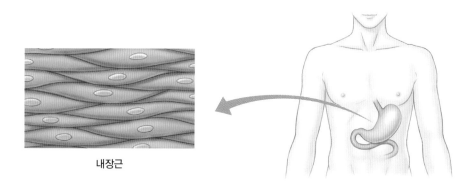

내장근

그림 5-4 내장근

● **근육의 분류**   [표 5-1]

근육	형태	운동	작용
골격근/뼈대근	횡문근/가로무늬근	수의근/맘대로근	- 움직임 제공 - 자세 유지 - 열 생산으로 체온유지
심근/심장근	횡문근/가로무늬근	불수의근/제대로근	- 심장벽 구성 - 심장 활동 담당
내장근	평활근/민무늬근	불수의근/제대로근	- 내장 및 혈관벽 구성 - 내장기관 활동 담당

2 골격근의 구조

골격근은 관절(joint)을 사이에 두고 두 개의 뼈(bone)에 부착되어 있다. 즉, 한 개의 뼈에서 뻗어 나와 관절을 지나 다른 뼈에 연결되어 있다. 일반적으로 골격근은 근막(fascia)이라고 하는 섬유결합조직층에 의해 각각 분리되어 자리잡고 있으며, 근육의 양쪽 끝 부분은 근섬유막이 연장되어 형성된 흰색의 단단하고 질긴 건(힘줄, tendon)에 의해 뼈에 부착된다. 근육의 양쪽 끝 부분인 건을 제외한 나머지 붉은색 부분을 근육체(근육몸통, muscle body)라고 하며, 전체 근육체 부위 중에서 가장 두꺼운 중간 부분을 근복(근육배, muscle belly)이라고 한다. 근육이 부착되는 두 개의 뼈 중에서 움직임을 일으키는 뼈에 건이 붙는 부위를 정지부(닿는곳, insertion)라 하고, 상대적으로 움직임이 없는 뼈에 건이 부착되는 부위를 기시부(이는곳, origin)라고 한다. 근육이 수축할 때 정지는 기시쪽으로 당겨진다.

(1) 근막(근육덮개, fascia)

골격근은 근막(fascia)이라고 하는 질기고 신축성 있는 섬유결합조직층에 의해 둘러싸여 각각 분리되어 자리 잡고 있다. 근막은 각 골격근의 근육체 전체를 덮고 근육 끝을 지나서 최종적으로 건을 형성하게 된다. 골격근 한 개를 둘러싼 가장 바깥층막을 근외막(근바깥막, epimysium)이라 하며, 그 안쪽에 여러 개의 구획으로 나뉘어 덩어리져 있는 각각의 근섬유다발(fascicles)을 둘러싸고 있는 결합조직막을 근주막(근다발막, perimysium)이라 한다.

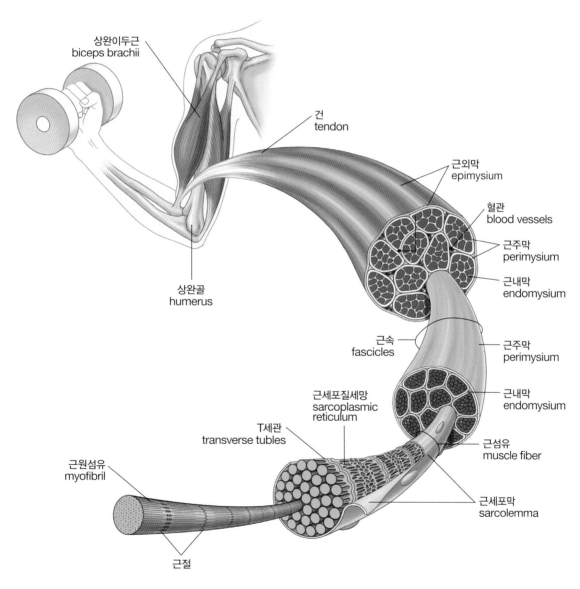

그림 5-5 **골격근의 구조**

그리고 한 개의 근육다발 내에 있는 각각의 근섬유는 근내막(근섬유막, endomysium)이라는 한 층의 결합조직층에 의해 둘러싸여 있다. 근막의 주요 기능은 정상적인 체형 유지 및 각 기관들이 정상적인 제 위치에 자리잡을 수 있게 해주며, 체온을 보호하는 역할을 수행한다. 만약 이러한 기능을 수행하는 근막이 손상될 경우 근막의 상호 연관성에 의해 신체 불균형을 초래하게 된다.

(2) 골격근섬유

골격근육은 수천 개의 골격근섬유(근육섬유, muscle fiber) 다발로 구성되며, 한 가닥의 근섬유는 굵기 20~100 μm의 가느다란 한 개의 근세포(muscle cell)를 이룬다. 골격근세포의 형태는 얇고 긴 원통형으로 끝이 둥글며, 근육 전체 길이를 따라 뻗어있다. 근세포는 자극에 반응하여 수축하고, 자극이 끝났을 때 이완하는 성질을 가지고 있다.

근세포의 외부 구조물인 근세포막(sarcolemma)의 내부는 반유동성 물질인 근세포질(sarcoplasm)로 채워져 있다. 근세포질 내에는 근세포막 일부가 일정한 지점에서 근세포질 내부로 깊이 침투해 들어가 형성된 T세관(가로세관, transverse tubles; T tubles)이라는 구조물과 또 다른 세포막 분화물인 근세포질세망(sarcoplasmic reticulum)이 있다. 근세포질세망은 세포질 내에서 그물망 구조를 형성하여 세포 내의 물질이동의 통로가 된다.

이 구조물들 외에 근세포질 내에는 작고 둥근 1개 이상의 세포핵과 많은 미토콘드리아가 존재하며, 실 모양의 수많은 근원섬유(myofibril)들이 서로 나란히 놓여있다. 근원섬유는 몇가지 종류의 중요한 수축성 단백질로 구성된 근미세섬유(myofilament)들을 포함하고 있으며, 이는 근수축의 근본적인 역할을 담당한다. 근수축에 관여하는 주요한 한 종류는 굵은 근미세섬유로서 마이오신(myosin) 단백질로 구성되어 있으며, 다른 한 종류는 가는 근미세섬유로서 주로 구형의 액틴(actin) 단백질로 구성되어 있다. 그 외 트로포닌(troponin), 트로포마이오신(tropomyosin) 이라는 단백질도 포함한다. 이러한 미세섬유들의 구성으로 인해 골격근 고유의 밝고 어두운 가로줄무늬 띠가 형성되게 된다. 이 가로줄무늬는 근원섬유를 따라 반복적인 패턴으로 나타나는데, 이는 근절(근육원섬유마디, sacromere)이라고 하는 수축성 단위를 형성한다. 즉, 근원섬유를 비롯한 근육 자체는 이러한 근절이 반복적으로 연결된 집합체라고 할 수 있다.

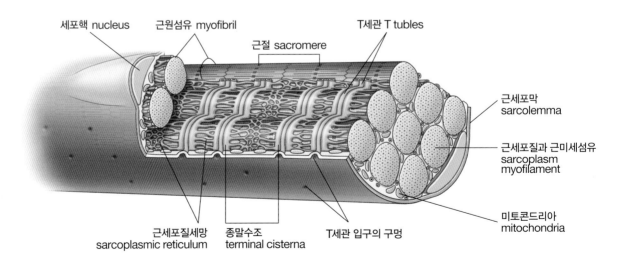

그림 5-6 **골격근 섬유**

1) 근활주설

근절 내의 반복적 가로줄무늬 패턴에는 두 개의 중요한 부분이 있다. 한 개의 근절을 구성하는 양쪽 끝 선을 Z선(Z line)이라 한다. 즉 한 개의 근절은 Z선과 Z선까지이다. 그리고 양쪽 Z선 구조에 액틴이 직접 부착되어 밝게 보이는 부분을 I대(I band)라고 하며, 양쪽 I대 사이의 액틴과 마이오신이 중첩되어 어둡게 보이는 부분을 A대(A band)라고 한다. A대 내부에는 H대(H band)라고 불리는 마이오신만 있는 상대적으로 밝은 영역이 있으며, M선(M line)으로 불리는 어두운 중심선에 의해 이등분된다. 근수축 과정은 양쪽 I대 부분이 중앙의 M선을 향해 미끄러지듯 이동하면서 근절이 단축되는 모습으로 관찰된다. 이러한 이론을 근수축을 설명하는 '근활주설(sliding filament mechanism)'이라고 한다.

근원섬유 내에는 마이오신, 액틴과 같은 수축성 단백질 외에도 붉은색을 띠는 마이오글로빈(myoglobin)이라는 비수축성의 색소 단백질이 존재한다. 이는 근육세포에서 적혈구의 헤모글로빈과 함께 골격근조직이 적갈색을 띠

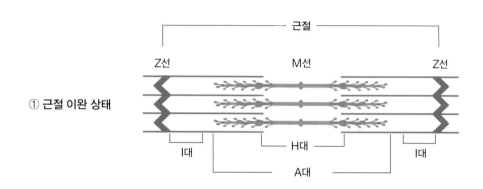

① 근절 이완 상태

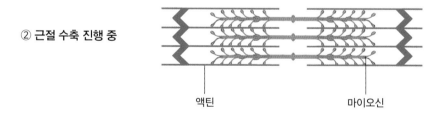

② 근절 수축 진행 중

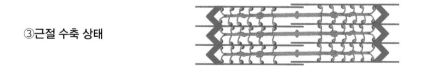

③근절 수축 상태

그림 5-7 근절

2) 마이오신 섬유(myosin filament)

수축성 단백질로 구성된 굵은 근미세섬유인 마이오신 섬유는 가는 근미세섬유인 액틴 섬유 사이에 끼어 있다. 마이오신 분자는 연결교(연결다리, cross bridge)라는 둥근 끝부분을 가진 2개의 단백질 가닥이 꼬여 이루어진다. 이 둥근 끝을 마이오신 머리(myosin head)라고 하며, 연결교는 단백질 가닥을 따라 바깥쪽으로 뻗어 있다. 마이오신 머리 부분은 액틴과 ATP(adenosine triphosphate)와 결합하는 부분으로 ATP 분해효소인 ATPase(adenosine triphosphatase)가 포함되어 있다. ATPase는 ATP를 ADP(adenosine diphosphate)와 인산(P)으로 분해하는 효소이다.

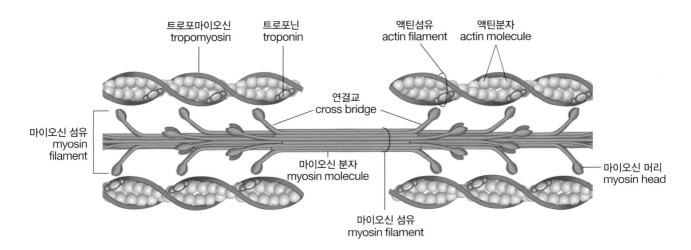

그림 5-8 **액틴과 마이오신 섬유 구조**

3) 액틴 섬유(actin filament)

액틴 분자는 구형으로 마이오신 머리가 부착할 수 있는 결합부위(active site)가 있으며, 수많은 액틴 분자들이 모여 이중 나선 가닥으로 꼬여 가는 근미세섬유인 액틴 섬유를 형성한다.

액틴 섬유에는 트로포닌(troponin)과 트로포마이오신(tropomyosin)단백질이 서로 결합된 복합체(troponin-tropomyosin complex)를 형성하여, 긴 사슬 형태로 액틴 섬유를 감싸고 있다. 이들 복합체 구조는 평소에는 액틴과 마이오신이 결합하는 부위를 차단하는 역할을 하다가 근육이 자극을 받게 되면 칼슘이온(Ca^{2+})에 의해 근수축 및 이완을 제어하는 중심적인 기능을 수행한다.

골격근의 수축과정

인체의 골격근은 신경자극이 있어야 마이오신과 액틴의 결합과정을 통한 근수축이 일어나게 된다. 따라서 골격근의 근수축이 일어나기 위해 신경자극에 의한 신경계의 전기적 신호(electrical signal)가 전달되는 일련의 과정을 이해해야만 한다.

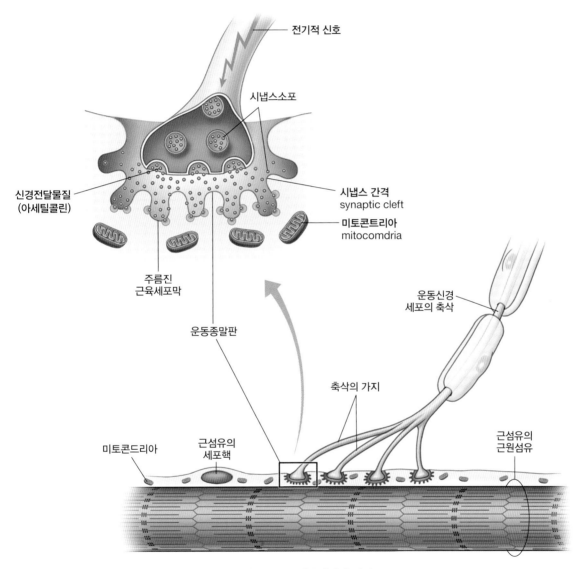

전기적 신호

시냅스소포

신경전달물질
(아세틸콜린)

시냅스 간격
synaptic cleft

미토콘트리아
mitocomdria

주름진
근육세포막

운동신경
세포의 축삭

운동종말판

축삭의 가지

미토콘드리아

근섬유의
세포핵

근섬유의
근원섬유

그림 5-9   골격근의 수축과정

(1) ATP와 칼슘이온(Ca²⁺)의 역할

ATP(adenosine triphosphate)와 칼슘이온(Ca^{2+})은 근육의 수축과 이완에 필수불가결한 중요한 물질이다. ATP는 마이오신 머리가 액틴과 결합하고 분리되는데 필요한 에너지를 공급한다. 그러나 ATP는 칼슘이온(Ca^{2+})이 나올 때만 역할을 수행하게 된다. 칼슘이온(Ca^{2+})은 근육 이완 시에는 근형질세망에 저장되어 있다가 근육이 자극을 받으면 근형질세망으로부터 확산되어 나와 액틴, 마이오신, ATP의 상호작용에 영향을 주어 근수축을 유발한다. 반면 칼슘이온(Ca^{2+})이 펌프작용을 통해 근형질세망으로 능동수송되면 마이오신 머리와 액틴의 결합이 분리되고 근육은 이완된다. 즉 칼슘이온(Ca^{2+})의 주 역할은 수축성 단백질인 마이오신과 액틴으로 하여금 근수축을 하도록 유도하는 것이다.

(2) 근수축을 위한 신경자극

운동신경세포의 축삭종말 말단 부분과 근섬유가 만나는 부위를 신경근연접(신경근육이음부, neuromuscular junction; NMJ)이라고 한다. 이 신경근연접부에는 시냅스 간격(synaptic cleft)이라는 미세한 공간이 형성되어 있다. 운동신경세포가 자극을 받으면 축삭종말에서 아세틸콜린(acetylcholine; ACH)이라는 신경전달물질(neurotransmitter)을 방출한다. 아세틸콜린은 운동신경 세포질에서 합성되어 운동신경세포의 말단 부분인 축삭종말 부위에 있는 작은 소포 내에 저장되어 있다. 신경자극이 축삭종말 부위에 도달하게 되면, 아세틸콜린이 신경근연접부의 시냅스를 가로질러 확산되어 연결된 근섬유의 세포막에 있는 수용체(receptor)와 결합하면서 근수축을 일으키게 된다. 아세틸콜린이 근세포막 수용체에 결합하면서 발생한 전기적 신호는 근세포막을 따라 T세관을 통해 근세포질 내부로 들어가 근세포질세망을 자극하여 칼슘이온(Ca^{2+})을 방출하게 된다. 이로써 근섬유 내의 마이오신과 액틴의 결합에 의한 본격적인 근수축 과정이 시작되게 된다. 만약 신경자극이 멈추게 되면 신경근연접에 대기하고 있는 아세틸콜린 분해 효소인 아세틸콜린에스테라아제(acetylcholinesterase)에 의해 빠르게 분해되게 되어 더 이상의 근수축은 일어나지 않는다.

(3) 마이오신과 액틴의 결합

신경계의 전기적 신호에 따라 근세포질세망에서 칼슘이온(Ca^{2+})이 방출되고, 액틴에 붙어 있는 트로포닌과 결합하게 된다. 칼슘이온(Ca^{2+})과 결합한 트로포닌은 마이오신과 액틴의 결합을 가로막고 있는 트로포마이오신의 위치를 이동시켜, 액틴을 느슨하게 풀어줌으로써 액틴 상에 있는 마이오신과의 결합부위를 노출시키게 된다. 이로써 근수축은 시작된다.

노출된 액틴 결합부위가 마이오신의 연결교(cross bridge) 끝 부분의 마이오신 머리와 결합하여 교차결합(cross bridge binding)을 형성한다. 교차결합을 형성한 연결교는 선회하여 휘어지면서 액틴을 잡아당기게 된다. 이때 마이오신에서는 ATP가 ADP와 인산(P)으로 분해되면서 에너지가 방출되는데, 이 에너지가 액틴을 잡아당기는데 사용된다.

ADP와 인산의 분해로 생긴 에너지로 액틴을 끌어당긴 후, 마이오신은 새로운 ATP와 다시 결합하여 액틴으로부터 마이오신 머리를 떨어지게 한다. 이후 새롭게 결합한 ATP가 다시 ADP와 인산으로 분해되면서 발생한 에너지에 의해 마이오신 연결교가 원래 상태로 돌아가게 된다. 신경 자극이 끝나지 않는 한, 즉 근섬유에 ATP와 칼슘이온이 존재하는 한 근수축 주기는 계속된다.

그러나 더 이상의 자극이 없게 되면, 아세틸콜린에스테라아제가 아세틸콜린을 분해하여 수축은 끝나게 되고 트로포닌과 결합해 있던 칼슘이온(Ca^{2+})이 빠져나와 근세포질세망으로 다시 재흡수(능동수송)된다. 마이오신과 결합하도록 액틴을 노출시킨 트로포마이오신과 트로포닌도 다시 원래 위치로 돌아가, 마이오신 머리와의 결합을 차단하게 된다. 근섬유가 아세틸콜린에 의해 다시 자극될 때까지 이완된 채로 있게 된다.

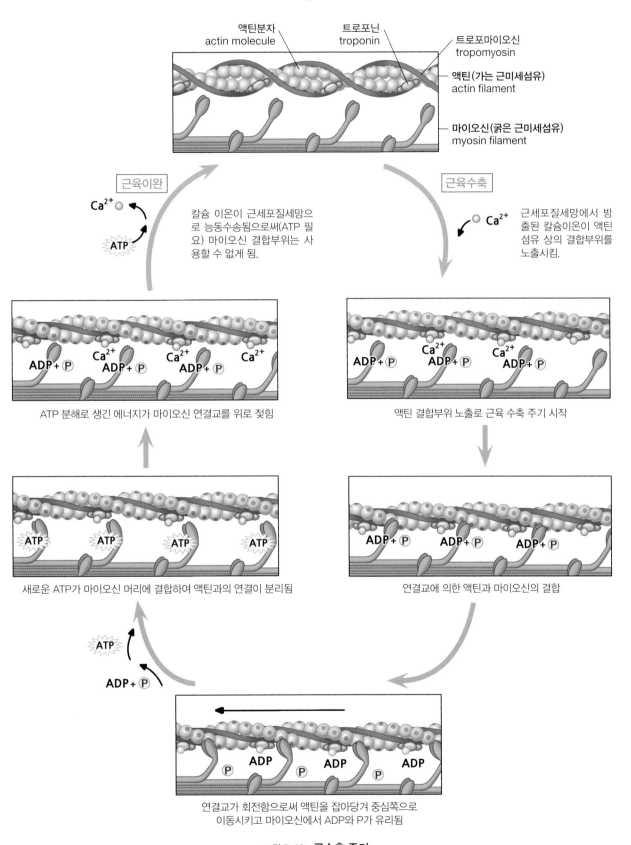

액틴분자
actin molecule

트로포닌
troponin

트로포마이오신
tropomyosin

액틴(가는 근미세섬유)
actin filament

마이오신(굵은 근미세섬유)
myosin filament

근육이완

Ca²⁺

ATP

칼슘 이온이 근세포질세망으로 능동수송됨으로써(ATP 필요) 마이오신 결합부위는 사용할 수 없게 됨.

근육수축

Ca²⁺

근세포질세망에서 방출된 칼슘이온이 액틴섬유 상의 결합부위를 노출시킴.

ADP+℗   Ca²⁺   Ca²⁺   Ca²⁺
ADP+℗   ADP+℗

ADP+℗   Ca²⁺   Ca²⁺
ADP+℗   ADP+℗

ATP 분해로 생긴 에너지가 마이오신 연결교를 위로 젖힘

액틴 결합부위 노출로 근육 수축 주기 시작

ATP   ATP   ATP   ATP

ADP+℗   ADP+℗   ADP+℗

새로운 ATP가 마이오신 머리에 결합하여 액틴과의 연결이 분리됨

연결교에 의한 액틴과 마이오신의 결합

ATP

ADP+℗

℗   ADP   ℗   ADP   ADP
℗

연결교가 회전함으로써 액틴을 잡아당겨 중심쪽으로 이동시키고 마이오신에서 ADP와 P가 유리됨

그림 5-10 근수축 주기

골격근 수축 및 이완의 주요 과정

근섬유 수축

❶ 신경자극이 운동신경세포의 축삭을 따라 전도

❷ 운동신경세포의 축삭종말에서 아세틸콜린 방출

❸ 아세틸콜린이 근세포막의 아세틸콜린 수용체에 결합하여 전기신호 전달

❹ 근세포막을 따라 온 전기신호는 T세관을 따라 근섬유 심부까지 전도

❺ 전기신호가 근세포질세망에 도착한 후 칼슘통로가 열림

❻ 근세포질세망에서 근세포질로 칼슘이온(Ca^{2+})이 방출(확산)되어 트로포닌 분자와 결합

❼ 트로포마이오신 분자의 위치 이동으로 가려져 있던 액틴의 특정 결합부위 노출

❽ 액틴과 마이오신 머리가 교차결합 형성

❾ 마이오신 연결교에 의해 액틴이 근절의 중앙 부위로 잡아당겨짐

❿ 근수축이 일어나 근섬유가 짧아짐

근섬유 이완

❶ 아세틸콜린에스테라아제에 의해 아세틸콜린이 분해되면, 근섬유막 자극이 종료됨

❷ 칼슘이온(Ca^{2+})이 근형질세망으로 능동수송됨

❸ ATP(분해되지 않은 상태)가 액틴과 마이오신 간의 결합을 끊음

❹ ATP가 분해되어 연결교를 위로 젖혀 다시 바로 세움

❺ 트로포닌과 트로포마이오신 분자가 마이오신과 액틴의 결합 부위 차단

❻ 근섬유는 다시 자극될 때까지 이완 상태 유지

(4) 근수축의 종류

인체가 자세를 취하거나 움직일 수 있는 것은 근육이 수축함으로써 일어난다. 근육은 자극을 가하면 수축하는데, 이러한 근수축은 일정한 강도 이상의 자극에 의해서만 발생한다. 일상생활에서 일어나는 일반적인 수축의 종류는 다음과 같다.

1) 등척성 수축(isometric contraction)

정적 수축이라고도 하며, 이는 근섬유 길이의 변화 없이, 즉 관절 각도의 변화 없이 일어나는 수축을 말한다. 즉 근육은 자극을 받아 수축 장력이 발생하는데, 물체가 움직이지 않기 때문에 근육의 단축은 일어나지 않는다. 예를 들어 부동자세로 서 있거나, 양손으로 벽을 밀거나, 양손으로 무거운 상자를 운반하거나, 역기를 들어 올린 상태를 유지할 때 등의 수축을 말한다.

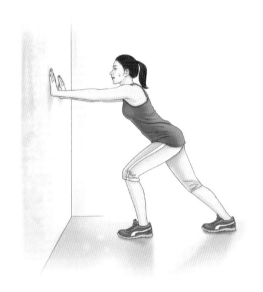 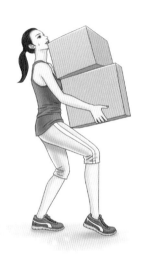

그림 5-11 등척성 수축

2) 등장성 수축(isotonic contraction)

동적 수축이라고도 하며, 이는 근섬유의 길이가 짧아지는, 즉 관절 각도가 변화하면서 일어나는 수축을 말한다. 움직임을 수반하는 신체 동작에 있어서의 일반적인 근 수축을 말하는 것으로 가장 일반적인 수축이다. 예를 들어 걷고 달리거나, 무릎을 굽히거나 팔을 구부려 물건을 들어 올리거나 할 때 등의 수축을 말한다. 등장성 수축의 종류에는 단축성 수축과 신장성 수축이 있다.

● **단축성 수축(concentric contraction)**

구심성 수축으로 근육의 길이가 짧아지면서 장력이 발생하는 경우로 예를 들어 운동 시 덤벨(아령)을 들어 올릴 때 일어나는 수축 등을 말한다.

● **신장성 수축(eccentric contraction)**

원심성 수축으로 근육의 길이가 길어지면서 장력이 발생하는 경우로 예를 들어 운동 시 들어 올렸던 덤벨(아령)을 다시 천천히 내릴 때처럼 근육이 길어지는 것을 버티며 장력을 내는 경우 등이다.

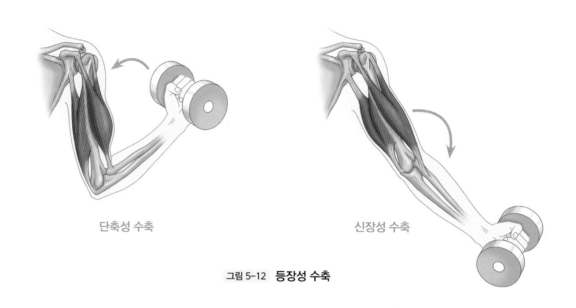

단축성 수축   신장성 수축

그림 5-12   **등장성 수축**

(5) 근육운동의 주요 용어

근육의 움직임은 각 근육들이 연결된 관절의 형태와 그 관절 양쪽에 근육이 부착된 상태에 따라 결정된다.

근육의 기시부(이는곳 , point of origin)는 근수축 시 고정점(fixed point), 즉 움직이지 않는 뼈에 붙어있는 근육의 끝부분으로 몸의 중심부와 가까운 곳에 위치한다. 정지부(닿는곳, point of insertion)는 근수축 시 동점(mobile point), 움직이는 뼈에 붙어 있는 근육의 끝부분으로 몸의 중심부와 먼 곳에 위치한다. 이들은 관절을 사이에 두고 각각 다른 뼈에 위치한다. 하나의 작용을 하는 골격근은 각각의 기시부와 정지부를 가지며 수축과 이완을 할 수 있다. 그러나, 근육의 종류에 따라 기시부와 정지부를 두 개 이상 가지기도 한다. 예를 들어 흉쇄유돌근은 흉골과 쇄골이 기시부이며, 유양돌기가 정지부이다. 또한, 상완이두근, 상완삼두근, 대퇴사두근은 각각 기시부의 개수에 따라 명칭이 붙여진 것이다.

운동을 일으키는 근육을 주동근(작용근, agonist)이라 하며, 수축하여 주동근을 돕는 근육을 협동근(synergists)이라 한다. 길항근(antagonists)은 이완되는 근육으로 주동근과 반대 작용을 한다. 근육의 움직임은 일반적으로 이 모든 근육이 함께 작용하여야 일어나지만, 간혹 두 근육 사이의 관계가 변하기도 한다. 예를 들어, 대흉근과 광배근은 상체를 굽히고 펼 때는 길항근의 관계이지만, 어깨를 회전시킬 때는 협동근의 관계이다. 따라서 한 근육의 역할은 특정한 움직임의 상태에서 알 수 있다.

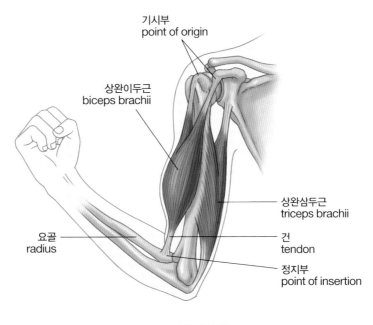

그림 5-13 근육의 부착점

● 근육운동의 주요 용어   [표 5-2]

명 칭	설 명
기시부/이는곳	움직이지 않는 뼈에 붙어있는 근육의 끝 부분, 몸의 중심에서 가까운 곳
정지부/닿는곳	움직이는 뼈에 붙어 있는 근육의 끝 부분, 몸의 중심에서 먼 곳
주동근/작용근	운동을 일으키는 근육, 수축되는 근육
협동근	주동근을 보조하는 근육, 수축되는 근육
길항근	주동근의 반대근육, 이완되는 근육

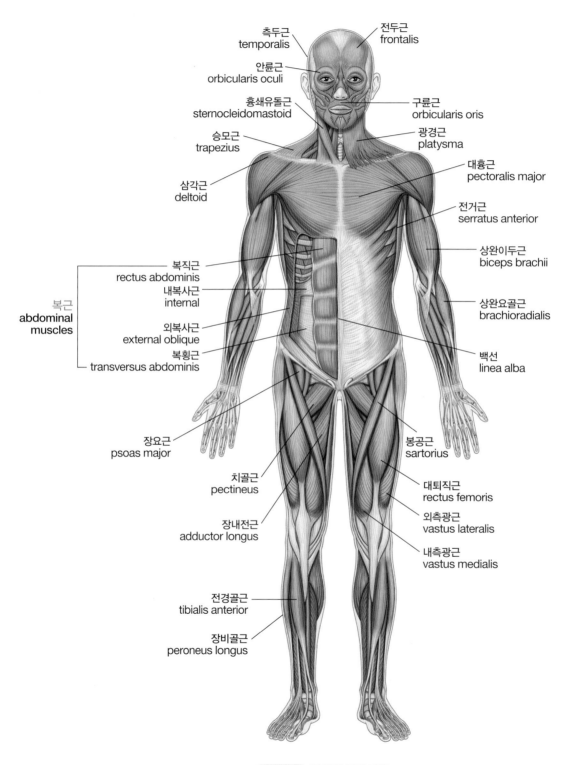

그림 5-14 인체의 근육 전면

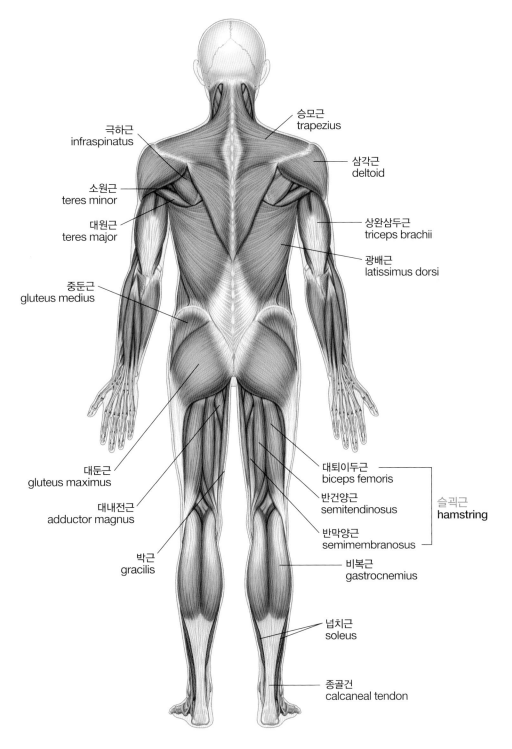

극하근
infraspinatus

승모근
trapezius

삼각근
deltoid

소원근
teres minor

대원근
teres major

상완삼두근
triceps brachii

광배근
latissimus dorsi

중둔근
gluteus medius

대둔근
gluteus maximus

대퇴이두근
biceps femoris

반건양근
semitendinosus

슬곡근
hamstring

대내전근
adductor magnus

반막양근
semimembranosus

박근
gracilis

비복근
gastrocnemius

넙치근
soleus

종골건
calcaneal tendon

그림 5-15 **인체의 근육 후면**

(1) 머리와 목근육

얼굴 부위의 안면근(facial muscles)은 피부와 연결되어 복잡한 움직임을 통해 얼굴의 표정을 만든다. 목의 근육인 광경근(platysma)은 목 부위 전역에 퍼져있는 얇고 광범위한 넓은 목근으로 목에 주름을 만들게 하며 흉쇄유돌근(sternocleidomastoid)은 흉골(sternum)과 쇄골(clavicle)에서 귀 뒤쪽까지 뻗은 것으로 머리를 회전할 수 있게 한다. 저작 작용을 하는 근육은 교근(masseter), 내측익상근(medial pterygoid muscle), 외측익상근(lateral pterygoid muscle), 측두근(temporalis)이 작용한다. 눈썹을 올리거나 미간(glabella)에 주름을 만드는 전두근(frontalis), 눈주위의 눈을 감게 하는 안륜근(orbicularis oculi), 입을 벌리거나 내밀게 하는 구륜근(orbicularis oris)등이 있다.

● **머리와 목근육의 종류** [표 5-3]

명칭		기시	종지	작용
두개골근	전두근/이마근	눈썹의 피부	뒤통수뼈	눈썹을 올림. 이마의 주름 형성
	후두근/뒤통수근	후두골 후부	모상건막	두피를 뒤로 잡아당김
측두두정근/관자마루근		모상건막	이개연골	두피를 긴장시키고, 바깥 귀를 움직이게 함
안륜근/눈둘레근		전두골, 상악골	안검	눈을 감게 함
상안검거근/눈꺼풀올림근		안와부위	위쪽눈꺼풀	눈을 뜨게 함
추미근/눈썹주름근		미궁내측	눈썹부위 피부	눈썹을 안쪽으로 모아 찡그리게 함
구륜근/입둘레근		입 주변 근육	입 주변 근육	입술을 오므리게 함. 키스근육
협근/볼근		상악골, 하악골	구륜근	볼에 압박이 필요한 동작에 사용. 휘파람불기등
비근/코근		비골과 바깥측 비연골 부위	미간부 피부	비근부위의 주름형성
대관골근/큰광대근		관골궁	입꼬리주변의 근육과 피부	입꼬리를 당겨 웃는 표정을 짓게 함
소관골근/작은광대근		관골궁	윗입술 주변의 피부와 근육	윗입술을 위로 올려 부정적인 표정 짓게 함
상순거근/윗입술올림근		하안와연 내측	윗입술 내측부	윗입술의 외측을 위로 당겨 싫은 표정 만듦
상순비익근/윗입술콧망울올림근		상악골 전두돌기	윗입술, 콧망울	윗입술과 콧망울을 들어 올림
소근/입꼬리당김근		교근, 광경근의 근막	구각의 피부	구각을 바깥으로 당겨 미소 짓게 함
구각하체근/입꼬리내림근		하악골하연	구각	입꼬리를 아래로 당겨 슬픈 표정 만듦
하순하체근/아랫입술내림근		하악골	아랫입술	아랫입술을 앞으로 삐죽 내밀게 함
교근/깨물근		관골궁	하악골	아래턱뼈를 위로 당김
측두근/관자근		측두골 부위	하악골	아래턱뼈를 위로 당김
내측익돌근/안쪽날개근		접형골 익상돌기	하악각 내면	아래턱 뼈를 위로 당겨 입을 닫거나 옆으로 움직이게 함
외측익돌근/가쪽날개근		접형골 익상돌기	하악골 관절돌기	입을 벌리거나, 아래턱 뼈 내밈 또는 옆으로 움직이게 함.
흉쇄유돌근/목빗근		흉골, 쇄골	유양돌기	머리와 목을 돌리고 굽힘
광경근/넓은목근		흉부의 근막	하악의 입주변	입꼬리를 아래로 당김
후두근/뒤통수근		후두골	모상건막	두피의 주름을 형성

* ▨▨ 부분은 심층부에 위치한 근육으로 그림에는 나타나지 않음.

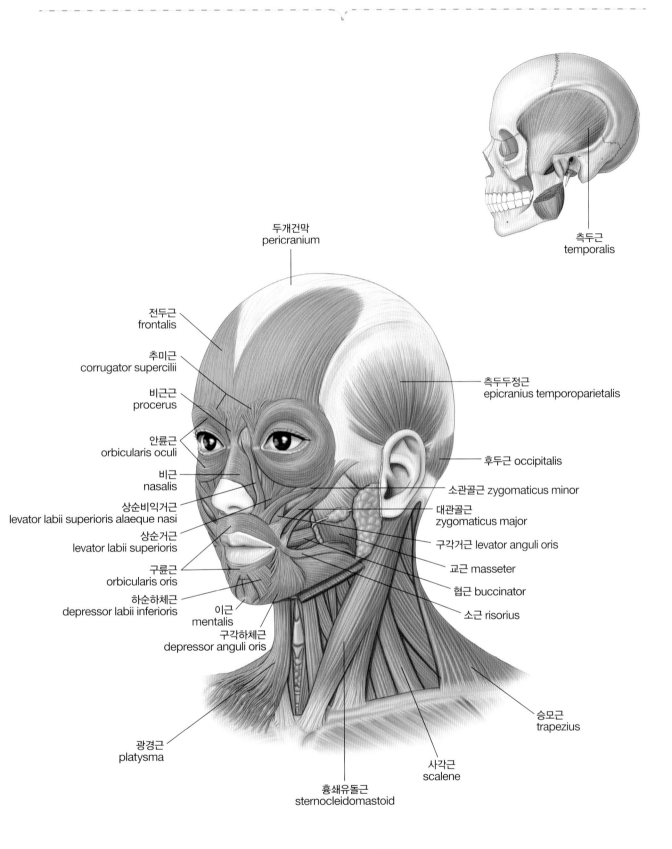

측두근
temporalis

두개건막
pericranium

전두근
frontalis

추미근
corrugator supercilii

비근근
procerus

안륜근
orbicularis oculi

비근
nasalis

상순비익거근
levator labii superioris alaeque nasi

상순거근
levator labii superioris

구륜근
orbicularis oris

하순하체근
depressor labii inferioris

이근
mentalis

구각하체근
depressor anguli oris

광경근
platysma

흉쇄유돌근
sternocleidomastoid

측두두정근
epicranius temporoparietalis

후두근 occipitalis

소관골근 zygomaticus minor

대관골근
zygomaticus major

구각거근 levator anguli oris

교근 masseter

협근 buccinator

소근 risorius

승모근
trapezius

사각근
scalene

그림 5-16 **머리와 목근육의 종류**

(2) 흉부근육

호흡근육을 담당하는 근육은 내늑간근(internal intercostalis), 외늑간근(external intercostalis)은 늑골(갈비뼈, rib)사이에 있는 근육으로 흉강(가슴우리, thoracic cage)을 넓히고 조이는 작용을 한다. 횡격막(diaphragm)은 복강(abdominal cavity)과 흉강을 분리하는 반구형 모양의 근육으로 흡기근육이다. 가슴부위의 가장 큰 근육은 대흉근(pectoralis major)으로 삼각근과 더불어 어깨를 움직인다. 삼각근(deltoid muscle)은 팔을 올릴 때 사용하며 대흉근은 가슴을 앞으로 끌어당길 때 사용한다.

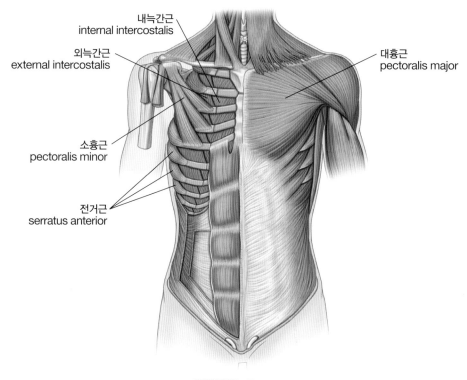

그림 5-17 흉부근육

● 흉부근육의 종류 [표 5-4]

근육명	기시	정지	작용
대흉근/큰가슴근	제1~6 늑연골	상완골	위팔을 굽히고 모으고 내측으로 돌림(굴곡, 내전, 회전)
소흉근/작은가슴근	제1늑골의 상연(흉골단)	쇄골하연	견갑골을 앞과 뒤로 당기거나 늑골을 들어올림
전거근/앞톱니근	제1~8 늑골 외연	견갑골의 척주면	견갑골을 앞쪽 아래로 당김
내늑간근/속갈비사이근	늑골의 상연	바로 위쪽 늑골 하연	늑골을 아래로 내림
외늑간근/바깥갈비사이근	제1~11 늑골의 하연	바로 아래쪽 늑골 상연	늑골을 위로 올림

(3) 복부근육

복부는 가슴이나 골반 부위와는 달리 뼈로 보호받지 못하는 부위이다. 따라서 복부를 구성하는 4층의 근육은 서로 다른 방향으로 배열되어 복부 장기를 보다 강하고 안전하게 보호할 수 있게 한다. 또한 복부의 근수축 시, 척추의 굴곡과 회전이 가능하며, 복부 장기를 압박하여 배뇨, 배변, 분만 등의 기능을 수행한다.

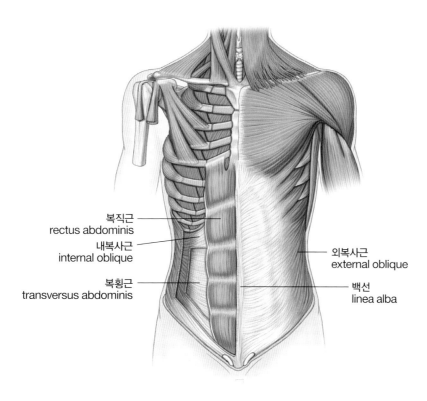

복직근
rectus abdominis

내복사근
internal oblique

복횡근
transversus abdominis

외복사근
external oblique

백선
linea alba

그림 5-18 복부근육

● 복부근육의 종류   [표 5-5]

근육명	기시	종지	작용
외복사근/배속빗근	제5~12늑연골	백선, 서혜인대	복벽의 긴장, 복강 압박
내복사근/배속빗근	서혜인대, 장골능	제10~12늑골내 백선	복벽의 긴장, 복강 압박
복횡근/배가로근	제12늑연골, 장골능	백선	복벽의 긴장, 복강 압박
복직근/배곧은근	제5~7늑연골	치골결합	척추의 굽힘

(4) 등근육

등근육은 배근이라 하며, 등쪽의 근육으로 상지를 연결하고 심배근(deep muscles of back)과 후두골(occipital bone), 제 2경추를 연결한다. 승모근은 후두부에서 어깨와 등에 걸쳐져 있으며, 삼각형의 근육으로 견갑골(어깨뼈, scapula)을 회전시키거나 목을 움직일 때 사용한다.

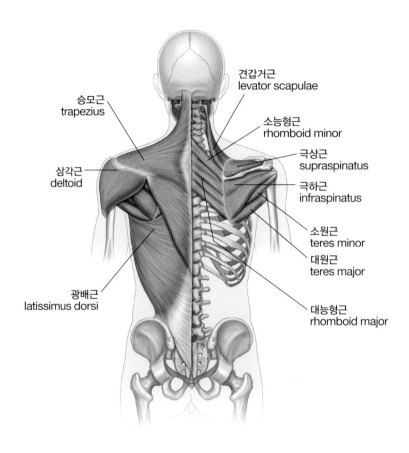

그림 5-19　등근육

● 등근육의 종류　　　　　　　　　　　　　　　　　　　　　　　　　　　　　　　　　　　　　[표 5-6]

근육명	기시	종지	작용
승모근/등세모근	후두, 경추, 흉추	견갑극, 쇄골	머리를 들고 돌림
광배근/넓은등근	흉추, 요추, 장골	상완골	팔을 뒷면 안쪽으로 움직이게 함
능형근/마름근	경추, 흉추	견갑내측	어깨를 들어올림
견갑거근/어깨올림근	경추	견갑상각	어깨를 들어올림

(5) 팔근육

1) 상완근(upper arm muscle)

상완근은 주로 전완, 즉 아래팔을 움직이는 작용을 한다. 어깨와 상완을 형성하는 근육으로 위쪽 팔 앞부분에 두 갈래의 상완이두근(위팔두갈래근, biceps brachii)과 위팔의 뒤를 전체적으로 덮고 앞으로 뻗어있는 상완삼두근 (위팔세갈래근, triceps brachii), 어깨부분을 삼각형 형태로 덮고 있는 삼각근(어깨세모근, deltoid)이 있다.

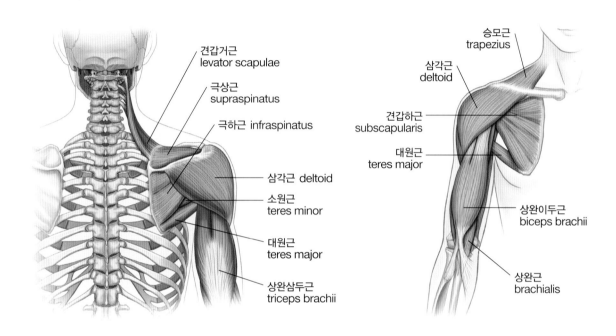

그림 5-20 **어깨와 상완의 근육**

● **상완근의 종류** [표 5-7]

근육명	기시	종지	작용
삼각근/어깨세모근	쇄골의 견봉단, 견봉, 견갑극	상완의 삼각근	위팔을 벌림
상완이두근/위팔두갈래근	견갑골의 상결절, 오훼돌기	요골	팔꿈치에서 아래팔을 굽힘
상완삼두근/위팔세갈래근	견갑골의 하결절, 상완의 뒷면 외측, 상완의 뒷면 내측	팔꿈치	팔꿈치에서 아래팔을 폄
상완근/위팔근	상완골 앞면	척골	팔꿈치에서 아래팔을 굽힘
상완요골근/위팔노근	상완골 측면	요골	팔꿈치에서 아래팔을 굽힘

*상완요골근의 경우, 위치는 전완 부위에 있으나 상완골의 기능을 한다.

2) 전완근(under arm muscle)

전완, 즉 아래팔에 위치한 많은 근육들이 주로 손을 움직이는 작용을 한다. 이 부위의 근육들은 상완골(위팔뼈, humerus) 하부와 요골(노뼈, radius) 및 척골(자뼈, ulna)에서 기시해서 손바닥면에서 종지한다. 손목을 굽히는 근육으로는 요측수근굴근(flexor carpi radialis), 척측수근굴근(flexor carpi ulnaris)등이 있고, 손목을 펴는 근육으로는 상완요골근(brachioradialis)과 장요수근신근(extensor carpi radialis longus) 등이 있다.

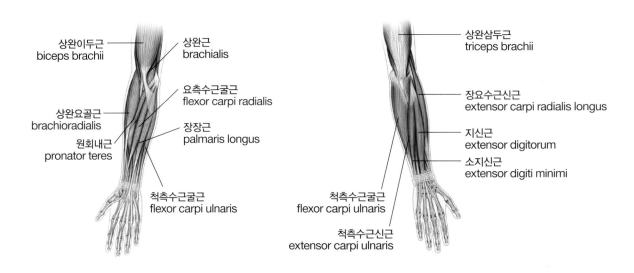

상완이두근
biceps brachii

상완근
brachialis

요측수근굴근
flexor carpi radialis

상완요골근
brachioradialis

장장근
palmaris longus

원회내근
pronator teres

척측수근굴근
flexor carpi ulnaris

상완삼두근
triceps brachii

장요수근신근
extensor carpi radialis longus

지신근
extensor digitorum

소지신근
extensor digiti minimi

척측수근굴근
flexor carpi ulnaris

척측수근신근
extensor carpi ulnaris

그림 5-21 전완근의 전면과 후면

● 전완근의 종류
[표 5-8]

근육명칭	기시	종지	작용
요측수근굴근/노쪽손목굽힘근	내측 상완골두	둘째, 셋째 중수골 바닥면	손목을 굽히고 벌림
척측수근굴근/자쪽손목굽힘근		수근골, 중수골	손목을 굽히고 모음
장장근/긴손바닥근		손바닥 근막	손목을 굽힘
심수지굴근/깊은손가락굽힘근	척골 앞면	둘째~다섯째 손가락뼈 끝부분	손가락을 굽힘
장요수근신근/긴노쪽손목폄근	상완골 하부	둘째 중수골 바닥면	손목을 펴고 손을 벌림
단요수근신근/짧은노쪽손목폄근	외측 상완골두	둘째, 셋째 중수골 바닥면	손목을 펴고 손을 벌림
척측수근신근/자쪽손목폄근		다섯째 중수골 바닥면	손목을 펴고 모음
지신근/손가락폄근		둘째~다섯째 손가락뼈 뒷면	손가락을 폄

(6) 둔부근육(hip muscle)

둔근은 대퇴(넓적다리, thigh)를 바깥으로 돌려주고 옆으로 들어 올려준다. 대둔근(gluteus maximus)은 인체에서 가장 큰 근육이며 앉을 때 신체를 받쳐주며, 고관절(hip joint)과 슬관절(knee joint)을 움직인다. 중둔근(gluteus medius)은 주사를 맞는 부위이며, 소둔근(gluteus minimus)은 중둔근보다 안쪽에 위치한다.

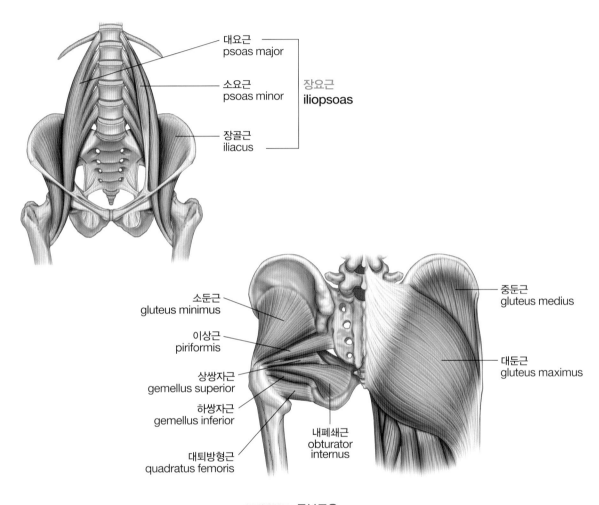

그림 5-22 둔부근육

● **둔부근육의 종류**   [표 5-9]

근육명	기시	종지	작용
장요근/엉덩허리근	장장골와, 요추의 횡돌기	대퇴골 소전자	대퇴를 굽히고, 바깥쪽으로 돌림
대둔근/큰볼기근	장골능 후면	대퇴골 뒷면	대퇴를 펴고, 안쪽으로 돌림
중둔근/중간볼기근	장골능 후면 외측	대퇴골 대전자	대퇴를 벌리고, 안쪽으로 돌림
소둔근/작은볼기근	장골능 후면 외측	대퇴골 소전자	대퇴를 벌리고, 안쪽으로 돌림

(7) 다리근육

1) 대퇴 내측근

대퇴부 내측에 위치한 근육들로 다리를 안쪽으로 모으는데 가장 많이 작용한다. 치골근(pectineus), 장내전근(adductor longus), 단내전근(adductor brevis), 대내전근(adductor magnus) 등으로 구성되며, 대퇴부위의 두께와 가장 관련 있는 근육이다. 박근(gracilis)은 다리에서 가장 가는 근육이다.

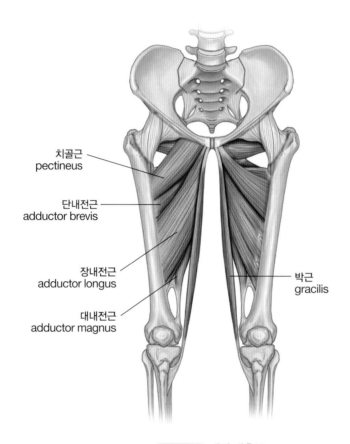

그림 5-23   대퇴 내측근

● 대퇴 내측근의 종류 [표 5-10]

근육명	기시	종지	작용
치골근/두덩근	치골	대퇴골 뒷면	대퇴를 모음
장내전근/긴모음근	치골	대퇴골 뒷면	대퇴를 모으고 굽히고 바깥쪽으로 돌림
단내전근/짧은모음근	치골	대퇴골 뒷면	대퇴를 모으고 굽히고 바깥쪽으로 돌림
대내전근/큰모음근	치골	대퇴골 뒷면	대퇴를 모으고 펴고 바깥쪽으로 돌림
박근/두덩정강근	치골	경골 안쪽	대퇴를 모으고 굽히고 안쪽으로 돌림

2) 대퇴 전면근

대퇴부 전면에 위치한 근육들로 대퇴사두근(quadriceps femoris)은 대퇴직근(rectus femoris), 내측광근(vastus medialis), 중간광근(vastus intermedialis), 외측광근(vastus lateralis)으로 구성된다. 인체에서 가장 큰 근육이며 대퇴를 굴곡시키며 하퇴를 신전시킨다. 봉공근(sartorius)은 인체에서 가장 긴 근육으로 다리를 꼬아 앉을 때 가장 많은 피로도를 느끼는 근육이다.

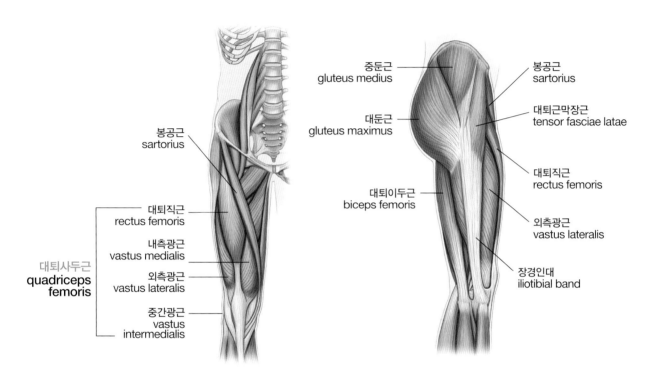

그림 5-24 대퇴 전면근

● 대퇴 전면근의 종류   [표 5-11]

근육명		기시	종지	작용
대퇴사두근/ 넙다리네갈래근	대퇴직근/넙다리곧은근	하전장골극	경골조면	무릎에서 다리를 폄
	내측광근/안쪽넓은근	대퇴골의 대전자 아래		
	중간광근/중간넓은근	대퇴골의 전면 상부		
	외측광근/가쪽넓은근	대퇴골의 대전자		
봉공근/넙다리빗근		상전장골극	경골 안쪽	대퇴를 굽히고 펴며 바깥쪽으로 돌림, 하퇴를 굽힘

3) 대퇴 후면근

대퇴부 후면에 위치한 근육으로 주로 다리를 펴고 굽히는 작용을 한다. 대퇴이두근(넙다리두갈래근, biceps femoris)은 기시부가 두 개이며 반건양근(반힘줄근, semitendinosus)과 반막양근(반막근, semimembranosus)은 고관절의 신전과 대퇴의 내전, 슬관절의 굴곡과 내측 회전을 담당한다.

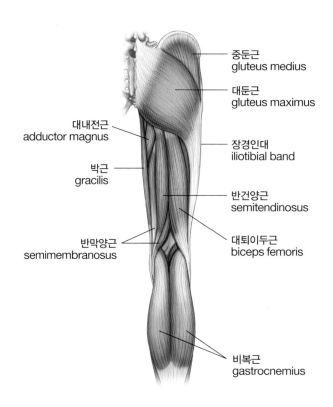

그림 5-25 대퇴 후면근

● 대퇴 후면근의 종류   [표 5-12]

근육명		기시	종지	작용
슬괵근/넙다리뒤근	대퇴이두근/넙다리두갈래근	대퇴골 좌골조면	비골두, 경골 외측과	대퇴를 폄. 하퇴를 굽히고 바깥쪽으로 돌림
	반건양근/반힘줄근	좌골조면	경골 상부 안쪽	
	반막양근/반막근		경골 내측과	대퇴를 폄. 하퇴를 굽히고 안쪽으로 돌림

4) 하퇴 전면근

앞쪽 하퇴근으로 주로 발을 움직이는 근육들로 구성된다. 발을 발등쪽으로 굽히는 전경골근(앞정강근, tibialis anterior), 장비골근(긴종아리근, peroneus longus), 장지신근(긴발가락폄근, extensor digitorum longus) 등이 있으며, 발을 발바닥쪽으로 굽히는 비복근(장딴지근, gastrocnemius), 넙치근(가자미근, soleus muscle), 장지굴근(긴발가락 굽힘근, flexor digitorum longus muscle) 등이 있다.

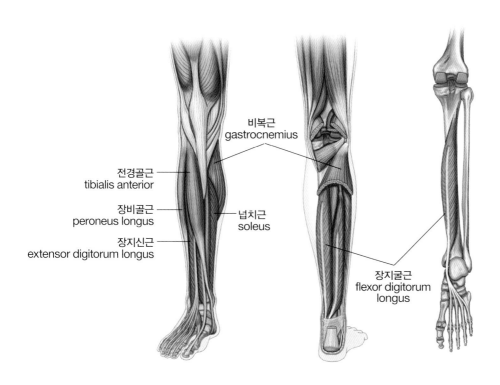

그림 5-26 하퇴 전면근

● 하퇴 전면근의 종류   [표 5-13]

근육명	기시	종지	작용
전경골근/앞정강근	경골두 외측	족근골, 첫번째 중족골	발을 위쪽으로 굽히고 안쪽으로 번짐
장비골근/긴종아리근	경골, 비골	족근골, 중족골	발을 아래쪽으로 굽히고 바깥쪽으로 번짐
장지신근/긴발가락폄근	경골두 외측, 비골 앞면	세번째 중족골	발을 위쪽으로 굽히고 안쪽으로 번짐. 발가락을 폄
장지굴근/긴발가락굽힘근	경골 뒷면	중족골	발을 위쪽으로 굽히고 안쪽으로 번짐. 발가락을 굽힘

5) 하퇴 후면근

하퇴 후면, 즉 무릎 아래 뒤쪽에 위치하며 넙치근(가자미근, soleus)과 비복근(장딴지근, gastrocnemius)은 발꿈치를 올리는 기능을 한다. 이곳에 붙어 있는 종골건(아킬레스건)은 보행운동에 필요한 가장 중요하며 인체에서 가장 큰 힘줄이다.

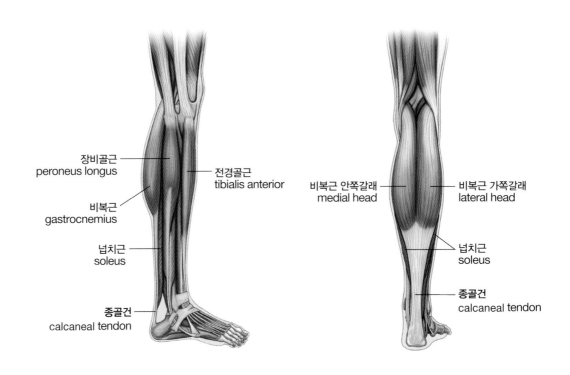

그림 5-27 하퇴 후면근

● 하퇴 후면근의 종류　　　　　　　　　　　　　　　　　　　　　　　　　　　　　　　　[표 5-14]

근육명	기시	종지	작용
넙치근/가자미근	경골과 비골의 골간	종골	발을 아래쪽을 굽힘
비복근/장딴지근	대퇴골	종골	

인체를 구성하는 기관 중 감정, 사고, 움직임 등 사람의 생명활동에 중심적 역할을 담당하는 기관은 뇌(brain)이며, 뇌에서 내려진 명령을 온몸으로 전달하거나 외부 정보를 뇌로 전달하는 것이 바로 신경(nerve)이다. 신경은 몸 안팎의 자극이나 상황을 파악하여 뇌에 전달하고, 뇌는 그에 대한 해결책을 신경세포를 통해 전신의 근육(muscle)에 전달하여 적절한 반응을 일으키게 한다. 신경세포가 외부에서 들어 온 자극정보를 뇌로 전달하거나 뇌에서 받은 명령을 전신에 전달하는 수단은 전기 충동에 의한 것으로써 그 속도는 무려 초속 120m정도로 매우 빠르다. 신경계는 뇌와 척수(spinal cord)를 포함한 중추신경계(central nervous system; CNS)와 이와 연결된 말초신경계(phripheral nervous system; PNS)로 분류된다.

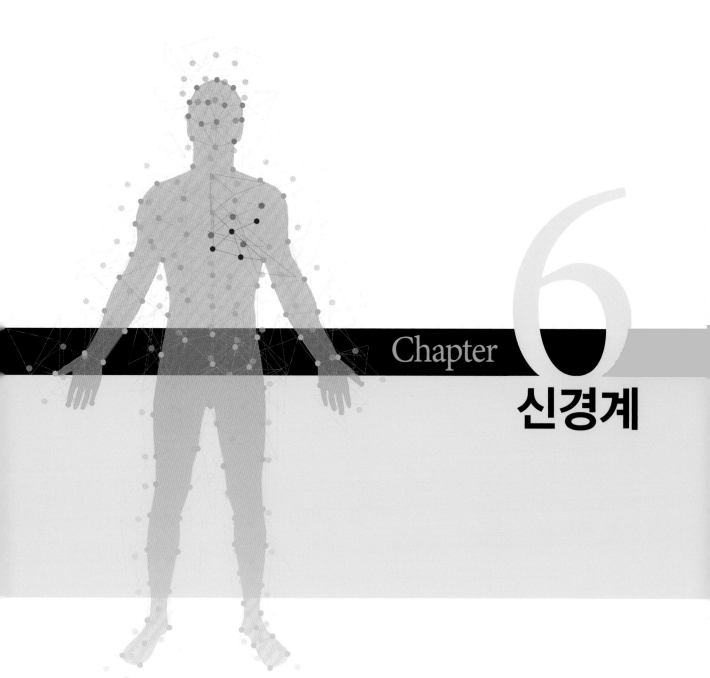

Chapter 6

신경계

1 중추신경계

신경계의 총사령관은 뇌와 척수이며, 이 두 가지를 중추신경계(central nervous system, CNS)라고 한다. 뇌는 두 개골(머리뼈, skull) 안에, 척수는 척주(vertebral column) 안에 있으며, 뇌와 척수는 서로 연결되어 있다. 원래 배아 시기에는 신경관(neural canal)이라고 하는 하나의 관이었으나, 배아(embryo)에서 태아(fetus)로 진화하는 과정에서 한 방향의 끝이 크게 부풀어서 뇌가 되고, 원래의 형태를 유지한 부분이 척수가 되었다.

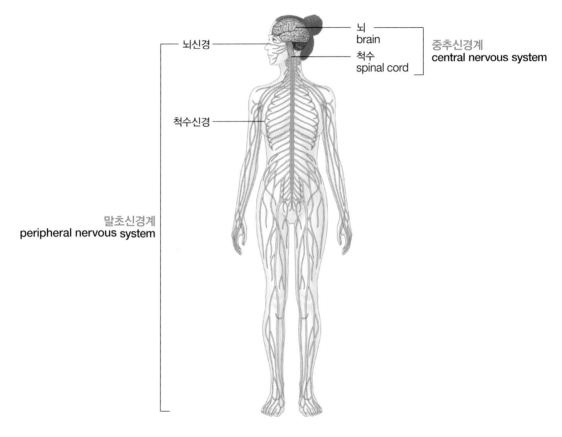

그림 6-1 신경계

● 신경계의 분류   [표 6-1]

분류		기능 및 부위	
중추신경계 (CNS)	뇌	대뇌, 간뇌, 소뇌, 뇌줄기(중뇌, 교뇌, 연수)	생각, 감정, 행동 조절
	척수	신경섬유다발	말초신경계의 신호를 뇌로 전달
말초신경계 (PNS)	체성신경계 (수의적)	뇌신경(12쌍)	운동 및 감각
		척수신경(31쌍)	운동 및 피부감각
	자율신경계 (불수의적)	교감신경계	대항회피 반응
		부교감신경계	안정소화 반응

(1) 뇌(brain)

뇌는 대뇌(cerebrum), 간뇌(사이뇌, diencephalon), 소뇌(cerebellum)와 뇌간(뇌줄기, brainstem)으로 구성되어 있으며, 특히 뇌간은 심장박동, 혈액순환, 호흡 등 생명기능의 중요한 역할을 한다.

구조		기능
대뇌		기억, 추리, 판단, 감정 등 정신 활동을 담당
간뇌/사이뇌	시상	체온, 혈당량, 삼투압을 조절하여 항상성을 유지
	시상하부	
소뇌		몸의 자세와 균형 유지
뇌간/뇌줄기	중뇌/중간뇌	안구의 운동, 홍채의 수축과 이완 조절
	교뇌/다리뇌	소뇌와 대뇌 사이의 정보전달을 중계, 호흡 조절
	연수/숨뇌	호흡 운동, 심장 박동, 소화 운동 조절

(2) 척수(spinal cord)

척수는 뇌간이 연속으로 척주 안에 위치하는 신경섬유(nerve fiber) 다발로 튜브와 같은 구조로 되어있다. 중추신경계의 기능은 의식과 모든 정신작용을 조절하고 시각, 후각, 미각, 촉각, 청각과 같은 오감(五感)의 자발적인 기능을 조절하여, 신체의 움직임과 얼굴의 표정과 같은 근육의 행동을 조절한다. 정신활동 및 생명유지와 깊게 관련된, 말 그대로 인체의 중추를 담당하는 곳이다. 중추신경계통은 매우 중요한 역할을 하는 반면, 아주 약해서 잘리거나 손상을 입으면 재생되지 않는다. 이 때문에 교통사고 등으로 척추를 다치게 되면 영원히 신경 마비가 되는 경우가 많다.

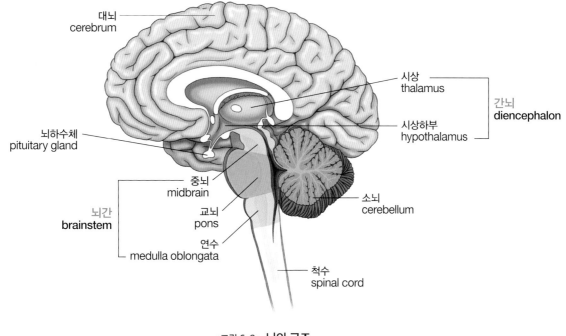

그림 6-2 **뇌의 구조**

말초신경계(peripheral nervous system; PNS)에는 중추신경계에서 뻗어 나와, 마치 우리 몸의 전화선과 같이 전신의 근육과 연결되는 운동신경(motor nerve), 감각기관과 연결되는 감각신경(sensory nerve), 내장과 연결되는 자율신경(autonomic nerve) 등이 있으며, 중추신경계로부터 지시를 받거나 전달하는 역할을 한다. 말초신경계는 뇌, 척수와 몸의 각 부분을 연결하는 정보의 연락망으로써, 크게 체성신경계(somatic nervous system)와 자율신경계(autonomic nervous system)로 구분된다.

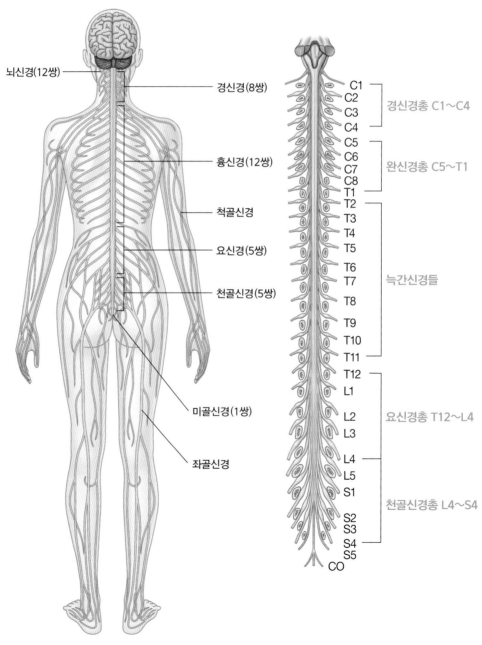

그림 6-3 **말초신경계**

(1) 체성신경계(somatic nervous system; SNS)

　체성신경은 자신의 의지대로 조절할 수 있는 수의적 신경으로, 뇌와 연결된 12쌍의 뇌신경(cranial nerve)과, 척수와 연결되어 척추 양 옆 좌우로 뻗어 나와 있는 31쌍의 척수신경으로 나뉜다. 그 역할에 따라 수신기능을 담당하는 감각신경(sensory nerve), 발신기능을 담당하는 운동신경(motor nerve)들로 구성된다.

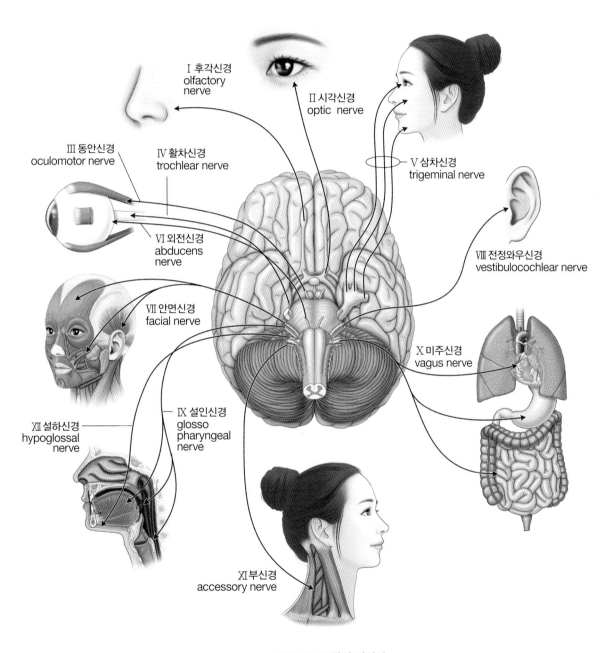

그림 6-4　**12쌍의 뇌신경**

	신경	기능
I	후각신경	후각 전달, 가장 짧은 신경
II	시각신경	시각 전달
III	동안신경	안구운동, 눈꺼풀올림 운동, 동공크기 변화(혼합)
IV	활차신경	안구운동(혼합)
V	삼차신경	안면, 두부앞면의 감각신경, 저작근의 지배(혼합)
VI	외전신경	안구운동(혼합)
VII	안면신경	얼굴표정, 타액과 눈물분비, 미각 등(혼합)
VIII	전정와우신경	청각과 평형감각
IX	설인신경	삼키기, 타액분비, 혈압의 반사조절(혼합)
X	미주신경	인두와 후두근 운동, 미각, 내장근육 특히 소화관 움직임 및 분비(혼합)
XI	부신경	동세모근과 목빗근 운동, 삼키기, 말하기(혼합)
XII	설하신경	말하기, 삼키기(혼합)

(2) 자율신경계(autonomic nervous system; ANS)

자율신경은 뇌에서 지령을 받지 않고, 독립적으로 작용하면서 모든 내장, 내분비선, 외분비선, 혈관 등의 기능을 통제하는 신경계이다. 자율신경은 인체의 생명유지 기능에 관여하며, 우리의 의지로 조절할 수 없는 불수의적 신경계이다. 예를 들면 손, 발은 의지대로 자유롭게 움직일 수 있어도 심장, 위장은 우리의 의지대로 움직이거나 조절할 수 없다. 호흡, 심박, 혈압, 체온, 발한, 배뇨, 배변 등도 의지대로 조절되지 않으며, 또한 잠을 자고 있는 동안에도 생명을 유지할 수 있는 것은 자율신경의 덕분이다. 자율신경계는 교감신경(sympathetic nerve)과 부교감신경(parasympathetic nerve)으로 나뉘어져 있고 거의 같은 기관에 분포되어 있어 서로 길항작용을 한다.

1) 교감신경(sympathetic nerve)

교감신경의 줄기는 척추에 위치하며, 척수신경과 연결되어 신경섬유(nerve fiber)를 흉부(chest)와 복부(배, abdomen)의 여러 장기로 보낸다. 교감신경은 호흡, 혈액순환, 소화, 내분비 작용과 같은 체내 기능을 주관하므로 매우 중요하다. 주된 작용은 체내의 기능을 조절하여 이들을 균형있게 잘 움직이도록 하는 것이다. 또 교감신경은 아드레날린(adrenalin) 등의 부신수질호르몬(adrenal medullary hormone)과 협조해서 활동적으로 체내의 물질대사를 높여, 긴급 시에 대처할 수 있는 '대항 또는 회피반응(fight or flight)' 신경으로 자주 비유된다.

2) 부교감신경(parasympathetic nerve)

부교감 신경의 줄기는 중뇌(중간뇌, midbrain), 연수 및 척수의 아래 부분에서 나와 역시 흉부와 복부의 장기에 분포하며, 교감신경과 서로 반대의 기능을 한다. 휴식적이고 동화작용(anabolism)만을 촉진해서 에너지를 축적하는 작용을 하며, 밤에 잠이 들 때 이 신경이 작용하게 된다. 따라서, '안정 및 소화 반응(resting or digesting)' 신경으로 자주 비유되기도 한다.

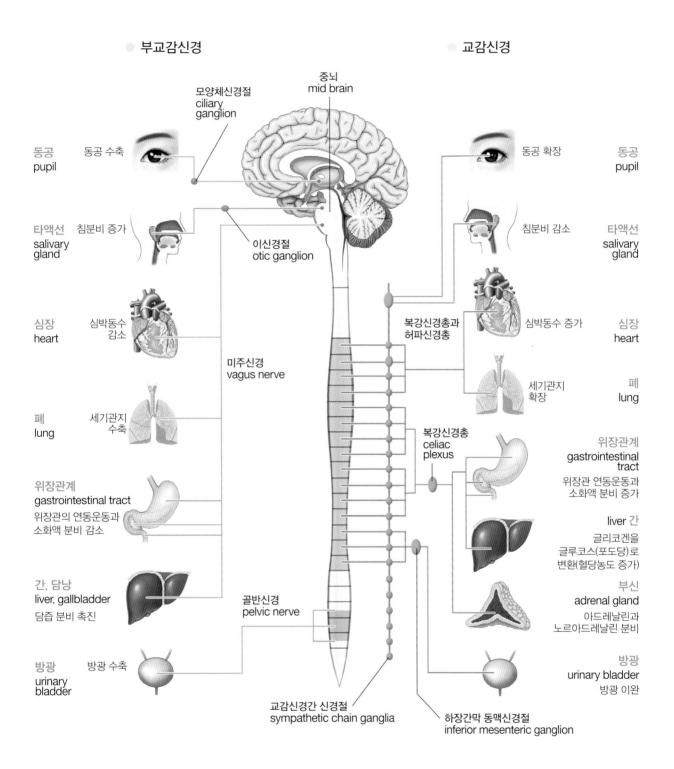

교감신경

모양체신경절
ciliary
ganglion

중뇌
mid brain

동공
pupil 　동공 수축

동공 확장　 동공
pupil

타액선
salivary
gland 　침분비 증가

이신경절
otic ganglion

침분비 감소　 타액선
salivary
gland

심장
heart 　심박동수
감소

미주신경
vagus nerve

복강신경총과
허파신경총

심박동수 증가　 심장
heart

폐
lung 　세기관지
수축

세기관지
확장　 폐
lung

복강신경총
celiac
plexus

위장관계
gastrointestinal tract
위장관의 연동운동과
소화액 분비 감소

위장관계
gastrointestinal
tract
위장관 연동운동과
소화액 분비 증가

간, 담낭
liver, gallbladder
담즙 분비 촉진

골반신경
pelvic nerve

liver 간
글리코겐을
글루코스(포도당)로
변환(혈당농도 증가)

부신
adrenal gland
아드레날린과
노르아드레날린 분비

방광
urinary
bladder 　방광 수축

교감신경간 신경절
sympathetic chain ganglia

하장간막 동맥신경절
inferior mesenteric ganglion

방광
urinary bladder
방광 이완

그림 6-5　교감신경과 부교감신경

3 신경계의 기능

신경계는 감각기능(sensory function), 통합기능(integrative function) 및 운동기능(motor function)의 3가지의 일반적 기능을 수행한다.

(1) 감각기능(sensory function)

감각신경은 인체 안팎의 정보를 수집하여 중추신경계로 전달한다. 예를 들면, 숲에서 호랑이를 만났을 때 눈의 시각세포들에 의해 호랑이를 인지하게 된다.

(2) 통합기능(integrative function)

중추신경계로 전달된 감각정보를 처리하고 분석하여 무엇을 어떻게 해야 할지를 판단한다. 예를 들면, 숲에서 만난 호랑이가 어떤 성향의 동물인지를 생각해 내며, 지금 이 호랑이가 아픈 상태인지 공격할 준비를 하는지 등을 신속하게 판단하고 그 다음 행동 계획을 세운다.

(3) 운동기능(motor function)

운동신경은 중추신경계통으로부터 인체의 선(glands)과 근육으로 정보를 운반하여 중추신경계가 만든 행동 계획을 실행한다. 예를 들어, 호랑이의 공격에 맞서 싸울 것인지 신속하게 도망을 갈 것인지를 결정하고, 이에 필요한 인체의 모든 골격근(skeletal muscle)들을 사용하여 행동에 옮긴다.

4 신경세포

신경세포(nerve cell)는 신경교세포(neuroglia cells)와 뉴런(neuron)이라고 하는 2가지 형태의 세포로 구성된다.

(1) 신경교세포(neuroglia cells)

뉴런은 신경교세포 없이는 존재할 수 없다. 신경교세포는 뉴런보다 훨씬 수도 많으며, 분열할 수 있다. 반면, 대부분의 뉴런은 분열할 수 없다. 신경교세포는 대부분 중추신경계통 내에 위치하며, 신경조직의 공간을 채우고, 뉴런을 지지, 보호, 분리, 양육하며 일반적으로 약하고 민감한 뉴런을 보호한다. 세포 종류에 따라서 식작용 (phagocytosis)에 관여하거나, 그 밖의 다른 세포들은 뇌척수액(cerebrospinal fluid)의 분비작용을 돕기도 한다. 그러나 신경교세포는 신경 자극을 전달하지는 않는다. 신경교세포의 종류와 기능은 각기 다양하며 다음과 같이 정리할 수 있다.

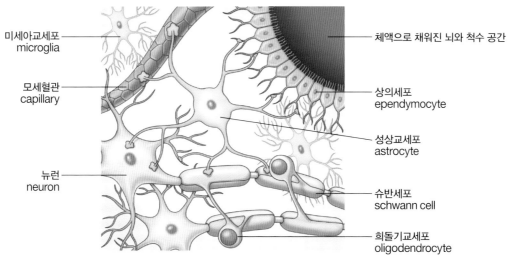

미세아교세포
microglia

모세혈관
capillary

뉴런
neuron

체액으로 채워진 뇌와 척수 공간

상의세포
ependymocyte

성상교세포
astrocyte

슈반세포
schwann cell

희돌기교세포
oligodendrocyte

그림 6-6　　신경교세포

● 신경교세포의 종류와 기능　　　　　　　　　　　　　　　　　　　　　　　　　　　[표 6-3]

종류	기능
성상교세포/별아교세포	뉴런과 모세혈관 사이에서 살아있는 혈액뇌장벽 역할 혈액내 독성물질의 중추신경계 유입을 막음, 신경성장인자 분비 (뉴런성장촉진, 시냅스 발달강화)
상의세포/뇌실막세포	중추신경계의 뇌의 안쪽 강에 위치(뇌척수액 형성)
희돌기교세포/희소돌기아교세포	중추신경계의 수초(myelin sheath) 형성
슈반세포/신경집세포	말초신경계의 수초(슈반초: 절단된 신경재생에 중요) 형성
위성세포	신경절이나 세포체 주위를 둘러 싸 쿠션 역할을 하며 세포보호

(2) 뉴런(neuron)

뉴런은 신체의 한 부위에서 다른 부위로 메시지를 전달하는 전기적 정보 전달에서 가장 중요한 역할을 하는 신경세포이다. 뉴런은 신경조직이 거대한 연락망으로 광범위하게 활동하는 것을 가능하게 한다. 뉴런은 신경교세포와 달리 유사분열을 하지 않아서 복제도 이루어지지 않으며, 손상 시 재생도 거의 불가능하다. 뉴런의 크기와 모양은 매우 다양하지만 공통적인 특징은 수상돌기(dendrites)와 세포체(cell body), 한 개의 축삭돌기(axon)로 구성된다.

1) 수상돌기(가지돌기, dendrites)

수상돌기는 전기 정보를 수집하여 세포체 방향으로 전도(conduction)하는 역할을 하며, 하나의 뉴런이 수많은 수상돌기를 가질 수도 있다.

2) 세포체(cell body)

세포체는 핵을 포함한 세포의 몸체로 세포의 생존에 필수적이며 수상돌기로부터 오는 수많은 정보를 받아서 분석하여 축삭쪽으로 보낼 정보를 결정한다.

3) 축삭(신경돌기, axon)

축삭은 길이가 길고 세포체로부터 받은 정보를 멀리 다른 세포로 전달시킨다. 축삭의 마지막 부분은 여러 개의 가지로 나눠지고, 그 끝을 축삭종말(axon terminal)이라 한다. 축삭종말 내에 여러 가지 화학적 신경전달 물질들이 저장되어 있다. 이 신경전달 물질과 함께 신경 정보는 축삭종말을 떠나 다른 세포로 이동하게 된다.

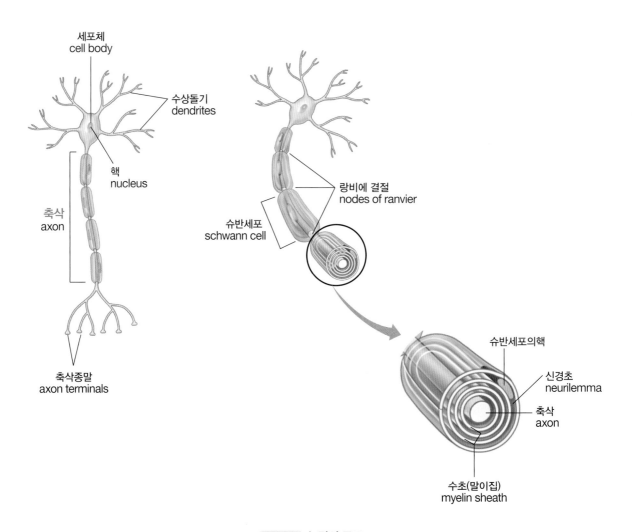

그림 6-7 뉴런의 구조

뉴런은 종류에 따라서 축삭 부분에 특이한 3가지 구조를 갖고 있다. 말초신경의 경우 축삭 부분에 슈반세포층 (Schwann cells)이 존재하여, 수초(말이집, myelin sheath)라고 하는 절연체(insulator)인 하얀 지방성 물질을 형성하여 축삭을 둘러싸고 있다. 수초와 수초 사이에는 좁은 틈이 있는데, 이 틈을 랑비에 결절(nodes of ranvier)이라고 한다. 그리고 수초 바깥쪽에 위치한 슈반세포의 세포질과 핵이 있는 부위를 신경초(neurilemma)라 하며, 이는 손상된 신경의 재생에 중요한 역할을 한다. 그러나 중추신경의 경우 수초는 희돌기교아세포(oligodendrocyte)에 의해 형성되며, 슈반세포와 신경초도 없다. 따라서 중추신경계의 뉴런은 손상되면 재생되지 않는다. 수초의 유무에 따라 유수뉴런(myelinated neurons)과 무수뉴런(unmyelinated neurons)으로 구분된다.

(3) 뉴런의 분류

뉴런은 세포체의 구조, 크기, 모양이 다양하며, 축삭과 수상돌기의 길이가 다르고, 다른 세포와 만나는 축삭종말의 수도 다양하다. 뉴런은 크게 구조와 기능에 따라 다음과 같이 분류할 수 있다.

1) 구조에 따른 분류

① **뭇극신경세포**(multipolar neuron) : 1개의 축삭에 다수의 수상돌기를 가지고 있다. 세포체가 뇌나 척수에 있는 신경세포 대부분이 뭇극신경세포이다.

② **두극신경세포**(bipolar neuron) : 세포체의 양극에 1개의 수상돌기와 1개의 축삭이 존재한다. 눈, 코, 귀의 특수한 부분에 있는 신경세포가 두극신경세포이다.

③ **홑극신경세포**(unipolar neuron) : 세포체에서 1개의 짧은 신경돌기가 나와 그 끝이 두 개의 가지로 갈라져 있으나, 이는 1개의 축삭으로 기능한다. 한 가지는 말초 부위에서 수상돌기와 연합하고 다른 가지는 뇌나 척수로 들어간다.

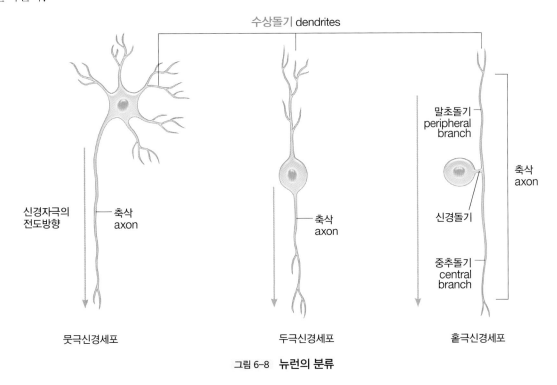

그림 6-8 **뉴런의 분류**

2) 기능에 따른 분류

① **감각뉴런**(sensory neuron/들신경세포, afferent neuron) : 피부나 내장 등 신체의 말초 부위인 감각수용기에서 중추신경계인 뇌나 척수로 신경자극을 운반한다. 감각뉴런은 대부분 홑극신경세포이며, 두극신경세포인 경우도 있다.

② **중간뉴런**(interneuron/연합신경세포, association neuron) : 뭇극신경세포로 중추신경인 뇌와 척수에만 존재하며, 감각뉴런과 운동뉴런을 결합하고, 생각, 학습, 기억하는 역할을 수행한다.

③ **운동뉴런**(motor neuron/날신경세포, efferent neuron) : 뭇극신경세포로 중추신경계인 뇌나 척수의 신경자극 정보를 말초로 전달한다. 운동뉴런은 근육을 자극하여 수축시키고, 선(gland)을 자극하여 분비액을 방출시킨다.

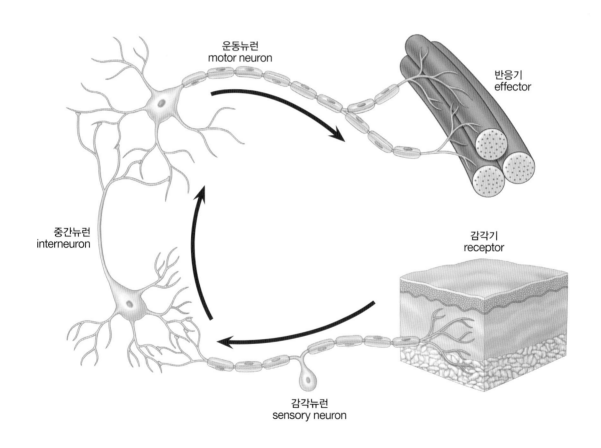

그림 6-9 **기능에 따른 뉴런의 분류**

(4) 뉴런의 정보전달

뉴런은 흥분성 세포로서 인체 안팎에서 수집한 자극 정보를 신경충동(nerve impulse)의 형태로 운반한다. 신경충동을 활동 전위(action potential)라고 부르며, 신경을 따라 정보를 운반하는 전기적 신호이다. 전기적 신호는 뉴런 내부와 외부에 존재하는 이온들(Na^+, K^+)이 반투과성인 뉴런의 세포막을 통과하는 것과 관련이 있다. 뉴런은 안쪽이 바깥쪽에 비해 대략 70mV가 낮다(-70mV). 이를 안정 전위(resting potential)라고 하고 안정 전위가 일정 역치(약 +5mV) 즉, -65mV에 도달하면 활동 전위(action potential)로 바뀐다. 활동 전위란 뉴런 세포막의 이온통로가 열려서 외부의 나트륨이 들어와 안쪽의 전위가 40mV정도 높아져서 110mV의 전위가 발생하는 것을 말한다.

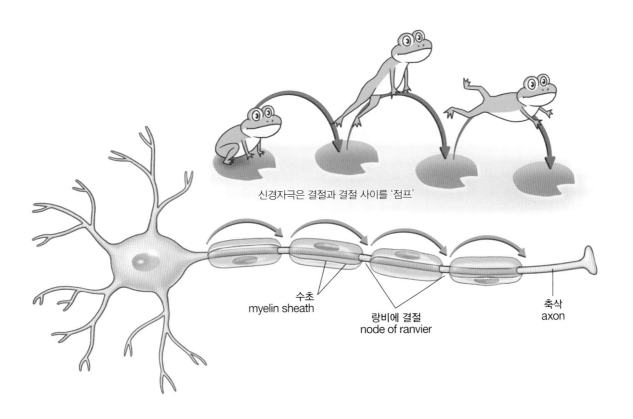

신경자극은 결절과 결절 사이를 '점프'

수초
myelin sheath

랑비에 결절
node of ranvier

축삭
axon

그림 6-10 **뉴런의 정보전달 과정**

뉴런에서의 활동 전위는 랑비에 결절(node of ranvier) 사이를 도약하는 방식으로 빠르게 전달된다. 자극의 전달 속도는 지방 절연체인 수초의 유무와 축삭의 직경에 의해 결정된다. 수초와 넓은 직경의 조합은 전달속도를 매우 빠르게 한다.

(5) 시냅스(synapse) 전달

뉴런 내에서 전기적 신호는 축삭종말을 따라 이동하지만, 다른 뉴런으로 계속적으로 도약하여 이동할 수는 없다. 시냅스는 뉴런과 뉴런이 접합하는 미세한 공간으로 이곳에서 특별한 방법을 통해 정보는 다른 뉴런으로 이동을 하게 되는데, 이를 시냅스 전달(synaptic transmission)이라고 한다.

시냅스 전달은 신경전달물질(neurotransmitter)이라고 하는 생화학 물질에 의하여 이루어지는 단방향(one-way) 정보 전달 과정이다. 시냅스 이전 막은 뉴런의 축삭종말의 막이며, 시냅스 이후 막은 이웃한 다른 뉴런의 수상돌기나 세포체의 막이다. 축삭종말 막 안쪽에는 신경전달물질이 담긴 수천 개의 작은 소포를 함유하고 있으며, 이를 시냅스 소포라고 한다. 시냅스 소포는 시냅스 공간을 지나 시냅스 이후 막에 존재한 수용체에 신경전달물질을 전달한다. 가장 일반적인 신경전달물질은 아세틸콜린(acetylcholine; ACH)과 노르에피네프린(norepinephrine; NE)이다. 그 외에 중추신경 전달물질로 에피네프린(epinephrine), 세로토닌(serotonin), GABA(gamma-aminobutyric acid), 엔도르핀(endorphin) 등이 있다. 신경전달물질이 책임을 다 했을 때, 신경전달물질을 불활성화 또는 정지시키는 물질을 불활성물질(inactivators)이라고 하는데, 아세틸콜린의 경우는 분해효소인 아세틸콜린에스테라제(acetylcholinesterase)에 의해 불활성화된다.

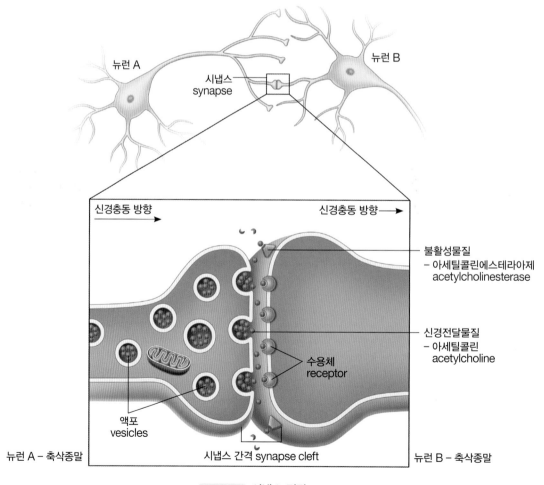

그림 6-11 **시냅스 전달**

뇌는 외부에서 들어오는 정보를 끊임없이 분석하고, 인지하지만 외부와 직접적으로 접촉하고 느끼는 것은 아니다. 주위 환경에 대한 자료를 수집하는 일은 시각(visual sense), 청각(auditory sense), 미각(taste sense), 후각(olfactory sense), 촉각(tactile sense) 등 여러 가지 감각기관들이 맡고 있다. 이러한 다양한 감각기관들을 통해 뇌로 전달되고, 뇌는 이 정보를 바탕으로 주위 환경이나 물체에 대해 자극을 받고 반응하게 된다.

Chapter 7

감각기계

시각은 눈(eye)을 통해 물체를 인지할 수 있는 감각을 의미하며, 인체에서 가장 중요한 감각기능 중 하나이다. 우리가 지각하는 정보의 70~80%는 시각정보이거나 우리가 본 것에 영향을 받은 것이다. 눈은 빛의 이미지를 전기적 신호로 전환하여 이를 뇌로 전달하고, 뇌는 이를 해석하여 다시 이미지로 인식할 수 있도록 해준다.

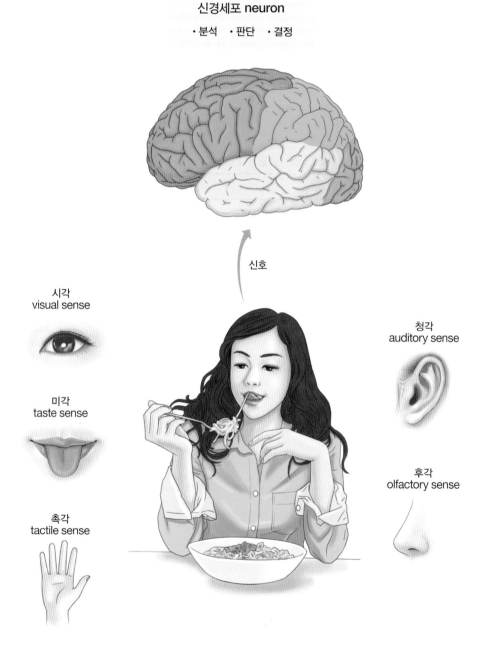

그림 7-1 **오감을 통한 정보의 전달**

(1) 시각(visual sense)

빛이 수정체(lens)를 통과해 망막(retina)에 도달하면, 신경을 통해 대뇌에 전달되어 인식을 하게 된다. 이때, 수정체가 렌즈의 역할을 해 초점을 맞춘다. 수정체는 눈에 있는 여러 가지 작은 근육의 도움을 받아 가까운 물체에 초점을 맞출 때에는 볼록해지고, 멀리 있는 물체에 초점을 맞출 때에는 납작해진다. 일단 초점이 맞춰진 상은 망막에 닿게 되는데, 망막은 사진 필름과 똑같은 원리로 그 상을 기록한다.

(2) 시각세포(visual cell)

망막은 원추세포(cone cell)와 간상세포(rod cell)라는 두 종류의 세포로 이루어져 있다. 색을 식별하는 원추세포는 약 650만 개가 있는데, 0.1Lux(럭스) 이상의 밝은 빛을 감지한다. 원추세포에는 빛에 민감한 세 종류의 분자가 있고, 이것은 각각 빨간 빛, 초록 빛, 파란 빛에 닿으면 분해된다. 우리가 느끼는 온갖 종류의 명암 변화는 이 삼원색(three primary color)의 배합에서 인식하게 되는 것이며, 대부분의 사람들은 150~200가지의 색을 구별할 수 있다.

간상세포는 약 1억 2500만 개가 있으며, 0.1Lux 이하의 어두운 빛을 감지한다. 빛이 희미할 때 명암을 구별하는 기능을 발휘하지만, 색은 인식하지 못한다. 밤이 되면 모든 것이 흑백으로만 보이는 것은 이 때문이다. 원추세포에 이상이 생기면 색맹(color blindness), 간상세포에 이상이 생기면 야맹증(night blindness)이 생긴다.

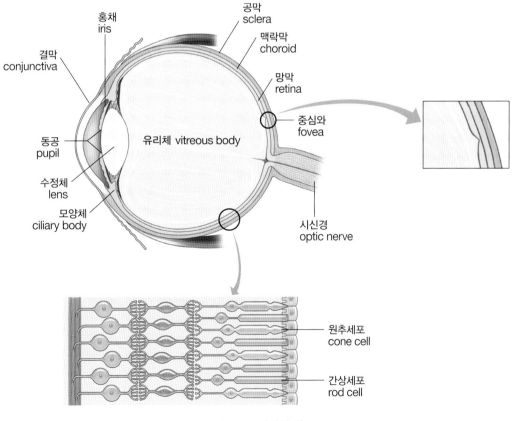

그림 7-2 **망막의 세포**

귀(ear)는 소리를 듣기 위한 청각기관과 몸의 균형을 유지해 주는 평형감각기관으로 구성되어 있다. 귀는 크게 외이, 중이, 내이로 구분할 수 있으며, 물이나 공기 등을 통해 전해지는 음파(sound wave)를 자극으로 감지해내는 기계적 감각을 인지할 수 있다.

(1) 청각(auditory sense)

청각은 소리(sound)를 느끼는 감각을 뜻한다. 청각기관인 귀는 외이, 중이, 내이 세 부분으로 나눌 수 있다.

● **외이(바깥귀)** : 귀의 가장 바깥부분으로 이개(귓바퀴, pinna)와 외이도(external auditory meatus)로 이루어져 있다. 귓바퀴는 외부의 소리를 모으고, 외이도는 이 소리를 중이로 전달한다.

● **중이(가운데귀)** : 귀의 중간부분으로, 고막(tympanic membrane)에서 와우관(달팽이관, cochlea)까지를 의미한다. 외이에서 소리가 전달되면 음파에 의해 얇은 막의 고막이 떨리고 이소골(귓속뼈, auditory ossicle)로 진동이 전해진다. 이소골은 추골(망치뼈, malleus), 침골(모루뼈, incus), 등골(등자뼈, stapes)로 이루어져 있는데, 진동에 의해 차례로 부딪치면서 고막의 진동을 증폭시켜 내이로 전해준다.

● **내이(속귀)** : 귀의 가장 안쪽 부분으로 와우관, 전정기관(vestibular organ), 반규관(반고리관, semicircular canals)으로 이루어져 있다. 이 중 와우관이 소리를 인지하는 청각기관이다. 와우관 안은 림프액과 청각세포가 있어 중이에서 소리가 전달되면 림프액이 진동하고, 전달된 진동을 청각세포가 감지하여 뇌에 전달한다.

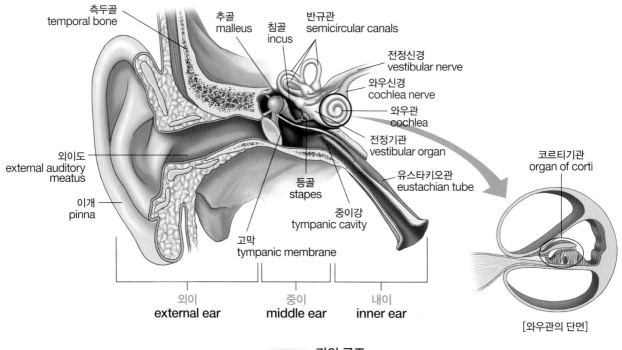

그림 7-3 **귀의 구조**

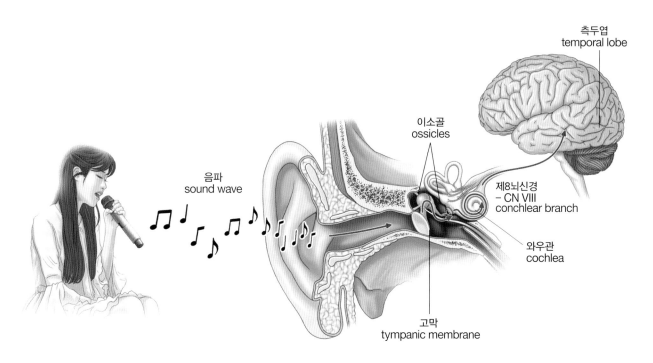

음파
sound wave

이소골
ossicles

측두엽
temporal lobe

제8뇌신경
– CN VIII
conchlear branch

와우관
cochlea

고막
tympanic membrane

그림 7-4   **소리의 전달**

(2) 평형감각(sense of equilibrium)

귀에는 청각 외에 몸의 균형을 담당하는 평형감각기관이 있다. 내이에 위치한 회전운동(rotational motion)을 감지하는 반규관과 중력(gravity)이나 가속도(acceleration)를 감지하는 전정기관이 평형감각을 담당한다. 반규관 안에는 림프액이 가득 차 있어 몸이 회전하면 림프액이 흔들리고 감각세포를 자극하여 소뇌(cerebellum)로 전달해 회전성 운동이 감지된다. 전정기관 안에는 림프액과 감각신경, 그리고 이석(귀돌, ear crystal)이라는 작은 돌이 존재한다. 사람이 머리를 돌리거나 몸을 기울이면 이석도 같이 기울고 그 무게로 감각신경을 자극하여 소뇌가 평형감각을 느끼게 된다.

혀(tongue)는 입안의 길쭉한 모양의 근육으로 설근(tongue root), 설체(tongue body), 설단(tongue apex), 세 부분으로 나누어져 있다. 맛을 느끼고, 음식물을 씹고 삼키는 기능에 기여하며, 소리를 만드는 구음작용에도 중요한 역할을 한다.

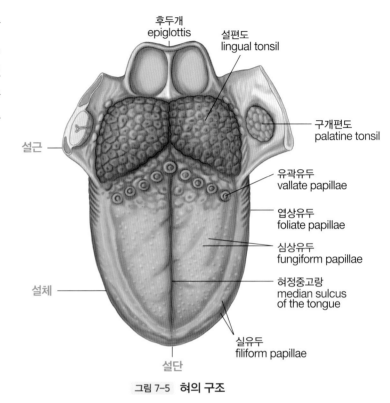

그림 7-5 혀의 구조

(1) 미각(taste sense)

미각은 맛에 대한 감각을 의미한다. 혀에는 맛을 느낄 수 있게 하는 미세한 돌기들이 존재하는데, 이를 '미뢰(taste bud)'라고 한다. 이곳에 미각세포들이 모여 있어 맛을 느낄 수 있게 해준다. 미뢰의 높이는 약 $80\mu m$, 지름은 약 $40\mu m$ 정도이다. 사람의 혀는 약 1만여 개의 미뢰를 가지고 있으며, 이를 통해 단맛(sweetness), 쓴맛(bitterness), 짠맛(saltiness), 신맛(sourness)을 느낄 수 있다. 음식물이 입에 들어와 미뢰의 미각수용체가 자극을 받으면, 그곳에 연결된 신경 세포를 통해 뇌의 두정엽(parietal lobe)에 전달되어 맛을 느끼게 된다. 각각의 미각은 혀의 특정 부위를 통해 더 민감하게 느낄 수 있는데, 단맛과 짠맛은 혀의 끝에서, 신맛은 혀의 양측면에서, 쓴맛은 혀의 뒤쪽에서 가장 강하게 느껴진다.

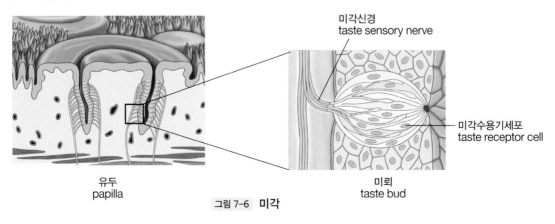

그림 7-6 미각

(2) 구음작용

혀는 입 안에서 소리를 만드는 데 중요한 역할을 한다. 모음(vowel)에서는 구강(oral cavity)이 공명강(resonance cavity)이 되어 음색(timbre)을 만들며, 자음(consonant)에서는 혀, 연구개(soft palate), 입술(lips), 볼(cheeks)등이 함께 움직여 입 안이 좁아지는 부분이 형성되면서 각기 다르게 발음된다.

4 코

코(nose)는 공기의 통로로써 호흡기계의 일부이며, 동시에 후각을 담당하는 감각기관이다. 안면에서 돌출된 코와 그 내부를 구성하는 비강(코안, nasal cavity)으로 이루어져 있다.

(1) 호흡기계(respiratory system)

코로 들어온 공기는 콧구멍을 통해 비강으로 들어오고 상비갑개(위코 선반, superior nasal concha), 중비갑개(중간코 선반, middle nasal concha), 하비갑개(아래코 선반, inferior nasal concha)이라고 하는 세 개의 층으로 된 코 선반을 지나게 된다. 외부에서 들어온 차고 건조한 공기는 폐(lungs)의 점액을 건조하게 만들기 때문에, 코 선반에 잘 발달된 모세혈관이 열과 수분을 내뿜어 지나는 공기를 따뜻하고 촉촉한 상태로 만들어 준다. 또한 비전정(코앞뜰, vestibule of nose)에 나 있는 코털은 공기 중의 작은 이물질을 없애는 역할을 하여 폐에 들어가는 공기의 오염을 줄여준다.

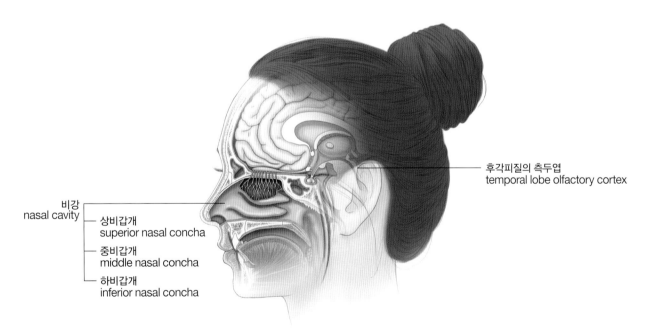

그림 7-7 **코의 구조**

(2) 후각(sense of smell)

　후각은 냄새에 대한 감각을 의미한다. 코 안쪽 위에 분포하는 후각수용기(olfactory receptor)가 공기 중의 화학물질을 감지하여 뇌로 전달하면 냄새를 느끼게 된다.

　냄새 분자가 후각수용기를 자극하게 되면, 여기에 연결된 후각신경이 반응하여 뇌로 전달되고 냄새를 느끼게 되는 것이다. 뇌는 각 냄새의 정보를 기록해 두었다가 후에 같은 냄새가 나면 기억을 떠올려 냄새를 구분한다. 하지만 다른 감각과 달리 쉽게 피로를 느낀다. 아무리 강한 냄새도 시간이 지나면 자극에 둔감해져 냄새를 덜 감지하게 된다.

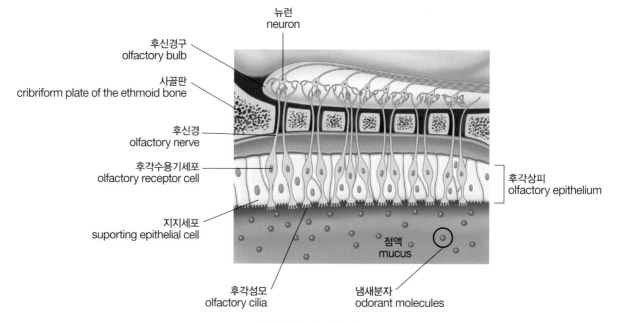

그림 7-8　후각 신경

● 감각의 종류 및 특징　　　　　　　　　　　　　　　　　　　　　　　　　　　　　　　　　[표 7-1]

감각	기관	특정 수용기	자극	수용기의 종류
후각	코	후각세포	물질의 화학적인 농도 변화	화학수용기
미각	혀	미각세포	물질의 화학적인 농도 변화	화학수용기
시각	눈	간상체와 추상체	빛 에너지	시각수용기
청각	내이 → 와우관	코르티 기관 (유모감각세포)	체액의 이동	물리적 수용기
평형감각	내이 → 전정기관	유모감각세포	체액의 이동	물리적 수용기

내분비(endocrine)는 '내부(internal, endo-)'와 '분비(secrete, krinen 또는 crine)'라는 단어가 합쳐져, 내부로 분비한다는 뜻을 갖고 있다. 여기서 분비되는 화학적 물질은 '호르몬(hormone)'을 뜻하며, 내부는 혈관 속을 의미한다. 즉, 내분비계는 혈관 속으로 호르몬을 분비하는 신체기관인 내분비선(endocrine glands)들을 총칭한다.

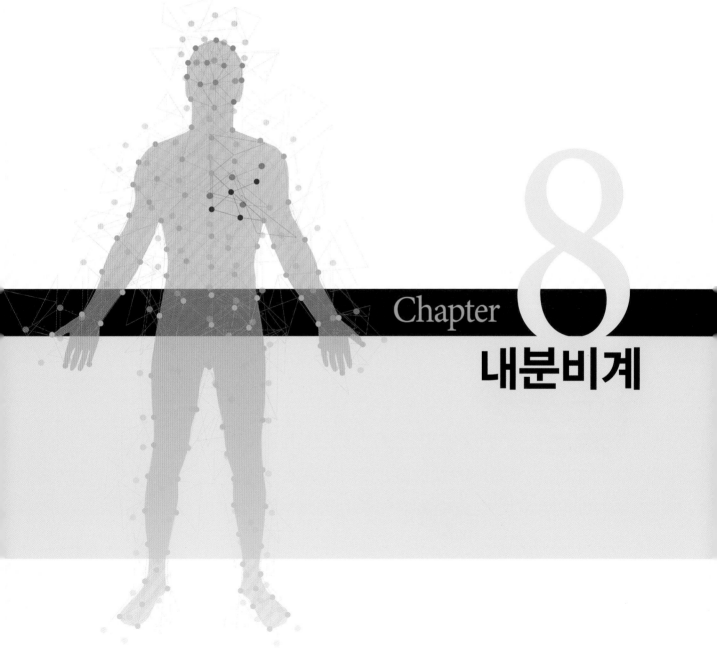

Chapter 8

내분비계

1 내분비계

인체의 항상성을 유지하기 위한 인체의 기능조절은 신경계와 내분비계에 의해 각각 조화롭게 수행된다. 그러나 두 기관계의 인체조절방식에는 차이점이 있다. 신경계는 신경세포의 전기적 신경충동에 의해 분비된 신경전달물질을 매개로 신속하고 정확한 즉각적 반응을 일으키나, 작용시간은 매우 짧다. 반면, 내분비계는 내분비 기관에서 분비된 호르몬을 매개로 천천히 느리게 반응하지만 비교적 지속적으로 작용을 한다.

내분비선에서 합성된 호르몬은 표적조직(target tissue) 또는 표적기관(target organ)까지 도달할 수 있는 분비관이 없고, 혈관이나 림프관으로 직접 분비하여, 전신을 돌며 표적기관까지 이동함으로써, 몸의 여러 가지 기능을 조절하거나 통제하는 역할을 한다.

이에 반해, 외분비계는 분비관을 통해 분비물질을 체외 또는 소화관 등의 체강(body cavity)내로 배출하는 기관들을 총칭하며, 타액선(salivary gland)이나 소화선(digestive gland), 한선(sweat gland) 등이 있다.

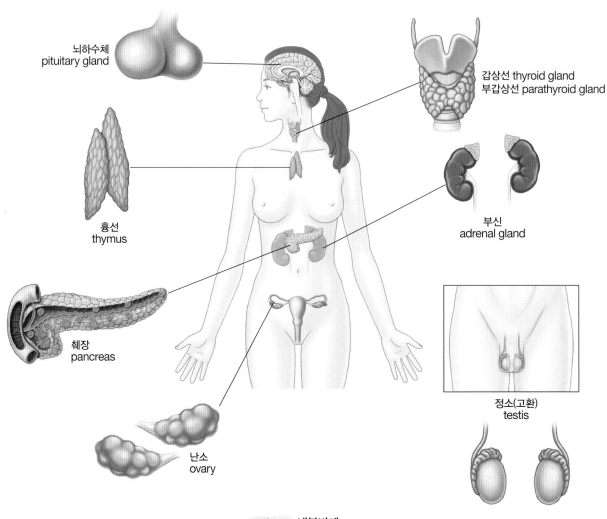

그림 8-1 **내분비계**

대표적인 내분비선으로는 시상하부(hypothalamus), 뇌하수체(pituitary gland), 송과체(솔방울샘, pineal gland), 갑상선(thyroid gland), 부갑상선(parathyroid gland), 흉선(가슴샘, thymus), 부신(adrenal gland), 췌장(이자, pancreas), 그리고 생식선(gonad)인 정소(고환)와 난소(ovary)등이 있다.

● 신경계와 내분비계의 차이 [표 8-1]

구분	신경계	내분비계
세포	신경세포	선상피세포
화학적 신호	신경전달물질	호르몬
전달방식	전기적 신경충동	혈액
수용체	시냅스 이후 세포의 수용체	표적세포의 특이성 수용체
반응속도	빠름(초단위)	느림(초단위에서 수 시간)
작용시간	매우 짧음	지속적임

2 호르몬

내분비선에서 분비된 화학 물질인 호르몬은 혈액을 타고 표적기관으로 이동하여, 극히 적은 양으로도 다른 기관이나 조직을 조절하고 통제하는 역할을 한다. 주로 탄수화물, 단백질, 지방 등 영양소의 대사과정 조절, 신체의 생식, 성장 및 발달 조절, 수분과 전해질 균형 조절, 세포대사 및 에너지 균형 조절, 신체의 감염이나 상해 그리고 스트레스에 대한 방어작용 등을 도와주므로써 인체의 항상성을 유지하는 데 중요한 역할을 한다.

(1) 호르몬의 종류

호르몬은 콜레스테롤로부터 합성된 스테로이드 호르몬(steroid hormone)과 아미노산으로부터 합성된 단백질(protein) 또는 단백질 관련 물질로 된 비스테로이드 호르몬(non-steroid hormone)으로 분류된다. 스테로이드 호르몬은 생식선에서 분비되는 성호르몬(gonad hormone)과 부신피질에서 분비되는 호르몬들이 이에 속한다. 비스테로이드 호르몬은 생식선과 부신피질에서 분비되는 호르몬을 제외한 기타 모든 호르몬으로 아민(amine), 펩티드(peptide), 단백질(protein), 당단백질(glycoprotein) 종류의 호르몬들이다.

● 호르몬의 종류 [표 8-2]

구분		전구물질	예
스테로이드 호르몬		콜레스테롤	에스트로겐(estrogen), 프로게스테론(progesterone), 안드로겐(androgen), 알도스테론(aldosterone), 코르티솔(cortisol)
비스테로이드 호르몬	아민	아미노산	노르에피네프린(norepinephrine), 에피네프린(epinephrine)
	펩티드	아미노산	항이뇨호르몬(ADH), 옥시토신(oxytocin), 갑상선자극호르몬분비호르몬(TRH) 등
	단백질	아미노산	부갑상선호르몬(PTH), 성장호르몬(GH), 프로락틴(PRL)
	당단백질	단백질 탄수화물	난포자극호르몬(FSH), 황체형성호르몬(LH), 갑상선자극호르몬(TSH)

(2) 호르몬의 작용기전

호르몬은 정보전달 물질의 하나이기 때문에 직접 핵에 작용하는 경우도 있고, 또 별개의 전달인자를 통해서 핵에 정보를 전달하는 경우도 있다. 호르몬의 작용은 먼저 세포의 수용체에 결합함으로써 비로소 발생하는데, 표적세포는 특정한 호르몬에만 특이적으로 반응하는 수용체를 가지고 있다. 따라서 특이수용체가 없는 세포는 아무리 많은 호르몬이 있어도 반응할 수 없다.

1) 스테로이드 호르몬의 작용기전

스테로이드 호르몬은 지용성 물질로써, 혈관으로부터 확산 이동을 통해 지질성분으로 구성된 표적세포막을 통과하여 쉽게 내부로 들어갈 수 있다. 그 후 세포질이나 핵 내에 있는 자신의 특이수용체와 결합하여 호르몬-수용체 복합체(receptor-hormon complex)가 된다. 이 호르몬-수용체 복합체는 핵 내의 DNA의 특정 부위와 결합하여 특정한 유전자가 전령 RNA(mRNA) 분자로 전사되도록 활성화시킨다. 유전정보가 전사된 mRNA 분자는 핵을 떠나 세포질로 나가 리보솜에 결합되어 새로운 특정 단백질을 합성하도록 지시한다.

2) 비스테로이드 호르몬의 작용기전

비스테로이드 호르몬(nonsteroid hormon)은 일반적으로 표적세포막의 수용체와 결합한다. 이 호르몬-수용체 결합이 주변의 G단백질(G protein)을 활성화시키고, G단백질은 세포막에 존재하는 아데닐산고리화효소(adenylate cyclase)라는 특정효소를 활성화시킨다. 이 효소는 세포 내 ATP를 cAMP(고리형 아데노신 1인산)로 변환시키고, cAMP가 몇 가지 단계의 연쇄적 반응을 촉진함으로써 호르몬 작용에 관련된 세포의 변화를 유발하게 된다. 따라서, 혈액으로부터 나온 호르몬은 제1차 전령(first messenger)이라 하고, cAMP를 제2차 전령(secondly messenger)이라고 한다.

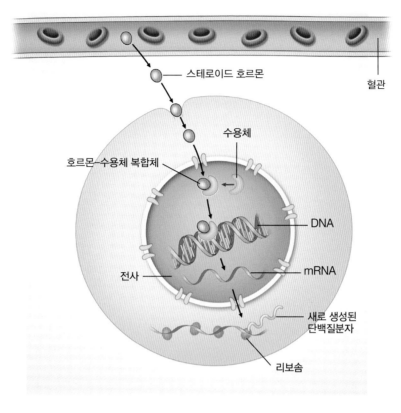

그림 8-2 스테로이드 호르몬의 작용기전

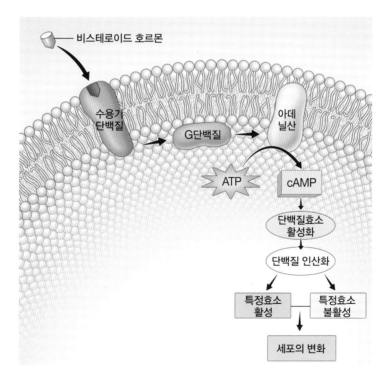

그림 8-3 비스테로이드 호르몬의 작용기전

(1) 시상하부(hypothalamus)

시상하부는 간뇌(사이뇌, diencephalon)를 구성하는 뇌의 일부로 뇌하수체(pituitary gland)와 연결되어 있다. 내분비계를 이루고 있는 대부분의 선에 조절인자를 방출하여 간접적으로 조절하는 기능이 있어 내분비계의 '총사령관'으로 불린다. 특히, 뇌하수체 전엽의 호르몬 분비는 시상하부에 의해 조정된다. 갑상선자극호르몬 분비호르몬, 부신피질자극호르몬 분비호르몬(CRH), 성선자극호르몬 분비호르몬(GNRH), 성장호르몬 분비호르몬(GHRH) 등 조절인자를 뇌하수체 전엽으로 분비하여 여러 가지 대사기능을 조절하거나 억제한다. 또한 항이뇨호르몬 (antidiuretic hormone)과 옥시토신(oxytocin)을 직접 생산하여 뇌하수체 저장 후, 분비시킴으로써 신장에서의 수분 배출 및 자궁수축을 조절하기도 한다.

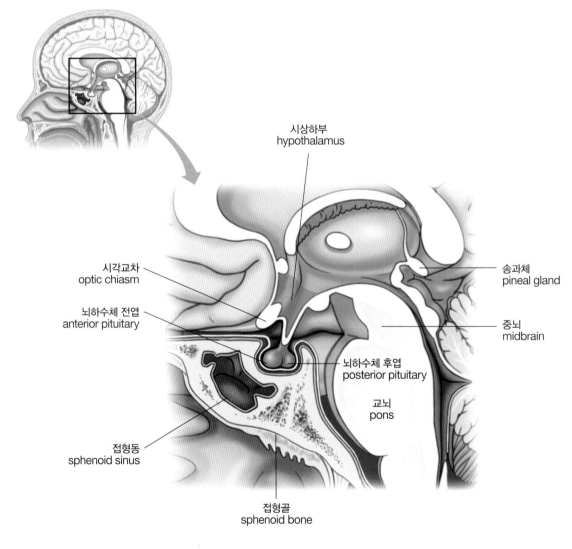

그림 8-4 **시상하부**

(2) 뇌하수체(pituitary gland)

뇌하수체는 시상하부 밑에 위치한 짧은 자루모양의 내분비선이다. 뇌하수체는 시상하부와 협조적으로 다른 내분비선의 기능을 조절하므로 마스터 글랜드(mast gland)라고도 불린다. 무게는 약 0.5kg 정도이며, 전엽, 중엽, 후엽 세 부분으로 나뉘지만, 일반적으로 중엽은 전엽과 후엽 사이에 있는 작고 좁은 부분으로 전엽의 일부로 여겨지기도 한다. 특히, 뇌하수체 전엽은 주로 내분비세포의 집합으로 이루어져 선하수체(adenohypophysis)라고 불리며, 뇌하수체 후엽은 시상하부와 신경으로 연결되어 있어 신경하수체(neurohypophysis)라고 불린다. 전엽과 후엽에서는 체내 대사에 중요한 여러 가지 호르몬을 분비한다.

1) 뇌하수체 전엽(anterior pituitary)

세 부분으로 나누어지는 뇌하수체 중 가장 앞 부분을 차지하는 뇌하수체 전엽에서는 6종의 호르몬이 분비된다. 성장호르몬, 유즙분비자극호르몬, 갑상선자극호르몬, 부신피질자극호르몬, 황체형성호르몬, 난포자극호르몬으로서 대부분 자극성 호르몬을 분비한다. 이 중 유즙분비자극호르몬, 황체형성호르몬, 난포자극호르몬은 성선자극호르몬이라고 한다.

① **성장호르몬**(growth hormone, GH)

뼈, 연골 등의 세포분열을 촉진시켜 발육을 돕고, 단백질 합성 및 지방 분해를 촉진시킨다. 지나치게 많이 분비될 경우 거인증이 유발될 수 있으며, 지나치게 적게 분비될 경우 왜소증이 유발될 수 있다.

② **유즙분비자극호르몬**(프로락틴, prolactin hormone)

프로락틴의 pro는 '~를 위하여', lact는 '우유'를 의미한다. 즉, 여성이 임신했을 때 젖샘을 발달시키고 젖을 만들 수 있도록 도와준다. 프로락틴은 시상하부의 프로락틴 분비인자(prolactin-releasing factor; PRF)와 프로락틴 분비억제인자(prolactin-inhibiting factor; PIF) 등에 의해 조절된다. 과다 분비될 경우 고프로락틴혈증(hyperprolactinemia)이 일어나 남성은 발기부전이 유발될 수 있으며, 여성은 불임이나 월경불순이 유발될 수 있다.

③ **갑상선자극호르몬**(thyroid-stimulating hormone; TSH)

갑상선자극호르몬은 이름에서 알 수 있듯이 갑상선호르몬의 합성과 분비를 유도하는 호르몬이다. 시상하부에서 방출되는 갑상선자극호르몬 분비호르몬(thyrotropin-releasing hormone; TRH)의 영향을 받아 분비되며, 갑상선에 작용하여 갑상선호르몬의 생성과 분비를 유도하는 역할을 한다.

④ **부신피질자극호르몬**(adrenocorticotrophin hormone; ACTH)

부신피질자극호르몬은 이름 그대로 부신피질을 자극하는 호르몬이다. 시상하부의 부신피질자극호르몬 분비호르몬(corticotropin-releasing hormone)에 의해 촉진되며, 부신피질을 자극하여 스테로이드, 특히 스트레스 호르몬인 코르티솔 합성과 분비를 자극하는 것이 주요 작용이다.

⑤ **황체형성호르몬**(luteinizing hormone; LH)

생식선자극호르몬의 일종으로 생식주기를 조절하는데 중요한 역할을 한다. 여성의 경우 난소의 성숙한 여포에 작용하여 배란을 유도시키고, 황체 형성을 촉진시키며, 에스트로겐과 프로게스테론 분비를 유발한다. 남성의 경우 고환의 정소에 있는 세포를 자극하여 남성호르몬인 테스토스테론의 분비를 촉진시킨다.

⑥ **난포자극호르몬**(follicle stimulating hormone; FSH)

　　황체형성호르몬(LH)과 함께 생식선자극호르몬이라고 하며, 생식세포의 형성에 관여한다. 여성의 경우 난소에 작용하여 난자의 성장을 촉진시키며, 남성의 경우 정소의 간질세포(interstitial cell)에 작용하여 정자의 발달을 자극한다.

2) 뇌하수체 후엽(posterior pituitary)

　　뇌하수체 후엽은 시상하부의 연장으로 뇌하수체의 무게 중 약 25%를 차지하고 있다. 시상하부에서 생산되는 항이뇨호르몬과 옥시토신을 저장하고 자극을 받게 되면 분비한다.

① **항이뇨호르몬**(antidiuretic hormones; ADH)

　　항이뇨호르몬의 anti는 '반대'를, diuresis는 '소변생성'을 의미한다. 즉, 소변의 양을 줄이는 작용을 하는 호르몬이다. 몸 안에 수분이 부족할 때 신장에 작용하여 물의 재흡수를 촉진시키고, 혈액량의 증가와 혈관을 수축하여 혈압을 상승시키는 기능을 한다.

② **옥시토신**(oxytocin hormon)

　　'신속한 출산'을 뜻하는 옥시토신은 자궁수축호르몬 또는 유즙 분비호르몬이라고도 한다. 분만 중 자궁수축을 촉진하여 빠른 분만을 유도하고, 모유 수유 시 아기가 젖을 빠는 자극에 반응하여 젖이 분비되도록 한다.

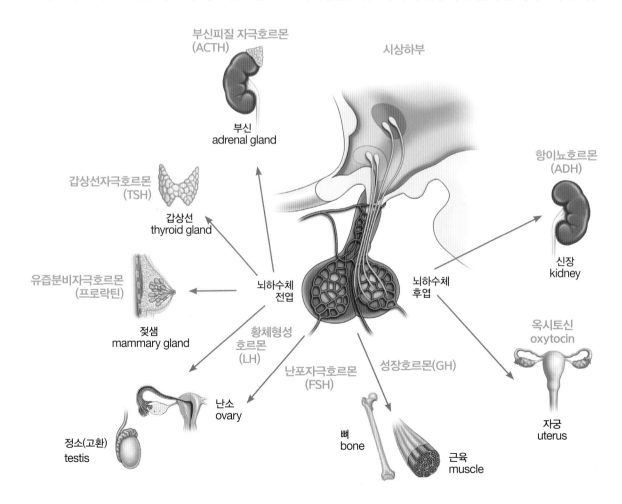

그림 8-5　뇌하수체의 호르몬 분비

(3) 갑상선(갑상샘, thyroid gland)

갑상선은 목 앞 중앙, 후두와 기관 앞에 붙어있는 무게 약 30g정도의 내분비선이다. 두 개의 엽(lobe)이 협부(isthmus)로 연결되어 나비 모양을 이루고 있다. 갑상선은 갑상선호르몬과 칼시토닌을 생성하고 분비한다.

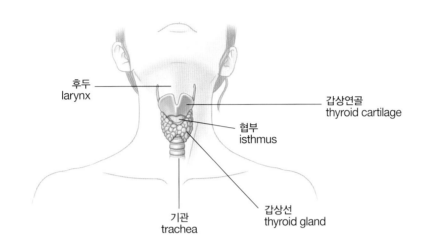

그림 8-6 **갑상선**

1) 갑상선 호르몬(thyroid hormone)

뇌하수체 전엽에서 분비되는 갑상선자극호르몬에 의하여 생성되는 갑상선호르몬은 2가지 종류가 있다, 요오드 원자 4개를 갖고 있는 티록신(thyroxine; T4)과 요오드 원자 3개를 갖고 있는 삼요오드티로닌(triiodothyronine; T3)으로 이들은 유사한 작용을 한다.

갑상선호르몬은 체온 유지를 비롯하여 신체의 기초대사를 조절하고 성장발육을 촉진시킨다. 갑상선호르몬이 혈액 내로 과잉 분비되어 일어나는 증상을 갑상선기능항진증(hyperthyroidsm)이라 하는데, 그중에서도 가장 빈번한 질환이 그레이브스병(graves disease; 바제도우씨병)이다.

갑상선기능저하증(hypothyroidsm)은 선천적으로 갑상선이 없이 태어날 경우, 태아기부터 나타나는 크레틴병(cretinism)과 후천적으로 분비가 저하될 경우 나타나는 점액수종(myxedema) 등이 있다.

2) 칼시토닌(calcitonin; CT)

칼시토닌은 혈액 내의 칼슘농도를 조절하는게 주된 역할이다. 혈액 내의 칼슘농도가 정상치보다 높을 때 파골세포(뼈파괴세포; osteoclast)의 활성을 감소시켜 혈액 내의 칼슘농도를 저하시키는 작용을 한다. 혈액 내의 칼슘농도를 상승시키는 부갑상선호르몬과 길항적으로 작용한다.

(4) 부갑상선(부갑상샘; parathyroid gland)

부갑상선은 총 4개로 갑상선의 뒤쪽에 위치하고 있으며, 옆 위쪽에 2개, 아래쪽에 2개가 구슬모양으로 존재한다. 부갑상선은 내분비기관으로 부갑상선호르몬(parathyroid hormone; PHT)을 합성하고 분비한다. 부갑상선호르몬은 혈중칼슘(Ca)농도에 의해 조절되는데, 혈중 칼슘농도가 낮을 경우, 골조직으로부터 칼슘흡수를 촉진하고, 신장(콩팥, kidney)이 소변에서 칼슘을 재흡수할 수 있도록 자극한다. 반면, 혈중 칼슘농도가 높은 경우에는 골조직으로부터 칼슘과 인(P)을 방출하고, 신장에서는 소변을 통해 칼슘과 인의 배출을 촉진한다. 또한 비타민 D의 생성을 증가시켜 내장 기관에서의 칼슘흡수를 촉진한다. 부갑상선호르몬은 갑상선에서 분비되는 칼시토닌과 반대되는 작용을 하여 칼슘대사를 조절하는 역할을 한다.

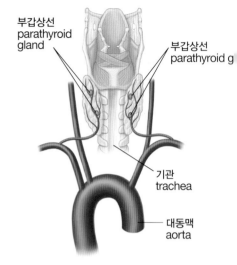

그림 8-7 **부갑상선**

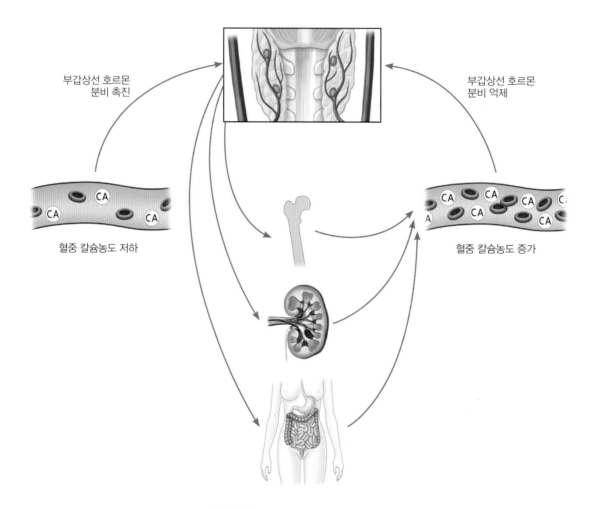

그림 8-8 **부갑상선 호르몬의 분비과정**

(5) 부신(adrenal gland)

　부신은 좌우 신장 위에 위치한 한 쌍의 내분비기관으로 삼각뿔 모양을 하고 있다. 외부는 부신피질(부신겉질)로 쌓여 있으며 내부는 부신수질(부신속질)로 구성되어 있는데 각각 서로 다른 호르몬이 분비된다.

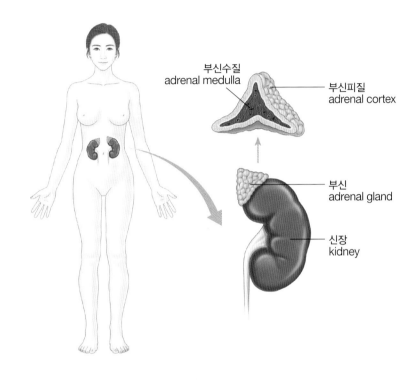

그림 8-9　**부신**

1) 부신피질(부신겉질, adrenal cortex)

　부신피질은 부신의 바깥 부분으로 3가지 스테로이드성 호르몬이 분비된다. 첫째, 염류코르티코이드 (mineralocorticoid)로서, 주로 알도스테론(aldosterone)이 있다. 알도스테론은 혈압, 혈액량, 전해질 조절에 중요한 역할을 한다. 둘째, 당류코르티코이드(glucocorticoid)를 생산하며, 주 물질은 코르티솔(cortisol)이다. 코르티솔은 스트레스호르몬이라고도 불리며, 스트레스나 자극을 받으면 대항할 수 있도록 신체에 필요한 에너지를 공급하고, 면역반응을 조절하는 역할을 한다. 셋째, 성코르티코이드(gonadocorticoid)로 남성과 여성 모두에게서 남성호르몬인 안드로겐(androgen)과 미량의 여성호르몬인 에스트로겐(estrogen)이 분비된다.

2) 부신수질(부신속질, adrenal medulla)

　부신수질은 부신의 안쪽 부분으로 교감신경의 지배를 받으며, 에피네프린(epinephrine)과 소량의 노르아드레날린(noradrenaline)을 분비하는 내분비기관이다. 에피네프린은 아드레날린(adrenaline)이라고도 불리며, 호르몬인 동시에 신경전달물질로서 작용한다. 에피네프린은 심장박동을 촉진시키고, 혈관을 수축시키며, 호흡을 증가시킨다. 노르아드레날린은 에피네프린과 유사한 기능을 가졌지만, 당 대사 및 심장에 대한 작용은 에피네프린에 비해 약하다.

(6) 췌장(이자, pancreas)

췌장은 위의 뒤쪽에 위치한 가늘고 긴 기관으로, 소화효소를 분비하는 외분비선의 기능과 호르몬을 분비하는 내분비선의 기능을 모두 가지고 있다. 호르몬은 세포들이 모여 섬모양을 만드는 랑게르한스섬(islet of langerhans) 에서 분비되는데, 이 랑게르한스섬의 수는 약 200만개 정도이며, 지름은 약 0.2mm 정도이다. 랑게르한스섬에 는 몇 가지 다른 형태의 세포들이 존재하는 데 대표적인 세포로는 α세포와 β세포가 있다. α세포는 글루카곤 (glucagon)이라는 호르몬을 분비하고, β세포는 인슐린(insulin)이라는 호르몬을 분비하여, 당 대사를 조절하는 중 요한 역할을 한다.

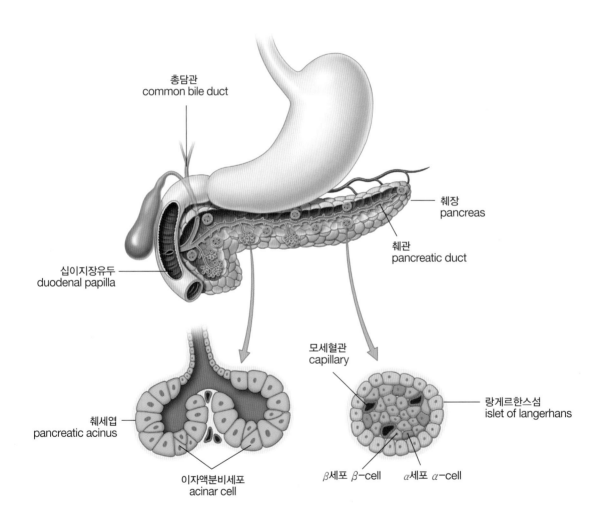

그림 8-10 **췌장**

1) 글루카곤(glucagon)

랑게르한스섬의 α세포에서 분비되는 글루카곤은 혈당을 상승시키는 작용을 한다. 저혈당 시, 간에서 글루코겐(glycagen)이 포도당으로 분해되도록 자극하는 기능을 담당하며, 이때 생성된 포도당이 혈액으로 들어가 혈당을 상승시키게 된다.

2) 인슐린(insulin)

랑게르한스섬의 β세포에서 분비되는 인슐린은 혈당을 저하시키는 작용을 한다. 고혈당 시, 혈액 내의 포도당을 세포 안으로 이동시켜 글리코겐(glycogen)이나 지방의 형태로 저장하는 과정을 촉진하며, 이러한 과정을 통해 상승된 혈당을 저하시킨다.

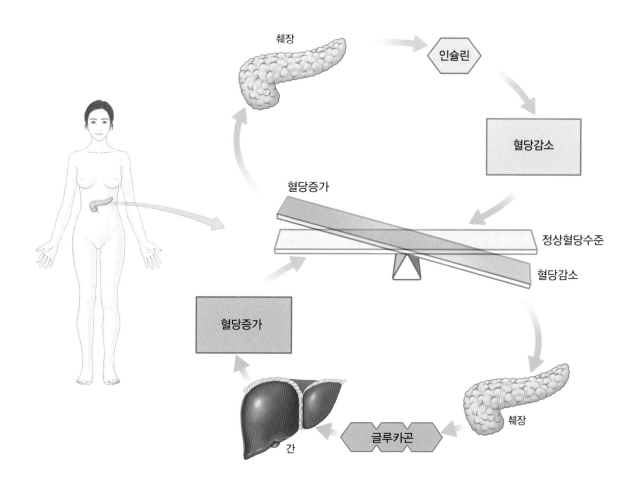

그림 8-11 인슐린과 글루카곤에 의한 혈당 조절

(7) 송과체(솔방울샘, pineal gland)

송과체는 뇌의 한 가운데 위치한 솔방울 모양의 작은 내분비기관으로서, 멜라토닌(melatonin) 이라고 하는 호르몬을 만들고 분비한다. 멜라토닌의 분비는 빛의 노출에 영향을 받는다. 빛에 노출이 적은 밤이 되면, 많은 양의 멜라토닌이 분비되어 잠이 잘 오며, 송과체는 인체의 생체리듬을 조절하는 중요한 역할을 한다.

(8) 생식선(생식샘, sexual gland)

생식선은 여성의 난자와 남성의 정자를 만들어내는 기관을 말한다. 즉, 난소와 정소를 일컫는다. 생식선은 난자와 정자를 만들어 낼 뿐만 아니라 호르몬을 분비하여 체내의 물질대사나 발육 등에도 영향을 미친다. 여성의 난소에서는 두 개의 여성호르몬인 에스트로겐(estrogen)과 프로게스테론(progesterone)이 분비된다. 에스트로겐은 여성의 2차 성징에 중요한 역할을 하며, 자궁내막의 발달 및 배란에 관여하는 등 생식주기를 조절하는 역할을 한다. 프로게스테론은 수정란 착상, 임신 유지, 배란 억제, 유선 발육 등에 관여한다.

남성의 정소에서는 남성호르몬인 테스토스테론(testosterone)이 분비된다. 테스토스테론은 남성의 2차 성징에 중요한 역할을 하며, 근육 형성과 생식 기관의 발육을 촉진한다.

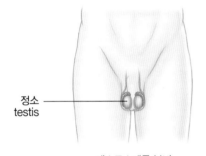
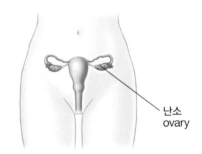

정소
testis

난소
ovary

테스토스테론 분비

에스트로겐, 프로게스테론 분비

그림 8-12 **생식선**

(9) 흉선(가슴샘, thymus)

흉선은 가슴 앞쪽 한가운데 위치한 흉골(복장뼈) 뒤, 심장과 대동맥 앞에 위치한다. 신생아 때부터 성장하여 사춘기 때 가장 커졌다가 성인이 되면서 퇴보하기 시작한다. 흉선은 티모신(thymosin)이라는 호르몬을 분비하며, 티모신은 면역체계의 발달과 성숙에 관여한다.

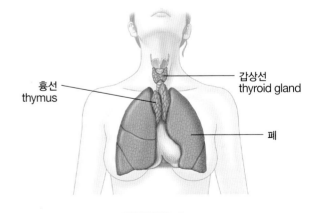

흉선
thymus

갑상선
thyroid gland

폐

그림 8-13 **흉선**

우리 몸속의 체액의 흐름은 건강과 생존에 필수적이며, 항상성을 유지하는데 중요한 역할을 한다. 특히 유동성 체액 중 혈액은 심장 박동에 의해 우리 몸의 전신을 끊임없이 순환하며 산소, 영양분, 및 노폐물을 운반하여 생명을 지키고 유지하는데 중요한 역할을 수행한다. 이때 혈액이 지나가는 통로가 혈관이며 동맥(artery), 모세혈관(capillary), 정맥(vein)으로 구성된다. 기타 유동성 체액인 세포 사이의 조직액, 림프액, 뇌척수액 및 세포액은 혈액의 액체성분인 혈장(blood plasma)과 관련이 있다.

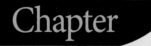

Chapter 9

혈액 및 심혈관

혈액(blood)은 세포들이 액상의 세포외기질(extracellular matrix)에 떠있는 형태로 일종의 결합조직에 속한다. 혈액은 골수에서 생성되는 혈액세포 성분인 적혈구(red blood cell), 백혈구(white blood cell), 혈소판(platelet)이 45%를 차지하고, 나머지는 액체성분의 혈장이 55%로 구성된 약 알칼리성(pH 7.35~7.45) 용액이다. 성인의 혈액 양은 일반적으로 체중의 8~9% 정도의 용적률에 남성은 평균 5~6L, 여성은 4~5L의 용량을 가진다. 혈액은 인체 내부에서 산소와 이산화탄소를 교환하는 호흡작용과 각 조직에 영양물질의 운반 및 배설작용, 항체에 의한 면역 작용, 전해질 및 수분조절과 체온조절을 한다. 또한 호르몬을 표적기관(target organ)으로 운반하고, 소화된 영양 물질의 흡수 및 삼투작용과 이온평형 조절작용 등 생명을 유지하기 위한 많은 중요한 일들을 한다.

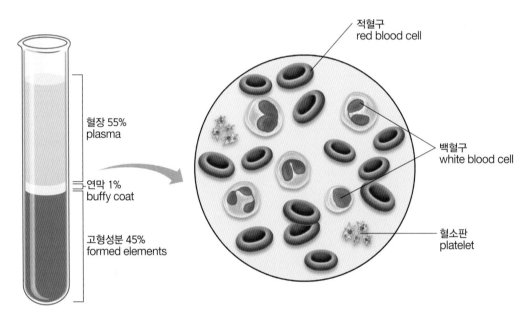

그림 9-1　원심분리 혈액

(1) 혈액의 성분

1) 적혈구(red blood cell, erythrocyte)

적혈구는 적색골수(red marrow) 내 줄기세포(stem cell)에서 분화하여 생산된다. 수명은 약 120일 정도이며, 혈액 $1mm^3$ 당 450~600만 개로 혈구세포 중 가장 많은 비율을 차지한다. 적혈구는 원반 모양의 세포로 바깥쪽은 두껍고 중앙은 얇은 구조로 핵이 없고, 단백 성분인 글로빈(globin)과 헴(hem)으로 구성된 혈색소인 헤모글로빈(Hb; hemoglobin)단백질로 차있다. 적혈구 내에서 산소는 헤모글로빈에 결합되어 있으며, 혈액이 인체의 말단에 도달하면 산소가 헤모글로빈에서 분리되고, 분리된 산소는 혈액에서 세포로 확산되어 세포대사에 이용된다. 혈액의 색 차이는 혈액 내 산소의 양에 의한 것으로 헤모글로빈이 산소와 결합하면 선홍색을 띠게 되고, 헤모글로빈에서 산소가 방출되면 짙고 푸른 암적색을 띠게 된다.

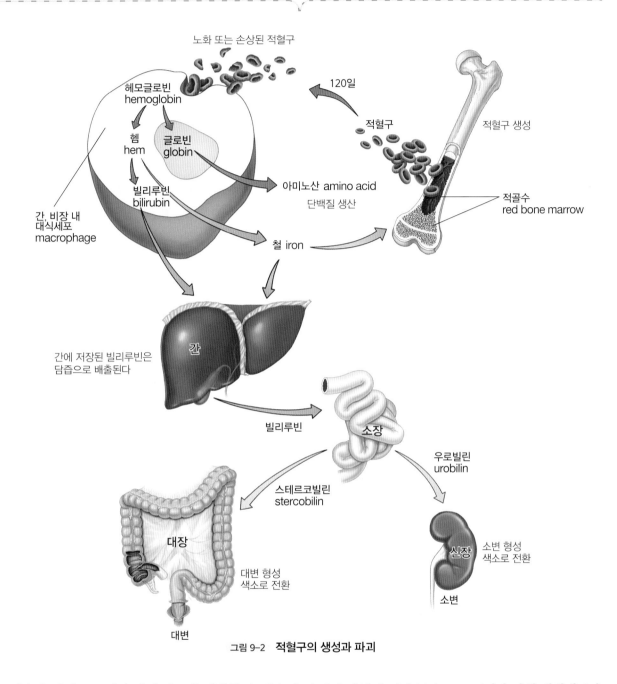

노화 또는 손상된 적혈구

헤모글로빈
hemoglobin

120일

적혈구

적혈구 생성

헴
hem

글로빈
globin

아미노산 amino acid
단백질 생산

적골수
red bone marrow

빌리루빈
bilirubin

간, 비장 내
대식세포
macrophage

철 iron

간

간에 저장된 빌리루빈은
담즙으로 배출된다

빌리루빈

소장

우로빌린
urobilin

스테르코빌린
stercobilin

대장

신장

소변 형성
색소로 전환

대변 형성
색소로 전환

소변

대변

그림 9-2 **적혈구의 생성과 파괴**

성숙한 적혈구는 핵이 없기 때문에 재생할 수 없으며, 수명이 다하면 비장(지라, spleen)이나 간의 대식세포가
포식하여 파괴되고 새 적혈구로 대체된다. 적혈구가 파괴되면 헤모글로빈은 그 구성성분인 글로빈(globin)과 헴
(hem)으로 분해된다. 글로빈은 여러 가지 아미노산으로 분해되어 다른 단백질 합성이나 혈색소 생성에 재이용된다.
헴은 철분(iron, Fe)과 담즙 색소인 빌리루빈(bilirubin)으로 분해된다. 철분(Fe)은 적골수로 이동하여 적혈구의 새
로운 혈색소 합성에 재활용되거나, 일부는 간이나 비장에 저장된다. 또한, 간은 혈액으로부터 담즙색소 특히, 빌
리루빈을 제거하여 담즙으로 배출한다. 담즙으로 배출된 빌리루빈은 소장으로 흘러 들어가 최종적으로 대장을 통
해 스테르코빌린(stercobilin)이라는 대변형성 색소로 전환되어 대변으로 배설이 되고, 일부는 회장에서 흡수되어
신장을 통해 우로빌린(urobilin)이라는 소변형성 색소로 전환되어 소변으로 배출된다.

2) 백혈구(white blood cell, leukocyte)

백혈구는 골수(bone marrow)와 흉선(가슴샘, thymus), 비장(지라, spleen), 림프절(lymph node), 편도선(tonsil) 등에서 생산된다. 백혈구는 혈액 1mm³당 5,000~10,000개 정도로 적혈구보다 그 숫자가 적으며, 혈색소인 헤모글로빈을 가지고 있지 않기 때문에 흰색으로 보인다. 백혈구는 핵이 있는 크고 둥근 세포로 세포질 내 과립을 포함하는 과립백혈구(granulocyte)와 세포질 내 과립이 없는 무과립백혈구(agranulocyte)로 구분한다. 과립구는 호중구, 호산구, 호염기구로 세 가지 유형이 있으며, 무과립구에는 백혈구 중 크기가 가장 작은 림프구와 크기가 가장 큰 단핵구의 두 가지 유형이 있다.

백혈구는 우리 몸에 침입한 여러 가지 세균을 잡아먹는 식균작용을 통해 인체를 보호하는 역할을 한다. 따라서 인체가 세균에 감염되면 백혈구의 수가 증가하게 된다.

● **백혈구의 종류 및 기능**　　　　　　　　　　　　　　　　　　　　　　　　　　　　　　　　[표 9-1]

구분	종류	%	기능
과립백혈구	호중구	54~62	식균작용(작은 입자 포식)
	호산구	1~3	염증반응, 알레르기 반응, 기생충 감염시 증가
	호염기구	1미만	헤파린(heparin)분비로 혈액응고방지, 히스타민(histamine)분비로 염증반응
무과립백혈구	림프구	25~33	면역반응, 베타·감마글로불린 생산
	단핵구	3~9	강한 식균작용(큰 입자 포식), 손상 또는 오래된 적혈구 제거

과립백혈구

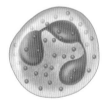

호중구
neutrophil

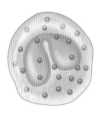

호산구
eosinophil

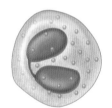

호염기구
basophil

무과립백혈구

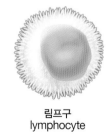

림프구
lymphocyte

단핵구
monocyte

그림 9-3　**백혈구의 종류**

3) 혈소판(platelet, thrombocyte)

혈소판은 적골수에 존재하는 거대 핵세포(megacaryocyte)가 부서져, 그 세포질 파편 조각에 의해 생성된 것으로써 완전한 세포는 아니다. 혈액 1mm³당 150,000~450,000개로 직경 2~4㎛ 크기의 무핵 세포이며, 적혈구 보다 훨씬 작다. 혈관 손상 시 손상 부위에 응집하여 혈전(thrombus)을 형성하고, 혈관을 수축하여 출혈을 막는 지혈작용(hemostasis)에 관여한다.

4) 혈장(plasma)

혈장은 혈액성분의 약 55%를 차지하는 옅은 노란색 액체로 90% 정도가 수분이며, 나머지 10%는 점액성 액체로 구성되어 있다. 점액성 액체는 혈장단백질이 대부분을 차지하며, 이온, 영양소, 산소와 이산화탄소 등의 가스, 효소, 호르몬, 노폐물 등을 함유하고 있다. 특히 혈장단백질은 혈장의 삼투압과 혈액의 양을 조절하는 알부민(albumin)이 60%, 지질과 지용성 비타민의 운반 및 면역에 관여하는 글로불린(globulin) 종류가 36%, 혈액응고 인자인 피브리노겐(fibrinogen)이 4%가량을 차지한다. 일반적으로 혈장단백질은 체액량을 조절하고, 병원체로부터 인체를 보호할 뿐만 아니라 혈관 손상시 과도한 혈액 손실을 방지한다. 혈장에서 응고성분인 피브리노겐을 제거한 노란색의 액체 성분을 혈청(serum)이라고 한다.

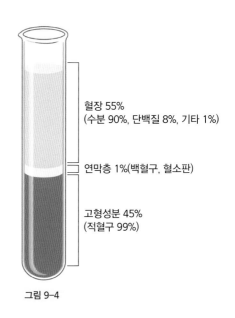

혈장 55%
(수분 90%, 단백질 8%, 기타 1%)

연막층 1%(백혈구, 혈소판)

고형성분 45%
(적혈구 99%)

그림 9-4

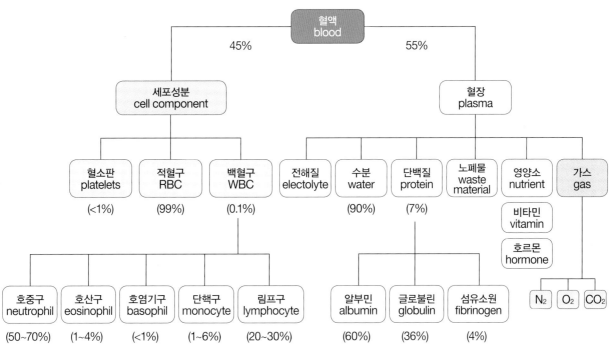

그림 9-5 혈액의 구성성분

(2) 지혈(hemostasis)

피부에 상처가 나게 되면 혈관이 손상되어 출혈이 발생하게 된다. 손상 부위가 작을 경우에는 자동으로 출혈이 멈추게 된다. 지혈(hemostasis)이란 출혈이 멈추는 것으로써, 보통 혈관 손상 부위에서 나타나는 3단계에 걸친 일련의 과정을 통해 이루어진다.

첫째, 혈관경련수축(vasospasm)이 일어난다. 혈관이 손상을 입게 되면 혈관벽의 평활근이 자극을 받아 수축하게 된다. 이는 혈관의 직경을 감소시켜 혈류량을 줄이게 된다. 극히 미세한 혈관의 경우는 혈관 경련만으로 출혈이 멈추기도 하지만, 비교적 큰 혈관이 손상되었을 때는 혈관 경련만으로는 지혈이 되지 않는다.

둘째, 혈소판 플러그(platelet plug)를 형성한다. 혈관이 손상을 받아 출혈이 일어나면 혈소판이 활성화된다. 활성화된 혈소판들이 혈관 내피의 콜라겐에 부착하게 되고, 동시에 끈적끈적한 혈소판들이 서로 달라붙어 손상된 혈관 부위를 막는 혈소판 플러그를 형성하게 된다. 그러나 혈소판 플러그 역시 출혈을 감소시킬 수는 있으나, 큰 혈관이 손상되었을 경우 효과적인 지혈을 하기에는 충분하지 않다.

셋째, 혈액응고(coagulation) 과정이다. 이는 가장 효과적인 지혈기전으로, 혈괴(blood clot)를 형성하는 것이다. 혈괴란 일련의 화학적 반응을 거쳐, 혈장 성분 중 하나인 피브리노겐(fibrinogen)으로부터 형성된 피브린(fibrin)이라는 단백섬유로 만들어진 그물망(net) 구조에 적혈구, 혈소판 등이 걸려들어 덩어리가 형성된 것을 말한다. 이 혈괴가 혈관의 손상 부위를 막아 완전히 출혈을 멈추게 한다.

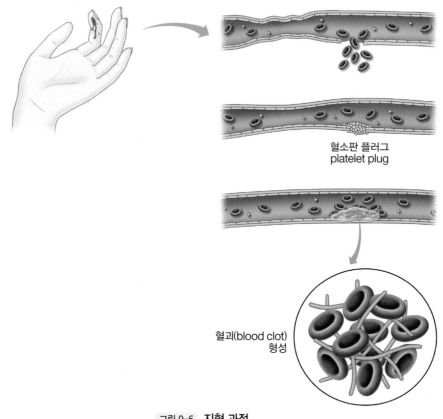

혈소판 플러그
platelet plug

혈괴(blood clot)
형성

그림 9-6 **지혈 과정**

(3) 혈액형과 수혈

혈액형은 적혈구 표면에 있는 단백질인 특정항원에 따라 ABO와 Rh 체계로 혈액형 유형을 분류한다. 이는 1901년 카를 란트슈타이너(Karl Landsteiner)라는 오스트리아의 병리학자에 의해 정립되었다. 일반적으로 항원(antigen)은 인체가 이물질로 인식하는 물질로서, 적혈구 표면에 있는 항원은 응집원(agglutinogen)이라고도 한다. 이는 혈액 속의 혈장에 있는 응집소(agglutinin)라고 하는 항체(antibody) 단백질과 항원-항체 반응(antigen-antibody reaction)을 일으킨다.

1) ABO 혈액형

ABO혈액형은 적혈구 세포막 표면에 있는 A항원과 B항원의 조합에 의해 구분짓게 된다. 즉, 적혈구 표면에 A항원만 가진 경우는 A형, B항원만 가진 경우는 B형, A항원과 B항원을 모두 가진 경우는 AB형, 항원이 전혀 없는 경우는 O형이 되는데, 이러한 항원의 조합은 유전된다.

● ABO 혈액형 [표 9-2]

혈액형	항원	항체	수혈 가능 혈액형	공혈 가능 혈액형
A형	A항원	항-B항체	A형 O형	A형 AB형
B형	B항원	항-A항체	B형 O형	B형 AB형
AB형	A항원　B항원	없음	A형 B형 AB형 O형	AB형
O형	없음	항-B항체　항-A항체	O형	A형 B형 AB형 O형

이와는 반대로, 혈액 속 혈장에는 항원에 대응하는 항체가 있는데, A형은 항-B항체(anti-B antibodies), B형은 항-A항체(anti-A antibodies), O형은 이 두 가지 항체를 모두 가지고 있으며, AB형은 이 두 가지 항체가 모두 없다. 그런데 같은 항원과 같은 항체가 만나 결합하게 되면, 서로 응집반응(agglutination)을 일으켜 적혈구를 파괴하게 된다.

따라서 수혈을 받을 때는 반드시 서로 적합한 혈액형으로부터 수혈을 받아야 한다. 즉, 혈액형이 A형인 사람은 항-A항체를 가진 B형이나 AB형의 혈액은 수혈 받으면 안 된다. 혈액형이 B형인 사람의 경우도 A형이나 AB형의 혈액은 수혈 받으면 안 된다. 혈액형이 O형인 경우는 항-A, 항-B항체를 모두 갖고 있기 때문에 같은 O형 이외의 A형, B형, AB형의 혈액은 수혈받는 게 불가능한 반면, 어떤 항원도 갖고 있지 않기 때문에 모든 혈액형의 사람들에게 혈액을 줄 수 있는 만능 공혈자(universal donors)가 된다. 그리고 혈액형이 AB형인 경우는 항-A, 항-B항체가 모두 없기 때문에 모든 혈액형으로부터 혈액을 받을 수 있는 만능 수혈자(universal recipient)가 된다.

2) Rh식 혈액형

Rh식 혈액형은 혈액 속에 있는 Rh항원(인자)에 의해서 분류되는 체계이다. 적혈구막 표면에 Rh항원을 포함하고 있으면 Rh양성(Rh+), 포함하고 있지 않으면 Rh음성(Rh-)이라고 한다. Rh항원의 유무는 유전형질로서, 한국인의 경우 99% 이상이 Rh양성에 속하고, 0.4% 가량이 Rh음성이다. 백인의 경우 약 85%가 Rh양성, 약 15%가 Rh음성에 속한다. 원래 혈장에는 항-A항체, 항-B항체와 달리 Rh항원과 반응하는 항-Rh항체는 자연적으로 생성되지 않지만, 특이 자극에 의해 Rh음성인 사람에서만 형성된다.

2 심장과 혈관

(1) 심장(heart)

심장은 우리 몸에서 펌프와 같은 작용을 하는 기관으로, 끊임없이 혈액을 받아들이고 내보내면서 온몸으로 이동시킨다. 심장은 매분 72회 정도 뛰며, 약 4~6L의 혈액을 온몸으로 보낸다. 이를 하루로 계산하면 1일 평균 약 10만 회 정도 뛰고, 약 7,000L 이상의 혈액을 순환시킨다. 심장의 펌프질에 의해 전신에 공급되는 혈액은 동맥, 정맥, 모세혈관 등의 다양한 구조를 가진 혈관들을 통해 온 몸 구석구석에 전해지게 된다. 따라서 심장과 혈관은 함께 심혈관계를 구성한다.

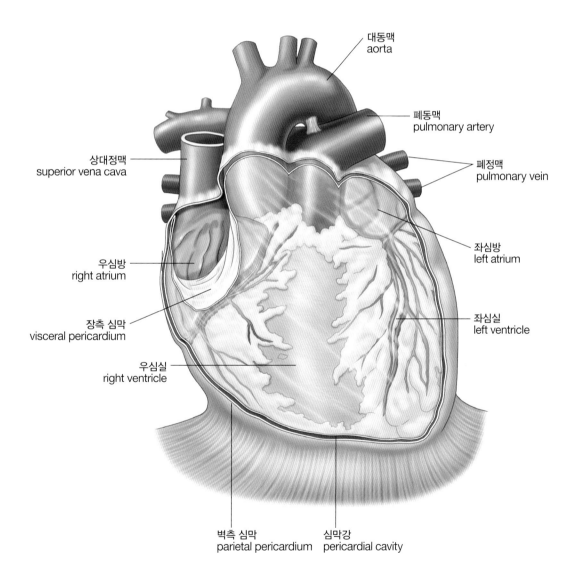

대동맥
aorta

폐동맥
pulmonary artery

상대정맥
superior vena cava

폐정맥
pulmonary vein

좌심방
left atrium

우심방
right atrium

장측 심막
visceral pericardium

좌심실
left ventricle

우심실
right ventricle

벽측 심막
parietal pericardium

심막강
pericardial cavity

그림 9-7 **심장**

1) 심장의 구조

심장은 속이 빈 원뿔 모양의 근육성 펌프기관으로 양쪽 폐(허파, lung) 사이의 종격동(가슴세로칸, mediastinum) 안에 있으며, 횡격막(가로막, diaphragm) 위쪽에 위치한다. 심장 상부인 기저부(base)는 제2번 늑골 부위(갈비뼈)에 위치하고, 심장 하부인 심첨부(심장끝, apex)는 제5~6번 늑연골(갈비연골) 사이에 위치한다. 심장의 크기는 사람마다 다르나 대략 주먹만 한 크기로 2/3 가량이 신체의 왼쪽 편에 치우쳐져 있다.

① 심막

심장은 치밀결합조직인 심막(심장막, pericardium)에 의해 둘러싸여 있다. 심막은 바깥층을 구성하는 섬유성 심막과 그 내부를 구성하는 벽측 심막(parietal pericardium), 가장 안쪽층인 장측 심막(visceral pericardium)으로 구성된다. 장측 심막은 심외막(epicardium)이라고도 하며, 실질적으로 심장을 감싸고 있는 가장 바깥막이다. 특히, 벽측 심막과 장측 심막 사이에는 심막강(pericardial cavity)이라는 미세한 공간이 있다. 이 공간에는 소량의 윤활성 액체인 장액이 들어 있어 심장과 심장막 사이의 마찰을 줄여준다.

② 심장의 벽

심장의 벽은 3층으로 구분된다. 가장 바깥쪽에는 장측 심막에 해당하는 심외막(epicardium)이 있으며, 그 안쪽에는 심장에 산소와 영양을 공급하는 관상동맥과 정맥이 지나가는 경로를 따라 지방조직이 분포하고 있다. 그리고 지방조직 밑에는 가장 두꺼운 층으로 심장의 근육조직인 심근층(myocardium)이 형성되어 있고, 심근층 안쪽은 탄력섬유와 교원섬유를 다량 함유한 상피조직인 심내막(endocardium)이 있다.

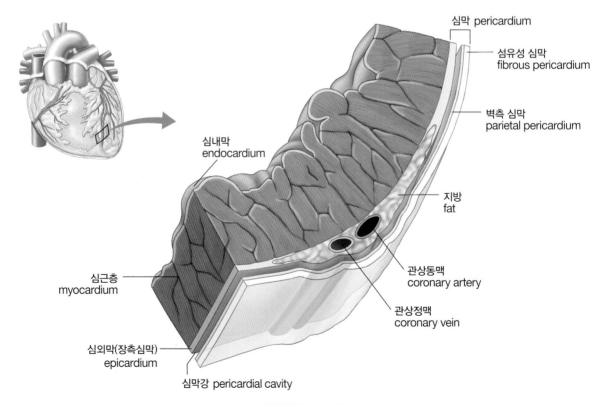

그림 9-8 **심장의 벽**

③ 심방과 심실

심장의 내부는 속이 비어 있는 좌우 2개씩 구분된 4개의 방(chambers)이 있다. 윗부분에 있는 2개의 공간은 심방(atrium)이라 하며, 심장으로 돌아오는 혈액을 받아들이는 공간이다. 아래 부분에 있는 2개의 공간은 심실(ventricle)이라고 하며, 혈액을 심장 밖으로 내보내는 공간이다. 좌측과 우측 심장은 단단한 중격(septum)에 의해 분리되어 혈액이 서로 섞이지 않게 한다. 우심방(right atrium)은 머리와 상체부위의 혈액을 운반해 오는 상대정맥과 몸의 하체부위의 혈액을 운반해 오는 하대정맥, 심장 자체의 혈액을 운반해 오는 관상정맥으로부터 혈액을 받아 우심실로 보낸다. 또한 우심실(right ventricle)은 우심방에서 받은 혈액을 폐동맥을 통해 최종적으로 폐로 내보내는 곳이다. 좌심방(left atrium)은 4개의 폐정맥을 통해 산소가 풍부한 혈액을 받아 좌심실(left ventricle)로 보내는 곳이며, 좌심실은 좌심방에서 받은 혈액을 펌프질하여 대동맥(aorta)을 통해 전신으로 내보내는 곳이다.

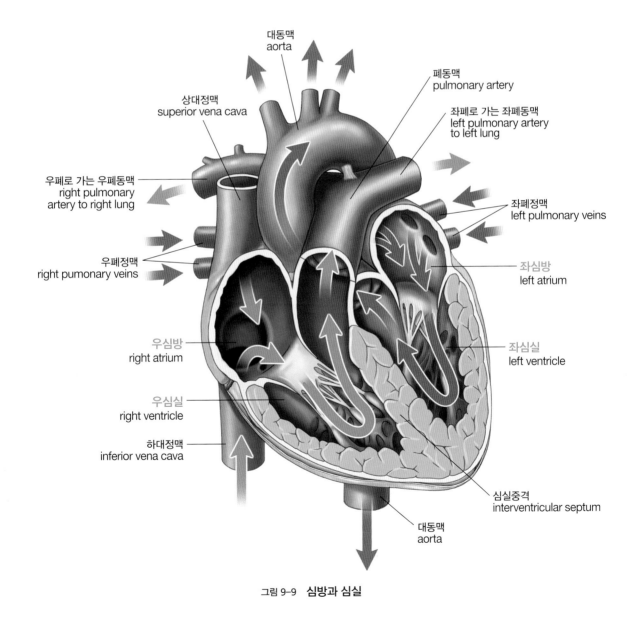

그림 9-9 **심방과 심실**

④ 심장판막

심장에는 4개의 판막(valve)이 있어, 혈류가 역류하지 않고 한 방향으로 흐르게 하는 역할을 한다. 우심방과 우심실 사이에는 3개의 돌기를 가진 삼첨판(tricuspid valve)이 위치한다. 우심방 수축으로 삼첨판이 열리면, 우심방의 혈액이 우심실로 흐르게 된다. 곧이어 혈액 역류를 방지하기 위해 우심실 수축으로 삼첨판이 닫히고 동시에 폐동맥반월판(pulmonary semilunar valve)이라고 하는 문이 열리면서 혈액은 우심실을 나가게 된다. 그리고, 즉시 우심실이 이완되면서 폐동맥반월판이 닫힘으로써 혈액의 역류를 방지한다.

마찬가지로 좌심방과 좌심실 사이에는 2개의 돌기를 가진 이첨판(bicuspid valve) 또는 승모판(mitral valve)이라고 하는 판막이 있다. 좌심방 수축으로 이첨판이 열리면서 좌심방의 혈액이 좌심실로 보내지게 되고, 곧이어 좌심실의 수축으로 이첨판이 닫히고 동시에 대동맥반월판(aortic semilunar valve)이라는 문이 열리면서 좌심실 내의 혈액이 나가게 된다. 그리고 좌심실이 이완되면 대동맥반월판이 닫히면서 혈액의 역류를 막게 된다.

판막첨은 건삭(chordae tendineae)이라 하는 강한 섬유성 밴드 조직에 의해 판막의 첨판에 붙어 있다. 이 섬유성 밴드의 끝은 작은 근육조직 덩어리인 심실벽에서 외부로 뻗어나온 유두근(papillary muscle)에 부착되어 있다. 유두근은 심실이 수축할 때 같이 수축하여 건삭을 잡아 당기게 되는데, 이 때문에 심실 수축 시 내부 압력이 높아져도 판막이 심방 안쪽으로 뒤집히는 것을 방지할 수 있게 된다.

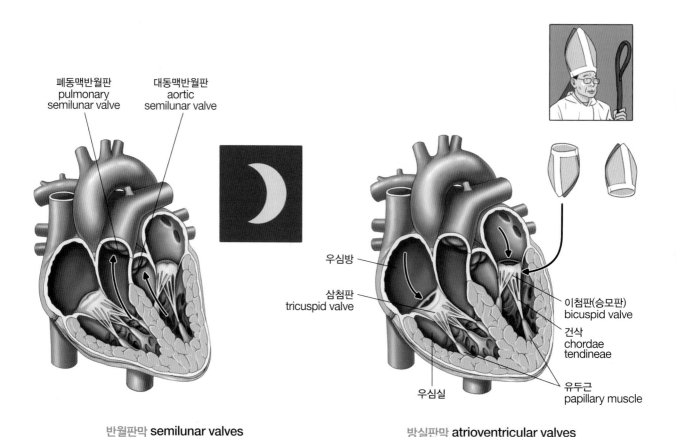

반월판막 **semilunar valves**   방실판막 **atrioventricular valves**

그림 9-10 **심장판막**

2) 심장의 활동

심장의 활동을 조절하는 중추는 연수(medulla oblongata)이며, 자율신경계의 지배를 받는다. 교감신경은 심박동을 촉진시키고, 부교감신경은 심박동을 억제하는 기능을 한다. 심장의 박동은 심장을 우심과 좌심으로 나누는 심장중격(septum)에 위치한 심장흥분전도계(cardiac conduction system)에 의한 것이다. 이는 심장흥분전도계가 심근수축을 위한 자극을 제공하고 심방과 심실의 펌프활동을 조정함으로써 일어난다. 심장흥분전도계는 심방근과 심실근을 결합하는 특수근육섬유의 주행 경로인 동방결절, 방실결절, 히스속(bundle of his, 방실다발) 및 푸르키니에 섬유계(purkinje fibres)로 자극을 전달한다. 이러한 심장의 종합적인 구조들에 의해 심장은 율동성(rhythmicity), 흥분성(excitability), 전도성(conductibility), 수축성(contractibility)의 4가지 기능적 특성을 갖게 된다.

① 동방결절(굴심방결절, sinoatrial node)

동방결절은 길이 1cm, 넓이 3~5mm의 구조물로 상대정맥과 우심방의 경계부분에 위치하며, 1차 심박조율기(primary pacemaker)이다. 중추로부터 신경자극을 받지 않고도 스스로 규칙적인 간격으로 분당 60~100회의 흥분을 일으키고, 이 흥분이 방실결절에서 히스속을 거쳐 푸르키니에 섬유를 따라 모든 심실 근육섬유를 수축시키므로써 심박동(heart beat)을 유발한다.

② 방실결절(atrioventricular node)

방실결절은 심방중격의 아랫부분에 위치하며 2차 심박조율기이다. 동방결절에서 시작된 전기적 흥분을 심실 사이의 중격에 위치한 특수한 전도조직인 히스속에 전달한다. 전기적 흥분이 방실결절에서는 느리게 통과하는데, 이러한 전도 지연은 심방수축 후 이완된 심실에 충분한 혈액량이 들어가도록 한다.

③ 히스속(방실다발, bundle of his) 및 푸르키니에 섬유계(purkinje fibers system)

히스속은 방실결절에서 시작된 굵은 섬유다발로 좌우 2개의 분지로 나누어져, 심실중격을 따라내려 가면서 다시 여러 가지들로 갈라지게 된다. 그 말단은 푸르키니에로 불리우는 수많은 긴 섬유로 퍼져 심실 근육 전체에 분포되어 있다. 푸르키니에 섬유는 심실에 위치한 심근세포들에게 빠르게 전기자극을 전달하여 좌우심실이 동시에 수축을 일으키게 한다.

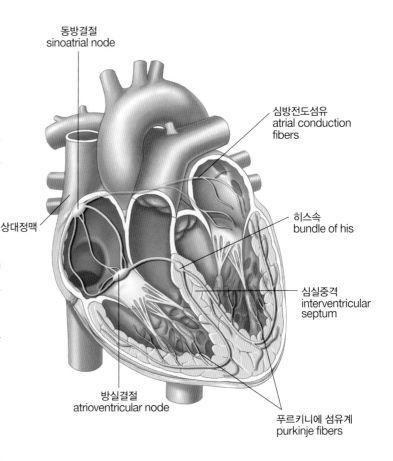

그림 9-11 **심장 전도계**

(2) 혈관(blood vessels)

혈관은 심장에서 전신으로 혈액을 운반하고, 다시 심장으로 되돌리는 역할을 한다. 혈관은 혈액을 신체 말단까지 전달하는 동맥(artery), 신체 말단부위에서 동맥과 정맥을 연결하는 모세혈관(capillaries), 신체 말단의 모세혈관에서 혈액을 받아 심장으로 되돌리는 정맥(vein) 등 크게 3 종류로 구분된다. 이러한 인체의 혈관을 모두 한 줄로 연결하면 약 100,000~150,000km가 되며, 이는 지구 둘레의 두 배 반에서 세 배 정도에 해당되는 길이가 된다. 모세혈관을 제외한 혈관의 기본 구조는 3층으로 섬유성 결합조직으로 된 외막(tunica adventitia), 탄력조직과 평활근 조직으로 된 중막(tunica media), 내피세포층으로 된 내막(tunica intima)으로 구성되어 있다.

1) 동맥(artery)

동맥은 혈관 중 가장 굵고 두껍고 탄력성 있는 혈관으로 가장 굵은 대동맥(aorta)과 그 보다 가는 세동맥(arteriole)으로 구분되며, 세동맥의 끝은 모세동맥혈관(모세동맥)으로 이어진다.

동맥혈관 벽을 구성하는 평활근은 교감신경의 지배를 받아 수축과 이완을 하게 되며, 이로 인해 혈관의 직경이 변하게 된다. 혈관의 수축과 이완은 혈류량과 혈압에 영향을 미치게 된다. 동맥은 심장(좌심실)의 높은 압력에 의한 펌프질로 흘러나온 산소와 영양분이 풍부한 선홍색을 띠는 혈액을 전신 세포에 운반하는 역할을 한다.

2) 모세혈관(capillaries)

모세혈관은 동맥과 정맥을 연결하는 그물 모양의 혈관으로 매우 가늘며, 혈류의 흐름도 가장 느리다. 단층의 내피세포층인 내막으로 이루어져 있으며, 혈관 중 가장 얇은 벽을 가졌는데, 이 벽은 반투과성의 특징을 갖는다. 얇은 모세혈관 벽을 구성하는 내피세포들 사이에는 구멍(틈)이 존재한다. 이 구멍(틈)을 통해 모세동맥혈관 내 동맥혈액에 용해되어 있는 산소(O_2)와 영양물질들이 조직공간으로 확산되고 반대로 조직세포의 대사로 생성된 이산화탄소(CO_2)와 노폐물들이 조직공간에서 모세정맥혈관 내 정맥혈액으로 이동해 들어오게 된다.

모세혈관과 조직공간 사이에서 일어나는 산소와 이산화탄소의 가스교환을 비롯한 영양분과 노폐물 등의 물질교환은 확산, 여과, 삼투압의 균형 작용에 의해 일어난다.

3) 정맥(vein)

정맥은 동맥보다 중막 부위인 근육층이 덜 발달되어 있고, 혈관벽이 얇다. 정맥혈관은 동맥혈관과 마찬가지로 굵은 대정맥(vena cava)과 가는 세정맥(venule)으로 구분되며, 세정맥의 끝은 모세정맥혈관(모세정맥)으로 이어진다.

정맥압은 동맥압보다 낮으며, 혈관 내에는 판막(정맥판, valve)이 존재하여, 혈류의 역류를 방지한다. 판막은 다리부위 정맥에 가장 많이 분포한다. 정맥은 전신의 세포에서 이산화탄소와 노폐물이 많은 푸른 암적색의 혈액을 심장(우심방)으로 운반하는 역할을 하며, 인체의 총 혈액량 중 70%의 혈액을 보유하고 있다.

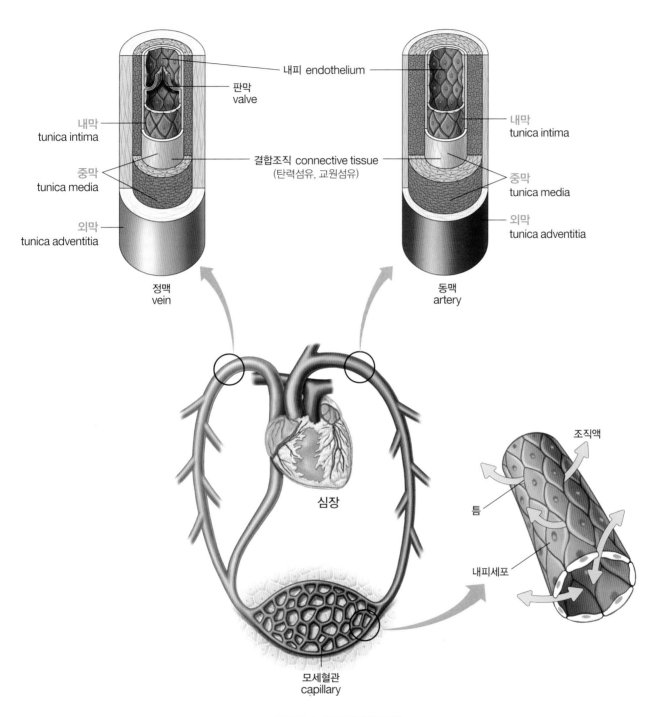

내피 endothelium

판막
valve

내막
tunica intima

중막
tunica media

외막
tunica adventitia

내막
tunica intima

중막
tunica media

외막
tunica adventitia

결합조직 connective tissue
(탄력섬유, 교원섬유)

정맥
vein

동맥
artery

심장

조직액

틈

내피세포

모세혈관
capillary

그림 9-12 혈관의 결합조직

3 혈액순환(blood circulation)

혈액순환은 크게 체순환(몸순환, systemic circulation)과 폐순환(허파순환, pulmonary circulation)으로 분류할 수 있다. 체순환은 폐로부터 좌심방을 거쳐 좌심실로 들어온 영양과 산소가 풍부한 혈액을 동맥혈관을 통해 전신의 조직 세포에 공급한다. 그리고 다시 전신의 조직 세포로부터 이산화탄소와 노폐물을 받아 정맥을 통해 우심방으로 들어오는 혈액순환 경로이다. 체순환은 좌심실에서 시작하여 대동맥, 세동맥, 전신의 모세혈관, 세정맥, 대정맥, 우심방으로 순환한다.

폐순환은 전신으로부터 우심방으로 돌아온 이산화탄소와 노폐물이 많은 정맥혈액(venous blood)을 우심실을 거쳐 폐로 보내서 가스교환을 통해 산소가 풍부한 동맥혈(arterial blood)로 바꾼 후 좌심방으로 보내는 혈액순환 경로이다. 폐순환은 우심실에서 시작하여 폐동맥, 폐세동맥, 폐모세혈관, 폐세정맥, 폐정맥, 좌심방으로 순환한다.

기타 국소순환으로서 혈액을 간으로 보내는 간문맥순환과 심장 자체의 영양순환 경로인 심장순환, 소화와 관련된 내부장기순환 등이 있다. 특히 간문맥순환은 문맥, 간동맥, 간정맥으로 구성되는데 문맥은 영양이 풍부한 소화관의 혈액을 간으로 운반하고, 간동맥은 산소가 풍부한 혈액을 간으로 보내는 특징을 갖는다. 그리고 간정맥은 간의 정맥혈액을 하대정맥으로 운반하는 역할을 한다.

● 혈액순환의 종류 [표 9-3]

체순환	좌심실 → 대동맥 → 세동맥 → 모세혈관 → 세정맥 → 대정맥 → 우심방
폐순환	우심실 → 폐동맥 → 폐세동맥 → 폐모세혈관 → 폐세정맥 → 폐정맥 → 좌심방

★ 국소순환

문맥 : 소화관, 혈관 $\xrightarrow{\text{영양보충}}$ 간

간동맥 : 복부대동맥 $\xrightarrow{\text{O}_2}$ 간

간정맥 : 간 $\xrightarrow{\text{CO}_2, \text{노폐물}}$ 하대정맥

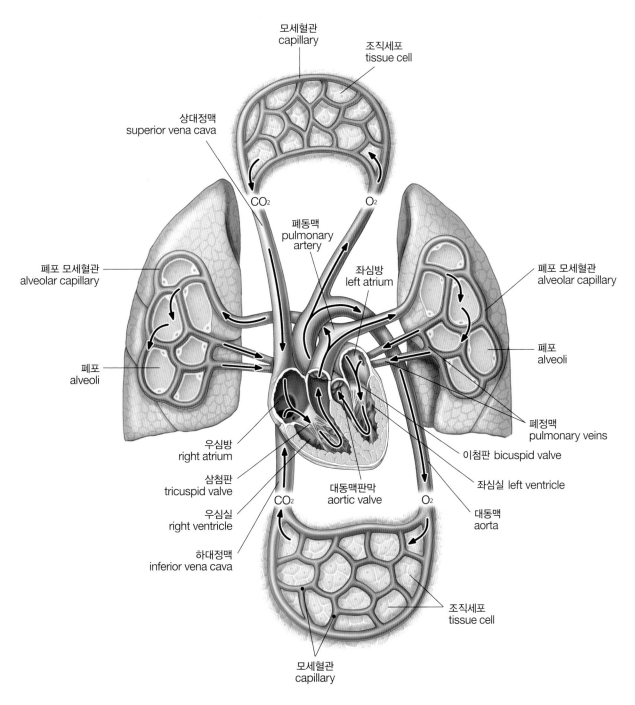

모세혈관
capillary

조직세포
tissue cell

상대정맥
superior vena cava

폐동맥
pulmonary
artery

좌심방
left atrium

폐포 모세혈관
alveolar capillary

CO_2

O_2

폐포 모세혈관
alveolar capillary

폐포
alveoli

폐포
alveoli

폐정맥
pulmonary veins

우심방
right atrium

이첨판 bicuspid valve

삼첨판
tricuspid valve

대동맥판막
aortic valve

좌심실 left ventricle

우심실
right ventricle

CO_2

O_2

대동맥
aorta

하대정맥
inferior vena cava

조직세포
tissue cell

모세혈관
capillary

그림 9-13 **전신의 혈액 순환**

림프계는 심혈관계와 같이 체액을 운반하는 혈관망을 갖고 있으며, 이는 조직공간에 생성된 체액을 혈류로 되돌리는 역할을 한다. 동시에 인체의 체액균형, 지방, 지용성 비타민 흡수작용 및 면역기능에 중요한 역할을 하는 기관으로서, 림프(lymph), 림프관(lymphatic duct), 림프절(lymph node) 및 여러 림프 기관(흉선, 비장, 편도 등)으로 구성되어 있다. 림프계와 혈관계 모두 종착지인 심장을 향하고 질환과 감염으로부터 몸을 보호하는 기능을 하는 점에서 유사하다. 그러나 혈액순환계가 혈액을 심장과 혈관을 통해 끊임없이 전신 순환시키는 데 반해 림프계는 림프액을 모세림프관에서 시작하여 더 큰 림프관들을 거쳐 최종적으로 심장을 향해 한 방향(one-way system)으로만 운반하기 때문에 엄밀한 의미에서는 순환계라고 말하기는 어렵다.

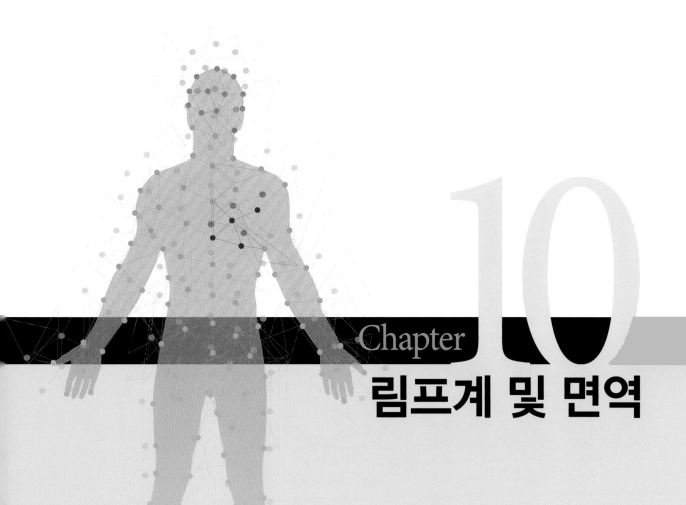

Chapter **10**

림프계 및 면역

(1) 림프(lymph)

모세혈관에서 조직공간으로 빠져 나온 혈장성분이 조직액을 형성하여 물질교환 후 85~90%가량은 다시 모세정맥에서 재흡수된다. 그리고 10~15% 정도의 나머지 일부 조직액은 모세림프관으로 유입되는데, 이 액체를 '림프'라 한다. 림프는 혈장과 비슷하지만 단백질 농도는 더 낮다. 림프의 주요 성분은 수분과 전해질(electrolyte), 알부민(albumin), 면역글로불린(immunoglobulin), 피브리노겐(fibrinogen)과 같은 혈장단백질(plasma protein)과 림프구(lymphocyte), 대식세포(macrophage), 랑게르한스세포(langerhans cell) 등 면역과 관련된 세포들로 소장에서 흡수된 지방물질로 구성되며, 기타 사이토카인(cytokine), 히스타민(histamine), 효소(enzyme), 죽은 세포, 호르몬 등의 물질도 포함되어 있다.

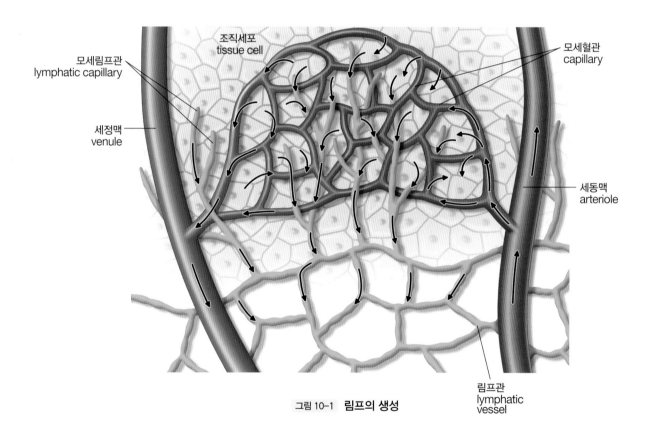

그림 10-1 **림프의 생성**

(2) 림프의 이동

림프관 내의 정수압은 정맥과 같이 낮은 상태이기 때문에 림프가 림프관을 통해 이동할 때에는 근육의 활동이 중요한 역할을 한다. 즉 림프의 이동은 골격근의 수축, 호흡운동에 의한 흉부의 압력변화, 림프관 벽의 평활근의 수축을 통해 일어난다. 또한 정맥혈관과 같이 림프관 내에는 판막이 존재하는데, 이러한 판막에 의해 림프액은 역류되지 않고 한 방향으로 이동할 수 있게 된다.

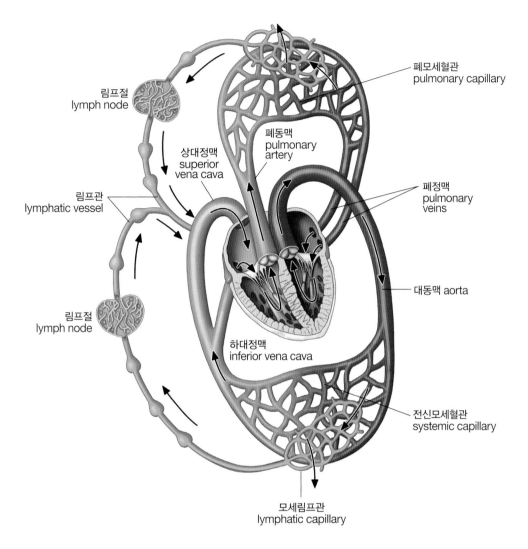

림프절
lymph node

상대정맥
superior
vena cava

림프관
lymphatic vessel

림프절
lymph node

폐모세혈관
pulmonary capillary

폐동맥
pulmonary
artery

폐정맥
pulmonary
veins

대동맥 aorta

하대정맥
inferior vena cava

전신모세혈관
systemic capillary

모세림프관
lymphatic capillary

그림 10-2 **림프순환의 경로**

(3) 림프관(lymphatic vessels)

림프관은 대부분 정맥을 따라 분포하며, 중추신경계를 제외한 신체의 각 기관에 많이 존재한다. 림프관은 신체 말단으로부터 정맥계로 림프를 운반하며, 지름에 따라 크게 모세림프관(lymphatic capillary), 림프관(lymphatic vessel), 림프본관(lymphatic trunk), 집합관(collecting duct)으로 구분된다. 위치에 따라서는 근막을 기준으로 근막 상부의 천부 림프계와 근막 하부의 심부 림프계로 구분하나, 그 수는 천부 림프계가 월등히 많다. 림프액은 모세림 프관에서 시작하여 림프관, 림프본간 줄기, 집합관을 거쳐 최종적으로 정맥으로 유입된다.

1) 모세림프관(lymphatic capillary)

가장 작은 림프관인 모세림프관은 끝이 막힌 관(맹관)의 형태로 모세혈관과 같이 복잡한 그물망을 이루며, 체내 곳곳의 조직 세포 사이에 퍼져 분포한다. 모세림프관 벽은 모세혈관 벽과 같이 구멍을 가진 얇은 단층편평상피(simple squamous epithelium)로 구성되어, 조직액이 모세림프관 안으로 쉽게 들어갈 수 있다. 소장의 융모(융털, villus) 안에 있는 모세림프관은 소화관에서 바로 흡수된 지방을 많이 포함하고 있으며, 유미림프관(암죽관, lacteals)이라고도 한다. 모세림프관의 바깥벽에는 필라멘트(filament)가 부착되어 있어 진피 내 섬유와 연결되어 있다. 조직액이 증가하면 진피 내 섬유의 간격이 벌어지고, 진피 내부에 부착된 필라멘트가 모세림프관의 내피세포를 잡아당기게 된다. 이로 인해 내피 세포벽이 열려 조직액과 미생물, 흡수된 지방 등이 쉽게 유입되게 된다. 그리고 모세림프관의 내부 압력이 높아지게 되면 내피 세포벽은 다시 닫히게 된다.

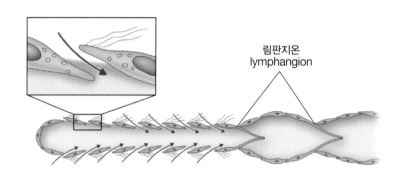

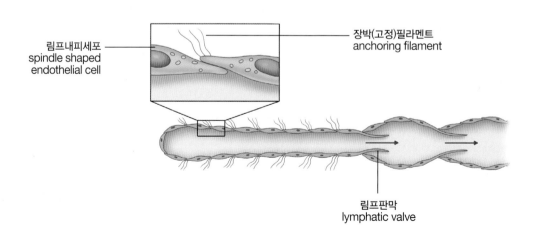

그림 10-3 조직액의 림프관 내로의 유입

2) 림프관(lymphatic vessel)

림프계의 주요 운반관으로 모세림프관이 모여서 이루어지며, 주로 근막 위쪽의 피하조직에 위치한다. 림프관 벽은 정맥과 유사한 3층 구조로 내막 (내피세포), 중막(평활근 및 탄력섬유), 외막(결합조직)으로 구성되어 있으나, 정맥혈관 벽보다는 얇다. 정맥혈관처럼 판막이 일정한 간격(6~20mm)을 두고 매우 잘 발달되어 있어 림프액의 역류를 방지한다. 특히 판막과 판막 사이를 '림관지온(lymphangion)'이라고 하며, 림프관의 해부학적, 기능적 최소 단위가 된다. 림프관 평활근의 자동 운동성에 의해 수축과 이완을 반복하며, 림프를 이동시킨다. 림프관 경로에는 특화된 기관인 림프절(lymph node)이 존재하며, 림프관들이 합쳐져서 더 큰 림프본간(lymphatic trunks)이 된다.

3) 림프본간(림프관줄기, lymphatic trunk)

몸의 비교적 큰 부위로부터 림프를 받아들이는 곳으로, 분포 부위에 따라 명칭이 다르다. 목과 머리의 림프가 흡수되는 좌우의 경림프본간(목림프관줄기, jugular lymphatic trunk), 팔의 림프가 흡수되는 쇄골하림프본간(빗장밑림프관줄기, subclavian lymphatic trunk), 흉곽 부위의 림프가 흡수되는 우기관지종격림프본간(오른기관지세로칸림프관줄기, right bronchomediastinal trunk), 복부 내장기관의 림프가 흡수되는 장림프본간(내장림프관줄기, visceral trunk), 다리와 아랫배 및 골반기관의 림프가 흡수되는 요림프본간(허리림프관줄기, lumbar trunks)으로 나뉜다.

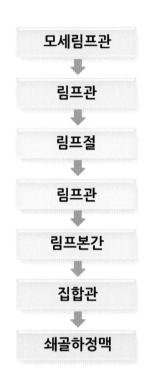

그림 10-4 **림프순환 경로**

4) 집합관(collecting duct)

집합관은 전신에서 수집된 림프가 모두 모인 곳으로 크게 흉관(가슴림프관, thoracic duct)과 우림프본간(오른림프관, right lymphatic duct)으로 나뉜다. 흉관은 약 40cm정도의 길이로 우림프관보다 크고 길며, 인체의 오른쪽 윗부분 1/4을 제외한 전신의 림프가 들어가는 곳이다.

흉관은 제2요추(허리뼈) 전면부위에 있는 방추상의 유미조(cisterna chyli)에서 시작하여 왼쪽 머리, 목, 체간, 팔, 양다리를 포함한 신체의 80%의 림프가 좌쇄골하정맥(왼빗장밑정맥)과 좌경정맥(왼목정맥)이 만나는 곳인 좌정맥각(left venous angle)을 거쳐 대정맥에 합류된다.

우림프본간은 길이가 약 1.3cm 정도로 우측 상반신, 즉 오른쪽 가슴부위, 오른쪽 팔, 오른쪽 머리와 목 부위에서 오는 림프가 들어가는 곳으로 우쇄골하정맥(오른빗장밑정맥)과 우경정맥(오른목정맥)이 만나는 곳인 우정맥각에서 대정맥에 합류된다. 흉관 및 우림프본간과 좌우 쇄골하정맥이 만나는 지점을 터미누스(terminus)라 하며, 이곳은 림프가 정맥으로 유입되어 다시 혈류로 합류되는 터미널과 같은 최종 종착지가 된다.

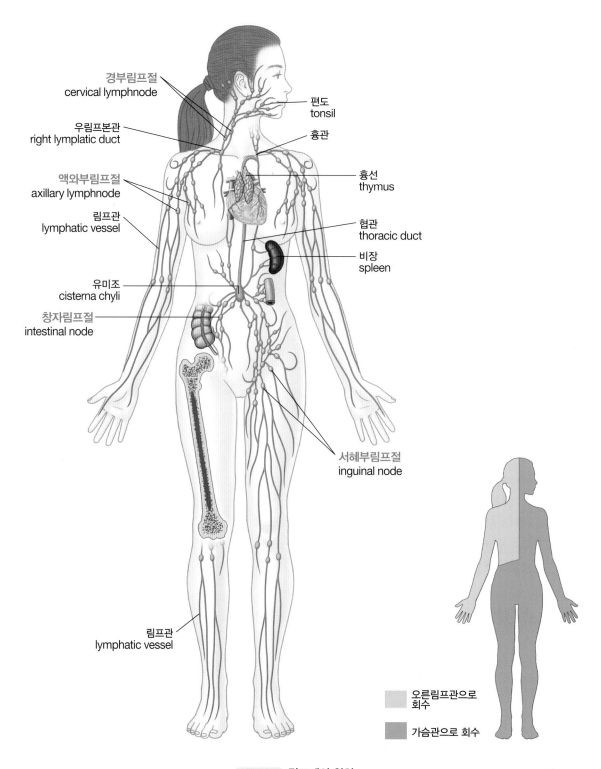

경부림프절
cervical lymphnode

편도
tonsil

우림프본관
right lymplatic duct

흉관

액와부림프절
axillary lymphnode

흉선
thymus

림프관
lymphatic vessel

협관
thoracic duct

유미조
cisterna chyli

비장
spleen

창자림프절
intestinal node

서혜부림프절
inguinal node

림프관
lymphatic vessel

오른림프관으로
회수

가슴관으로 회수

그림 10-5 **림프계의 위치**

(4) 림프기관(lymphatic organs)

림프기관에는 림프절, 편도, 흉선(가슴샘, thymus), 비장(지라, spleen)이 포함된다. 림프기관에서는 림프에 존재하는 인체에 유해한 이물질과 병원체들을 여과함으로써, 신체를 방어하고 림프구의 활동으로 질병에 대한 면역력을 증가시킨다.

1) 림프절(lymphatic nodes)

림프절은 외부에서 침입한 인체에 유해한 미생물들과 싸우는 림프구(lymphocytes)와 대식세포(macrophage)가 많이 존재하는 콩 모양과 유사한 기관이다. 림프절은 2~100개 정도가 림프관이 지나는 경로를 따라 무리를 짓거나 사슬로 연결되어 존재하며, 일부는 신체의 깊은 곳에 일부는 얕은 곳에 위치한다. 림프절은 중추신경계를 제외한 전신에 분포되어 있으며, 주로 목, 겨드랑이, 팔꿈치, 무릎, 다리사이 등 인체가 연결되는 부위에 다량 존재한다.

림프절의 외부는 결합조직으로 된 막(capsule)으로 싸여 있으며, 문(hilum)이라고 하는 오목하게 들어간 통로를 통해 혈관과 신경이 연결된다. 각각의 림프절에는 두 종류의 수입림프관(들림림프관, afterent lymhatics vessel)과 수출림프관(날림림프관, efferent lymhatics vessel)이 존재한다. 수입림프관은 림프액을 말초에서 림프절로 운반해오는 림프관으로 문의 반대쪽 볼록한 부위에 존재하고, 수출림프관은 오목한 부위에 위치하여 림프절 내부에서 여과된 림프액을 밖으로 내보내는 림프관이다.

내부구조는 크게 피질(겉질)과 수질(속질)로 나누어지며, 단단한 피막이 림프절 내부로 확장되어 들어가 작은 기둥을 형성하면서, 피질부위를 여러 구역으로 구분한다. 림프절 내부의 바깥층인 피질부위에 T림프구(T lymphocyte, T-cell)와 대식세포가 밀집되어 있어, 어둡게 보이는 부분을 림프결절(lymph nodule)이라 하며, 림프절의 기능적 단위가 된다. 반면, 림프절 안쪽층인 수질부위도 피질부위와 거의 동일하게 B림프구(B lymphocyte or B-cell)와 대식세포가 존재하나 림프결절은 없고 면역세포 성분도 적다. 림프절 내부의 림프동(lymph sinus)이라 부르는 공간에는 미세한 섬유들로 된 그물망이 형성되어 있으며, 이 통로와 같은 공간을 통해 림프액이 순환하게 된다.

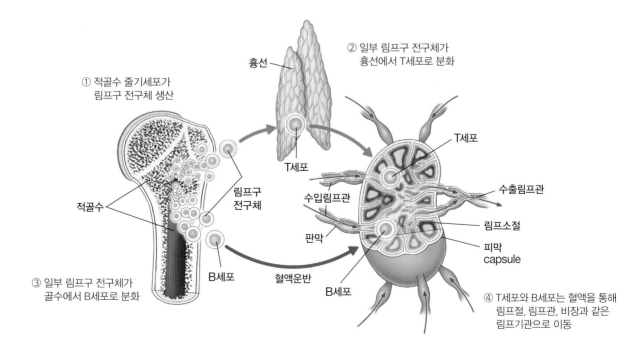

림프절의 주요 기능은 첫째, 잠재적으로 인체에 유해할 수 있는 입자나 물질이 혈류에 들어가지 못하도록 걸러낸다.(여과작용) 둘째, 모세정맥을 통해 림프절 내에 있는 림프액 중의 수분을 재흡수 시킴으로써 약 40% 정도까지 림프액을 농축시킨다.(농축작용) 셋째, 림프구와 대식세포에 의해 인체에 침입한 병원체와 손상되거나 죽은 세포 찌꺼기를 제거함으로써 신체 면역에 중요한 역할을 한다.(식균, 면역작용) 넷째, 적골수와 같이 림프구를 생산하는 림프기관으로서의 역할을 한다.(림프구 생산)

2) 편도(tonsils)

편도는 인후 부위에 위치하며 코안과 입안 사이 주변 조직에 침입한 세균으로부터 몸을 보호한다. 인후의 양옆에 위치한 1쌍의 구개편도(목구멍편도)는 아데노이드(adenoids)라고도 불린다. 비강(콧구멍)의 뒤쪽 부위에 위치한 인두편도, 혀뿌리 뒤쪽에 위치한 설편도(혀편도)로 구성된다. 편도는 외부에서 입안으로 침입하는 병원체에 의해 만성감염, 즉 편도선염(tonsillitis)에 걸리기 쉬우며, 지속되면 절제수술로 편도를 제거하기도 한다.

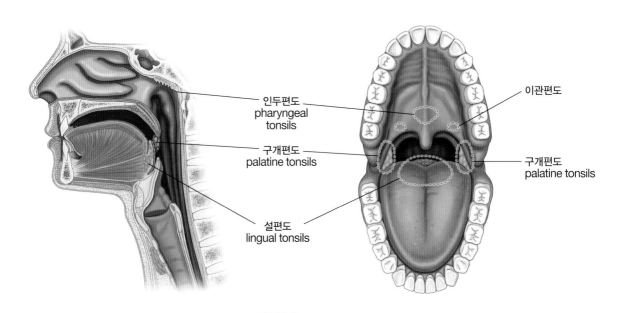

그림 10-6 편도의 위치

3) 흉선(가슴샘, thymus)

흉선은 흉강의 흉골 상부 뒤쪽에 위치한 작은 림프기관이다. 출생 전에는 흉선에서 림프구가 생산되며, 출생 후 림프절, 편도, 비장 등 다른 림프기관으로 이동하기 전에 일부 림프구(T림프구)는 이곳에서 성장하고 성숙한다. 그 후 흉선을 떠나 면역기능을 담당하게 된다. 흉선의 상피세포는 티모신(thymosin)이라는 호르몬을 분비하는데, 이 호르몬은 흉선을 떠나 다른 림프기관으로 이동한 T림프구의 성숙과 증식을 촉진한다.

흉선은 유아기와 유년기 초에는 비교적 크지만, 사춘기 이후부터 줄어들어 성인기에는 매우 작아지게 되고, 80세 이상의 노년기가 되면 최종적으로 지방조직과 결합조직으로 대체된다.

4) 비장(지라, spleen)

비장은 인체에서 가장 큰 림프기관으로 좌측 복부의 횡격막 바로 아래에 위치하며, 하부 늑골(갈비뼈, rib)에 의해 보호받고 있다. 비장은 매우 큰 기관이지만 모양 및 구조는 림프절과 유사하다. 비장 내부는 소엽으로 나뉘어 있으며, 백수질(백색속질, white pulp)과 적수질(적색속질, red pulp)로 구성되어 있다. 백수질에는 림프구가 다량 존재하며, 적수질 부위에는 림프동과 같은 정맥동(venous sinus)이라는 통로 역할을 하는 공간이 있는데, 이 공간에는 림프 대신 혈액으로 채워져 있어 수많은 적혈구와 림프구, 대식세포가 존재한다.

혈액이 비장동맥을 통해 들어와 비장 내부를 천천히 통과하면서, 여과 과정을 거치게 되고, 깨끗해진 혈액은 비장정맥을 통해 나가게 된다. 여과 과정 중 혈액과 함께 유입된 세균 등의 이물질들은 림프구나 대식세포에 의해 파괴된다. 특히 비장은 출생 전에는 적혈구를 생산하는 곳이기도 하지만 출생 후에는 노화되거나 손상된 적혈구를 대식세포가 포식하여 제거하기 때문에 비장을 '적혈구의 무덤'이라고도 한다.

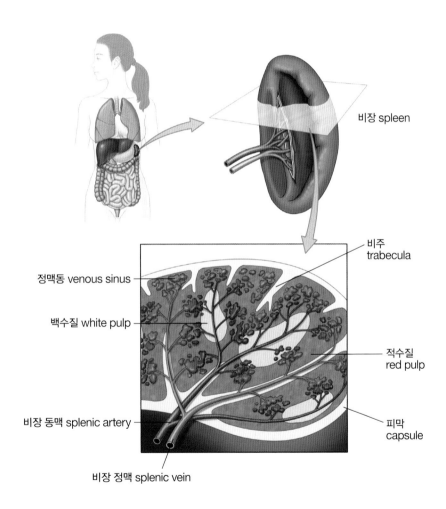

그림 10-7 **비장의 구조**

2 면역(immunity)

면역이란 질병을 유발하는 물질이나 바이러스, 세균, 곰팡이, 원생동물 등의 병원체(pathogen)에 의한 감염으로부터 생명체를 보호하는 신체 방어기전이다. 이러한 방어기전은 선천성 방어기전(innate defense mechanism)인 비특이적 면역(nonspecific immunity)과 후천성 방어기전(adaptive defense mechanism)인 특이적 면역(specific immunity)으로 크게 나뉜다. 그리고 특이적 면역은 다시 세포성 면역과 체액성 면역의 2가지로 분류된다.

(1) 비특이적 면역(nonspecific immunity)

비특이적 면역은 병원체나 화학물질 등 외부로부터 유입된 특정 인자에 대한 방어기전이 아닌 태어날 때부터 가지고 태어나는 일반적인 방어기전으로 선천성 면역(innate immunity)이라고도 한다. 비특이적 면역은 여러 종류의 병원체의 침입에 대해 직접적이고, 즉각적으로 반응하는 면역 체계로 면역력이 장기간 지속되지 않는 특징을 가진다. 비특이적 면역은 물리적·기계적 장벽과 화학적 장벽으로 구성된 제1차 방어선과 인체의 방어단백질(defence-related protein), 식세포(phagocyte), 자연살해세포(natural killer cell), 염증(inflammation), 발열작용 등을 포함하는 2차 방어선으로 분류하여 설명할 수 있다.

1) 1차 방어선(first line of defense)

우리 몸의 표면을 덮고 있는 피부와 점막은 물리적·기계적 장벽으로서의 대표적인 예이다. 피부는 케라틴(keratin)이라는 여러 층의 상피세포와 결합조직들로 구성되어 있으며, 많은 염분을 함유한 땀과 약산성의 피지막으로 덮여 있어 정상적인 피부상태에서는 미생물들이 쉽게 뚫고 침입할 수가 없다. 또한 호흡기, 소화관, 비뇨생식관 등의 내부 점막은 끈적끈적한 점액으로 덮여 있어, 외부 이물질의 침입을 물리적으로 방어한다. 그리고 음식물과 함께 위장으로 들어간 대부분의 미생물을 죽이는 위산과 눈으로 침입한 병원체를 씻어 내거나, 리소자임(lysozyme)이라는 효소로 분해시켜 성장을 막는 눈물, 입 속의 침샘에서 분비되는 침 등 인체에 존재하는 항미생물성 물질들은 화학적 장벽으로서의 역할을 한다.

2) 2차 방어선(second line of defense)

병원체와 같은 이물질이 1차 방어선을 뚫고 몸 안으로 침투하게 되면, 대기상태에 있던 인체의 2차 방어선이 가동된다. 병원체에 의해 감염된 세포가 방출하는 인터페론(interferon)과 혈장이나 기타 체액에 함유되어 있는 보체(complement) 등의 방어단백질들은 염증반응을 자극하고, 식세포의 포식작용을 강화시킴으로써 면역반응을 촉진한다.

식세포(phagocyte)들은 손상된 조직세포에서 방출된 다양한 화학물질에 의해 손상되거나 감염된 장소로 유인(화학주성)되어, 직접 침입한 병원체나 손상된 세포 조각을 포식하여 제거하는 일을 담당한다.

자연킬러세포(natural killer cell, NK cell)는 림프구에서 유래된 세포로 몸 내부를 돌아다니면서 모든 종류의 세포와 접촉한다. 이때, 암세포나 바이러스에 감염된 세포들을 만나게 되면 즉시 공격하여 제거함으로써 인체를 보호한다.

염증(inflammation)은 상처나 감염에 대한 조직반응으로써, 감염된 세포가 방출하는 히스타민(histamime)과 그 외 여러 화학물질에 의해 유발된 혈관 확장, 혈류량 증가 등에 의한 발적(홍반, erythema), 발열(fever), 부종 (edema), 통증(pain)을 동반한 면역반응의 하나이다. 발열(fever)에 의한 체온상승은 병원체들의 번식과 성장을 억제하며, 식세포들의 포식작용을 더욱 증강시키게 된다.

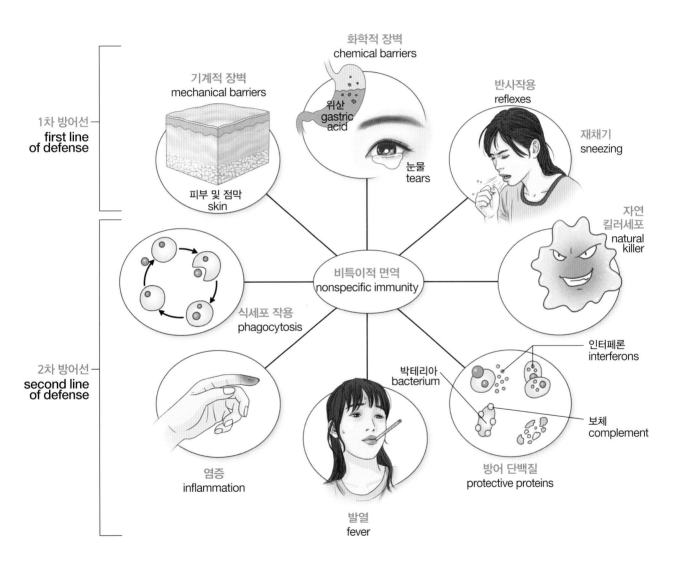

그림 10-8 **비특이적 면역**

(2) 특이적 면역(specific immunity)

특이적 면역은 출생 후 만들어지는 후천성 면역(adaptive immunity)이다. 일반적인 많은 종류의 외부인자에 대해 직접적이고, 즉각적으로 반응하는 비특이적 선천면역과는 달리, 인체로 유입된 특정 인자 또는 그들이 분비하는 독소에 대해 저항하기 위해 그 특정 인자의 존재를 인식하고, 그것을 제거하는 작용을 말한다. 그러나 침입한 특정 인자를 인식한 후에야 그 특정 인자만을 제거할 공격물질을 만들어 내기 때문에, 반응이 즉각적이지 않고 일정 시간이 소요된다는 특징이 있다. 이때 인체에 면역반응을 일으키는 특정 외부인자를 항원(antigen)이라고 하며, 항원을 제거하기 위해 인체 내에서 만들어진 공격 물질을 항체(antibody)라 한다. 항원은 주로 세포 표면에 있는 분자량이 큰 단백질이나 다당류로 구성되고, 항체는 항원과 반응한 결과로 인해 림프구에 의해 생성된 수용성 단백질로써 수많은 종류가 있다.

특이적 면역은 림프구인 T세포(T cell)와 B세포(B cell)가 인식하는 특정 항원에 대해 반응하는 방식에 따라 세포성 면역(cellular immunity)과 체액성 면역(humoral immunity)으로 나뉜다.

1) 림프구(lymphocyte)

인체를 보호하는 면역계 세포인 백혈구의 종류에는 호중구(neutrophil), 호산구(eosinophil), 호염기구(basophil), 림프구(lymphocyte), 단핵구(monocyte) 등이 있으며, 인체의 방어능력은 주로 이들 백혈구에 의해 일어난다. 그 중 림프구는 숙주 세포의 내부나 세포 바깥쪽 조직액 또는 혈액에 존재하면서, 각 병원체를 특이적으로 인지한다.

모든 림프구는 태아기에 적골수에서 유래되어, T세포(T림프구)와 B세포(B림프구)로 분화된다. 그러나 T세포와 B세포 둘 다 같은 골수에서 생성되지만 성장과 그 기능은 다르다. T세포는 흉선(thymus)에서 분화 및 성숙된 후 혈액을 통해 림프조직(림프절, 비장 등)으로 이동하여 '세포성 면역'을 담당한다.

B세포는 골수(bone marrow)에서 분화 및 성숙하여 역시 혈액을 통해 림프조직으로 이동하여 '체액성 면역'을 담당한다. 혈액 내를 순환하는 림프구의 70~80%는 T세포이며, 20~30%는 B세포에 해당된다.

2) 세포성 면역(cellular immunity)

세포성 면역은 T세포에 의한 면역반응으로 세포와 세포의 직접 접촉을 통해, 항원 또는 항원을 가진 이물질을 공격하여 제거한다. 세포성 면역은 병원체, 암세포 또는 장기이식과 같은 이식조직에 대해 효과적으로 작용한다. 세포성 면역 반응이 일어나기 위해서는 3가지 사전 단계가 선행된다.

첫째, 대식세포가 병원체를 포식하게 되면, 병원체 표면에 있던 항원물질이 소화되어 대식세포의 표면으로 밀려나오면서 '항원제시(antigen presentation)'를 하게 된다.

둘째, T세포 표면에 있는 항원 수용체에 항원이 결합함으로써 'T세포 활성화'가 일어나게 된다. 따라서 T세포가 활성화되기 위해서는 항상 대식세포 같은 '항원제시세포(antigen presenting cell)'가 필요하다.

셋째, 활성화된 T세포가 분열을 지속하면서 '클론(clone)'이라는 T세포의 집단을 형성한다. 클론을 구성하는 T세포의 종류는 그 역할에 따라 4가지로 구성된다. 살해 T세포(killer T cell), 보조 T세포(helper T cell), 조절 T세포(regulatory T cell), 기억 T세포(memory T cell)가 있으며, 이들은 세포 표면에 있는 단백질 분자에 의해 구분된다. 외부의 세균과 같은 항원이 들어왔을 때, 보조 T세포가 사이토카인(cytokine)과 같은 특정 물질을 분비하여 살해 T세포와 B세포의 활성을 증가시키면, 살해 T세포는 직접 병원체에 감염된 세포의 세포막에 구멍을 내어 죽이게 된다. 그리고 B세포는 항체를 분비하여 항원의 활성을 저해하게 된다. 이때, 조절 T세포는 면역 활동을 적절히 억제함으로써 조절하는 것으로 알려져 있다. 기억 T세포는 항원의 공격에는 직접 관여하지 않으나, 침입한 항원의 존재를 기억하였다가 후에 다시 나타나게 되면, 즉시 분열을 통해 공격수인 살해 T세포, 보조 T세포 등 면역세포들을 재생산하여 처음보다 더 신속한 면역반응이 일어나게 한다.

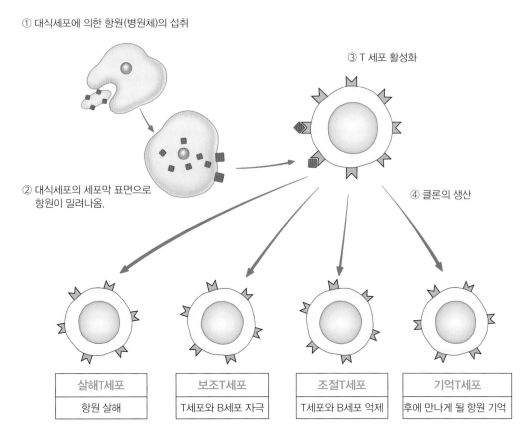

① 대식세포에 의한 항원(병원체)의 섭취

③ T 세포 활성화

② 대식세포의 세포막 표면으로 항원이 밀려나옴.

④ 클론의 생산

살해T세포	보조T세포	조절T세포	기억T세포
항원 살해	T세포와 B세포 자극	T세포와 B세포 억제	후에 만나게 될 항원 기억

그림 10-9 **세포성 면역**

3) 체액성 면역(humoral immunity)

체액성 면역은 B세포에 의한 면역반응으로서, B세포가 혈액과 림프액 등의 체액 중에 만들어내는 면역글로불린(immunoglobulin; Ig)이라는 항체에 의해 항원을 제거하는 방어기전이다.

B세포가 항체를 만들기 위해서는 먼저 B세포가 활성화되는 과정을 거쳐야 한다. 특정 항원이 조직으로 들어오게 되면, 그 특정 항원과 꼭 맞는 항원 수용체를 가진 B세포 표면에 결합하여 B세포가 활성화되고, 세포분열을 통해 클론(clone)이 형성된다. 또한 대식세포의 항원 제시로 활성화된 보조 T세포가 이미 항원에 결합한 B세포와 만나게 되면, 사이토카인을 방출하여 B세포의 증식이 촉진된다. 이로 인해 항체를 분비할 수 있는 더 큰 B세포 클론이 형성된다. 활성화된 B세포 클론 중 대부분의 세포는 형질세포(plasma cell)로 분화되어 항체를 만들어 체액으로 분비하게 된다. 나머지 일부 세포는 기억 B세포로 분화되어 기억 T세포와 같이 후에 동일한 항원에 노출되었을 때 항체를 분비하는 형질세포와 기억세포를 재생산함으로써, 별도의 활성화 과정 없이 즉각 면역반응을 일으키도록 준비한다.

체액으로 분비된 항체는 항원을 만나 무력화시킴으로써, 보체반응을 유도하여 항원 세포를 제거한다. 주요한 항체 즉 면역글로불린에는 A, D, E, G, M이 있다.

● **면역글로불린 A(Ig A)**

주로 외분비선의 분비물에서 발견되는 항체이다. 주로 콧물, 눈물, 타액, 위액, 모유(초유), 생식기의 배설물에 다량 존재한다. 바이러스, 박테리아, 변형된 자신의 세포 등과 싸워 감염에 대해 방어한다.

● **면역글로불린 D(Ig D)**

혈청에 소량 존재하며, 주로 B세포의 세포막에 존재한다. 어린이의 우유에 대한 알레르기 반응을 유발하며, 성인에게는 존재하지 않는다.

● **면역글로불린 E(Ig E)**

혈청에만 소량 존재하며, 기생충 감염, 페니실린 쇼크, 화상, 화장품 부작용 및 각종 자극성 화학물질에 대한 알레르기 반응 유발 시 증가하는 항체이다. 비만세포(mast cell)에 부착되어 항원항체 반응 시 히스타민을 생산한다. 특히 아토피나 피부질환 시 증가하는 특성이 있다.

● **면역글로불린 G(Ig G)**

혈장과 체액에 존재하며, 면역글로불린 중 가장 많은 부분을 차지한다. 태반을 통과할 수 있는 유일한 항체로 선천성 면역을 담당한다. 특정 바이러스나 세균, 독소 등에 대해 효과적이며, 보체단백질을 활성화시킨다.

● **면역글로불린 M(Ig M)**

혈액의 혈장에 존재하는 가장 큰 항체로서, 염증부위에 최초로 출현하는 항체이다. 혈액형을 결정짓는 적혈구 표면의 항-A항체, 항-B항체가 면역글로불린 M의 한 형태이다.

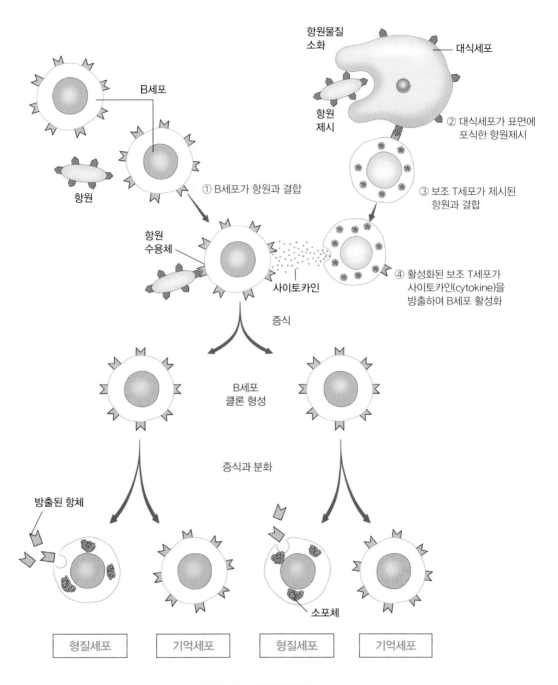

항원물질 소화

대식세포

B세포

항원 제시

① B세포가 항원과 결합

항원

② 대식세포가 표면에 포식한 항원제시

③ 보조 T세포가 제시된 항원과 결합

항원 수용체

사이토카인

④ 활성화된 보조 T세포가 사이토카인(cytokine)을 방출하여 B세포 활성화

증식

B세포 클론 형성

증식과 분화

방출된 항체

소포체

| 형질세포 | 기억세포 | 형질세포 | 기억세포 |

그림 10-10 **체액성 면역**

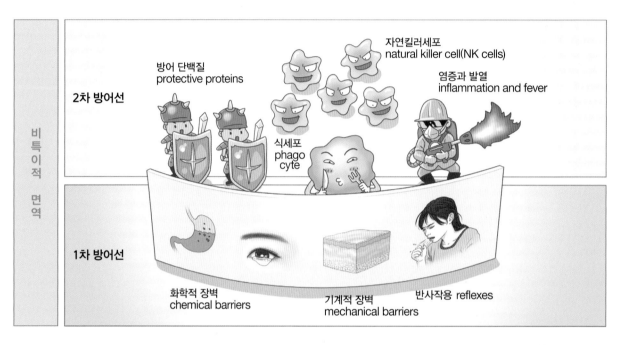

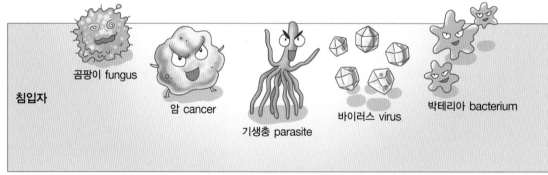

특이적 면역	**3차 방어선**	T세포, T림프구 – T cells, T lymphocyte B세포, B림프구 – B cells, B lymphocyte 항체 antibodies
비특이적 면역	**2차 방어선**	방어 단백질 protective proteins 자연킬러세포 natural killer cell(NK cells) 염증과 발열 inflammation and fever 식세포 phago cyte
	1차 방어선	화학적 장벽 chemical barriers 기계적 장벽 mechanical barriers 반사작용 reflexes
	침입자	곰팡이 fungus 암 cancer 기생충 parasite 바이러스 virus 박테리아 bacterium

그림 10–11   **면역기전**

사람의 호흡기계는 크게 코(nose), 기관(trachea), 폐(허파, lung)로 이루어져 있다. 기관을 중심으로 상부호흡기도와 하부호흡기도로 나누어지게 되는데 코, 비강(코안, nasal cavity), 인두(pharynx), 후두(larynx)가 상부호흡기관이며, 기관, 기관지(bronchus), 세기관지(bronchiole), 폐포(허파꽈리, alveola), 폐가 하부호흡기관이다. 이 기관들을 통해 세포에 필요한 산소(O_2)를 흡입하고 각 세포에서 배출된 이산화탄소(CO_2)를 내보내는 역할을 한다.

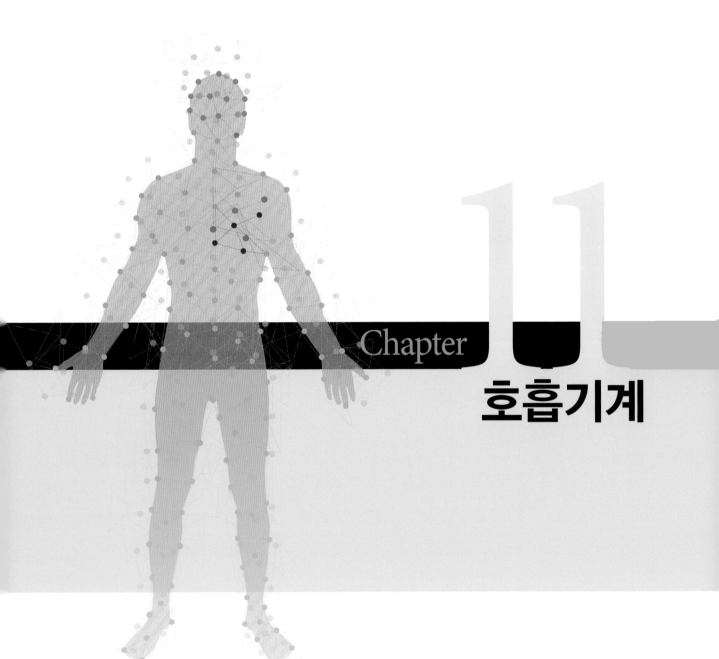

Chapter

11

호흡기계

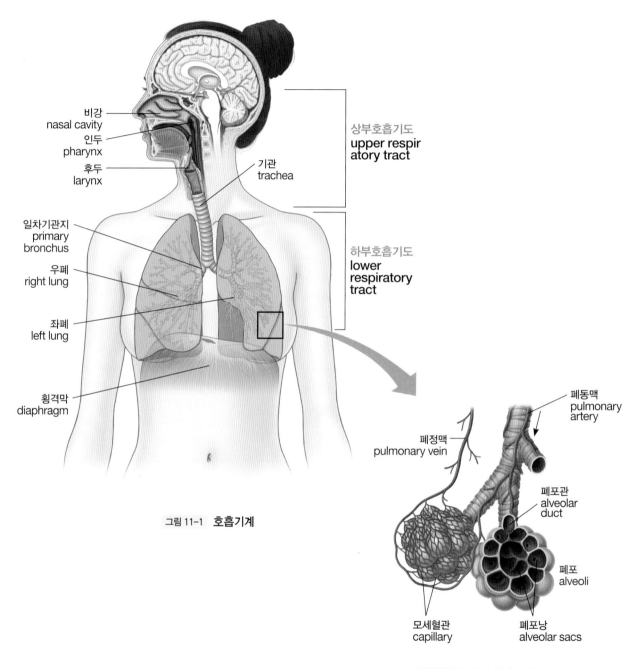

비강
nasal cavity

인두
pharynx

후두
larynx

기관
trachea

상부호흡기도
upper respir
atory tract

일차기관지
primary
bronchus

우폐
right lung

좌폐
left lung

하부호흡기도
lower
respiratory
tract

횡격막
diaphragm

그림 11-1 호흡기계

폐동맥
pulmonary
artery

폐정맥
pulmonary vein

폐포관
alveolar
duct

폐포
alveoli

폐포낭
alveolar sacs

모세혈관
capillary

그림 11-2 종말세기관지

(1) 코(nose)

코는 얼굴의 정중선에서 분명하게 볼 수 있는 외부와 비강(코안, nasal cavities)이라고 불리는 내부로 이루어져 있다. 비강은 코의 입구에서 인두까지를 말하며, 비중격 연골(nasal septal cartilage)벽에 의해 좌, 우로 분리된다. 공기는 콧구멍을 통해 비강으로 들어오게 되는데, 코털과 상피를 덮고 있는 점액이 숨 쉴 때 공기 중에 섞여 들어온 먼지를 여과(filtration)해 주는 역할을 한다. 점액은 비강 주위에 고리처럼 감싸고 있는 부비동(코곁굴, paranasal sinus)에서부터 비강으로 배출된다. 코는 차갑고 건조한 공기를 따뜻하고 축축하게 하며, 먼지나 이물질들을 걸러주는 역할을 하기 때문에 입으로 숨을 쉬는 것보다 코를 통해 숨을 쉬는 것이 더 유익하다.

(2) 인두(pharynx)

코 다음으로 이어지는 구조는 인두이다. 인후라고도 하며 다시 비인두, 구인두, 후두인두 세 부분으로 나누어진다. 약 13cm의 근육성 통로로써, 공기와 음식물이 모두 지나가는 호흡기계와 소화기계를 함께 공유한다. 인두는 공기와 음식이 섞이지 않고, 각각 폐(lung)와 식도(esophagus)로 잘 넘어갈 수 있도록 코나 입으로 흡입한 공기를 후두로 전달하는 호흡기계 역할과 입으로 섭취한 음식물을 식도로 전달하는 소화기계 역할을 동시에 한다.

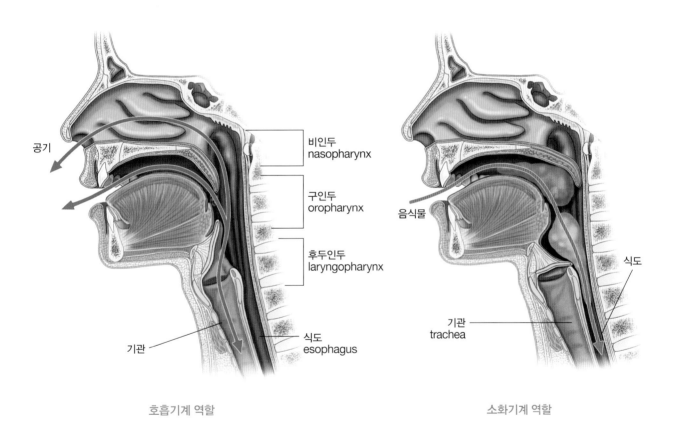

호흡기계 역할   소화기계 역할

그림 11-3 **인두의 역할**

(3) 후두(larynx)

후두는 인두와 기관지 사이에 위치하며, 근육과 인대로 연결된 8개의 초자연골(hyaline cartilage)과 탄성연골 (elastic cartilage)인 후두개(epiglottis)로 구성되어 있다. 또한 성대(vocal cords)를 가지고 있어 소리상자라고도 한다. 후두의 기능은 3가지로 요약된다. 첫째, 숨 쉬는 동안 공기의 통로로써의 역할이다. 후두의 가장 윗부분에 성문(glottis)이 존재하여, 호흡 시 성문이 열리면 공기가 성문을 통해 기도(air duct)로 유입된다. 둘째, 소리와 목소리를 내는 기관으로써의 역할이다. 후두를 가로지르는 한 쌍의 인대를 성대라고 하는데, 이 곳으로 공기가 지나가게 된다. 이 때, 성대의 주름이 떨리면서 높낮이가 다른 소리를 낸다. 셋째, 음식을 삼킬 때는 후두개라는 뚜껑이 성문을 덮고 있어 음식과 다른 이물질이 기도로 유입되는 것을 차단하는 기능을 담당한다.

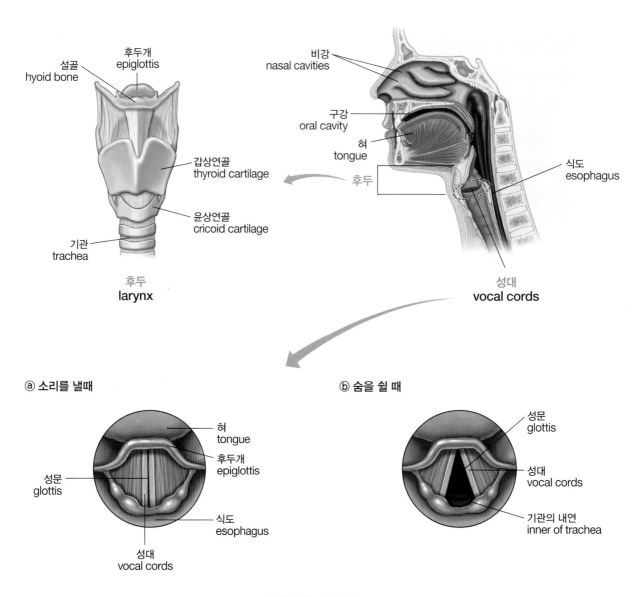

그림 11-4 **성대의 구조**

(4) 기관(trachea)

숨통이라고도 하며, 길이는 약 10~12.5cm, 직경은 2.5cm정도 되는 관이다. 후두에서 흉강(thoracic cage)까지 이어져 있는 탄력성을 가진 점막(mucous membrane) 관으로, 식도(esophagus) 바로 앞에 위치한다. 15~20개의 C자형 모양의 연골 고리에 의해 지지받고 있는데, C자의 열린 부분이 식도와 맞닿아 있다. 따라서 열린 부분은 음식물이 식도로 지나갈 때 기관 쪽으로 팽창할 수 있도록 해주며, 반대쪽 단단한 부분은 기관을 받쳐주어 계속 공기가 흐를 수 있게 지지해준다. 기관 안쪽은 섬모(cilium) 점막으로 덮여있다. 섬모는 들어오는 공기 반대쪽으로 움직여 공기와 섞여 들어온 먼지들을 걸러주는 역할을 한다.

(5) 기관지(bronchus)

기관지는 많은 나뭇가지를 가진 나무가 뒤집힌 형상과 닮았기 때문에 '기관지 나무'(bronchial tree)라고도 한다. 기관지 나무의 대부분은 폐 안에 위치한다.

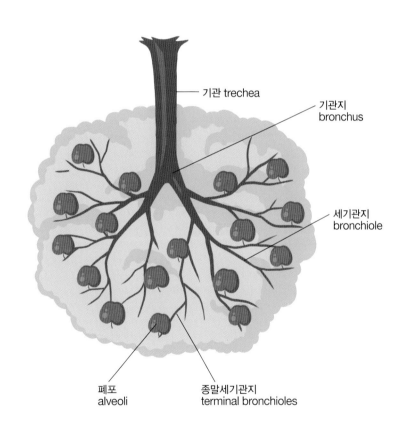

그림 11-5 **기관지나무**

기관은 다시 오른쪽과 왼쪽의 기관지로 나뉘며, 양쪽의 폐로 공기를 전달해준다. 첫번째 기관분기부에서 좌우 양쪽으로 갈라지면서 일차기관지(primary bronchi)를 형성한다. 일차기관지(primary bronchi)는 이차기관지(secondary bronchi)로 분화되고, 이차기관지는 더 작은 삼차기관지(tertiary bronchi)로 분화된다. 그리고 기관지는 최종적으로 세기관으로 분할되는데, 세기관지는 연골(cartilage)이 없다. 세기관지는 종말세기관지(terminal bronchioles)와 호흡세기관지(respicatory bronchioles), 폐포관(허파꽈리관, alveolar duct)으로 나뉘며, 폐포관 끝에는 폐포(허파꽈리, lung sac) 덩어리가 달려 있다.

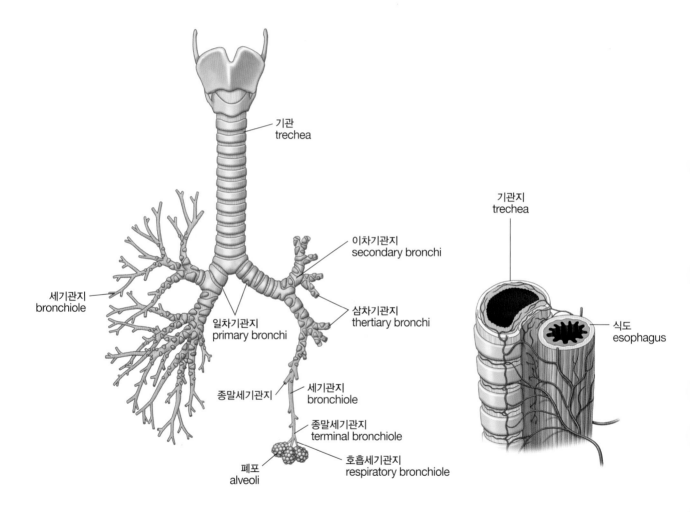

그림 11-6 기관지

(6) 폐포(허파꽈리, alveoli)

세기관지는 폐포라는 많은 관들로 나누어진다. 폐포는 폐포 모세혈관막에 의해 둘러싸인 포도송이 모양의 공기주머니로 호흡기 통로의 마지막 부분을 형성한다. 폐포의 수는 약 3~5억개이고, 가스교환의 표면적은 약 70~100m²에 이른다. 폐포의 벽은 매우 얇은 편평상피세포(squamous epithelium cell) 한 층으로 구성되어 있으며, 폐포와 폐포모세혈관의 가스분압차이에 의해 이곳에서 이산화탄소(CO₂)와 산소(O₂)가 교환된다. 폐포막을 형성하는 상피에는 대식세포(macrophage)가 있는데, 폐포 안팎을 드나들며 호흡을 통해 외부로부터 유입될 수 있는 박테리아나 이물질의 침입을 방어하는 작용을 한다.

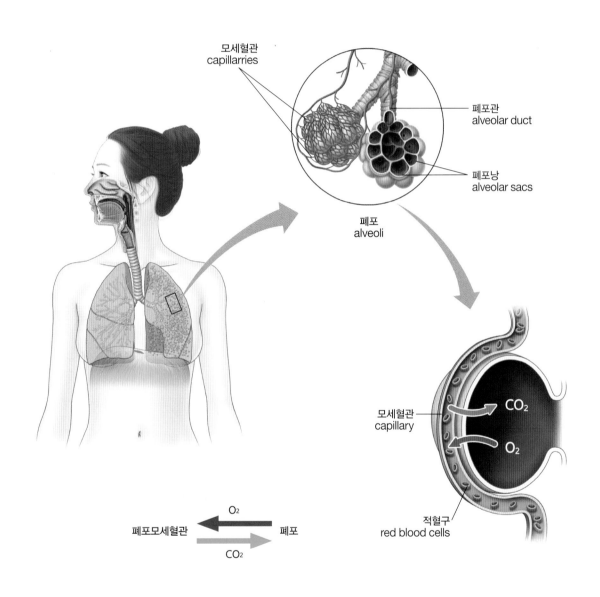

그림 11-7 폐포

(7) 폐(허파, lung)

폐는 쇄골(빗장뼈, clavicle) 바로 아래부터 횡격막(가로막, diaphragm)까지 내려와 있으며, 흉강(가슴 안, thoracic cage) 안에 담겨 있다. 좌우 2개가 있으며, 오른쪽이 왼쪽보다 커서 오른쪽 폐는 용적이 1,200cc, 왼쪽 폐는 1,000cc 정도이다. 폐는 엽(lobe)으로 나눠지며, 오른쪽 폐는 세 엽, 왼쪽 폐는 두 엽으로 나뉜다.

● **오른쪽 폐** : 상엽(superior lobe), 중엽(middle lobe), 하엽(inferior lobe)

● **왼쪽 폐** : 상엽(superior lobe), 하엽(inferior lobe)

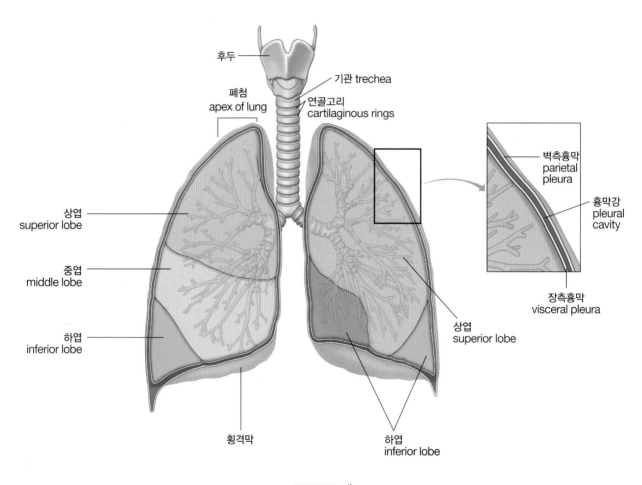

후두
기관 trechea
연골고리 cartilaginous rings
폐첨 apex of lung
벽측흉막 parietal pleura
흉막강 pleural cavity
상엽 superior lobe
장측흉막 visceral pleura
중엽 middle lobe
하엽 inferior lobe
상엽 superior lobe
횡격막
하엽 inferior lobe

그림 11-8 **폐**

기관지 나무를 포함하고 있는 폐는 흉막(pleura)으로 쌓여있다. 흉막은 벽측 흉막(parietal pleura)과 폐를 덮고 있는 장측 흉막(visceral pleura)으로 이루어져 있다. 그 사이에는 흉막액(pleural fluid)으로 채워진 흉막강(pleural cavity)이라는 공간이 존재하여, 호흡 시 흉막의 마찰을 방지하고 잘 미끄러지도록 하는 기능이 있다.

2 호흡(respiration)

(1) 1단계 호흡(환기)

호흡은 환기(숨쉬기, ventilation)에 의한 폐의 가스교환 과정으로써 폐로 공기가 들어오고 나가는 것을 의미한다. 호흡을 하기 위해서는 크게 3가지 중요한 단계가 필요하다. 첫째, 코나 입을 통한 환기(숨쉬기) 둘째, 폐포에서의 산소와 이산화탄소의 가스교환 셋째, 혈액을 통한 산소와 이산화탄소의 운반이 이루어져야 한다.

호흡은 흡기(들숨)와 호기(날숨) 두 단계로 나뉜다. 흡기는 숨을 들이마시는 단계를 말하며, 폐의 작은 공기주머니인 폐포 안으로 산소가 풍부한 공기가 이동하는 것이다. 호기는 숨을 내쉬는 단계를 말하며, 이산화탄소가 풍부한 공기가 폐 밖으로 이동하는 것이다. 그러나 정상적인 호흡이 이루어지기 위해서는 공기가 유입되는 코와 폐만 필요한 것이 아니라 흉부의 많은 근육들과 횡격막 등의 협동 작업이 필수적으로 요구된다.

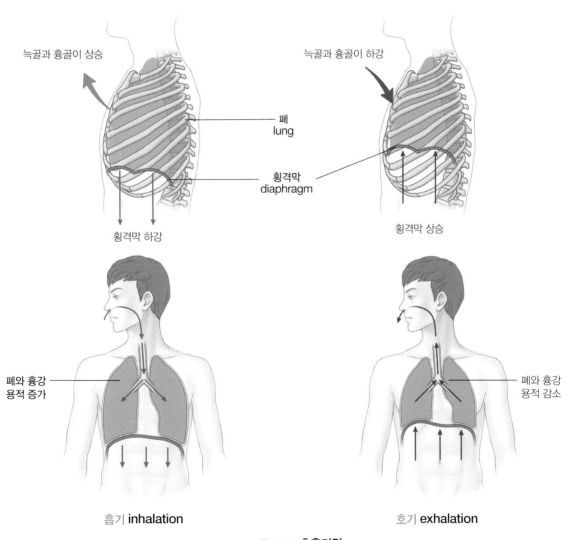

그림 11-9   호흡기전

- **흡기** : 공기가 폐로 들어감 → 외늑간근(바깥갈비사이근)의 수축 → 늑골(갈비뼈)과 흉골(복장뼈)이 위로 올라감 → 폐와 흉강의 용적 증가 → 횡격막이 수축하여 내려감

- **호기** : 폐에서 공기가 나감 → 외늑간근의 이완 → 늑골과 흉골이 아래로 내려감 → 폐와 흉강의 용적 감소 → 횡격막이 이완되어 올라감

(2) 2단계 산소와 이산화탄소의 교환

호흡의 두 번째 단계는 호흡가스의 교환이다. 가스교환은 농도가 낮은 곳에서 농도가 높은 곳으로 확산 이동을 통해 이루어지며, 외호흡(external respiration)과 내호흡(internal respiration)으로 구분된다.

- **외호흡** : 폐포와 폐포모세혈관 사이에서 일어나는 실제 가스교환 과정

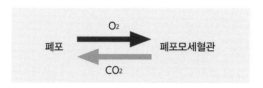

- **내호흡** : 세포호흡이라고도 하며, 전신의 모세혈관과 조직세포(tissue cell) 사이에서의 가스교환 과정

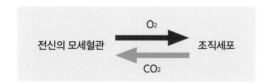

(3) 3단계 혈액을 통한 산소와 이산화탄소의 운반

호흡의 세 번째 단계는 폐와 체세포 사이에서 산소와 이산화탄소를 운반하는 혈액의 역할을 말한다. 혈액은 산소와 이산화탄소를 운반하는데, 각각 가스를 운반하는 방법이 다르다.

산소의 운반은 적혈구(red blood cell)에 들어있는 헤모글로빈(hemoglobin)이 산소의 운반체로 작용한다. 헤모글로빈은 산소가 풍부한 폐에서 산소와 결합한 후, 산소가 적은 조직 내 세포로 가서 산소를 공급하는 역할을 한다. 이산화탄소는 조직세포에서 호흡의 결과인 노폐물로써 생성되며, 일부는 적혈구에 의해, 일부는 혈장에 녹아서 폐로 이동된다.

> ★ **호흡기전**
>
> 호흡(환기) → 폐에서의 산소(O_2)와 이산화탄소(CO_2)의 가스교환(외호흡) → 혈액을 통한 가스 운반 →
> 조직세포와 혈액 사이에서 산소(O_2)와 이산화탄소(CO_2)의 가스 교환(내호흡)

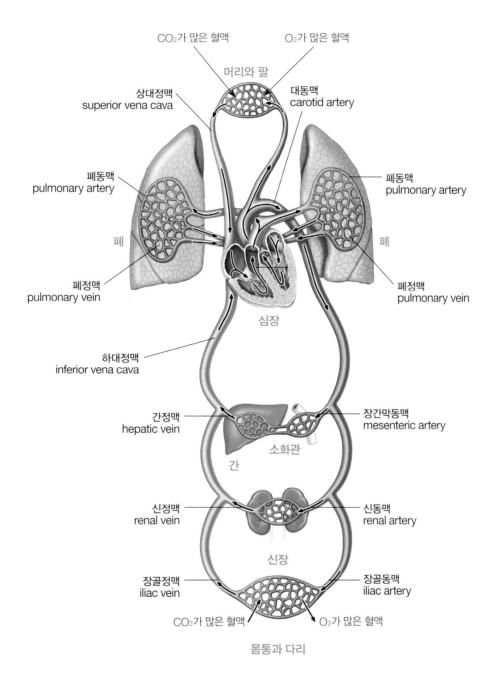

그림 11-10 **혈액을 통한 O_2, CO_2 운반**

호흡조절(respiratory control)

정상적인 호흡은 규칙적이며, 불수의적(involuntary)이다. 호흡은 의식적 조절이 가능하기도 하나 한계가 있다. 성인이 1분 동안 마시는 공기의 양은 약 8L, 어린이는 약 10L 정도가 된다. 정상적인 호흡은 신경성 기전의 영향을 받는데, 호흡근육, 횡격막, 늑간근(intercostal muscle)은 횡격막 신경, 늑간근 신경을 거쳐 내려오는 신경충동에 의해 일어난다. 호흡조절중추인 교뇌(다리뇌, pons)와 연수(medulla oblongata)는 1분당 12~15회 정도의 기본 호흡수와 깊이를 조절한다. 특히, 연수의 호흡조절중추는 호기뉴런과 흡기뉴런의 두 뉴런집단으로 구성된다. 흡기뉴런은 흡기 근육, 특히 횡격막과 외늑간근들을 자극하여 흡기를 증가시키고, 호기뉴런은 복근과 내늑간근을 조절하여 호기를 증가시킨다.

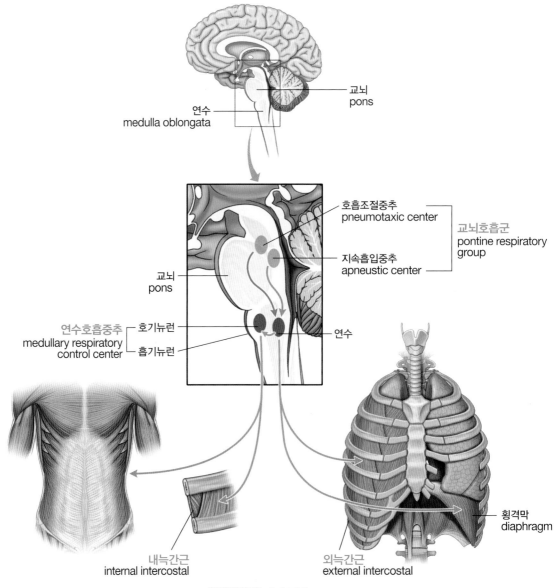

그림 11-11   호흡조절

우리 몸은 영양과 에너지의 지속적인 공급을 필요로 하며, 음식물의 섭취가 영양과 에너지의 공급원이다. 소화기계의 목적은 섭취된 음식물을 아주 작은 덩어리로 만들어 흡수하기 알맞은 상태로 만드는 것이다. 이렇게 분해된 음식물은 혈액의 흐름에 따라 온 몸으로 운반되고 영양을 공급하여 에너지를 얻을 수 있게 된다.

소화기계는 소화관과 소화부속기관으로 이루어져 있으며, 소화관은 구강에서부터 항문까지 연결되어 있는 속이 빈 관이다. 소화관은 입(mouth), 인두(pharynx), 식도(esophagus), 위(stomach), 소장(작은창자, small intestine), 대장(큰창자, large intestine) 그리고 항문(anus)으로 연결되어 있다. 소화부속기관은 타액선(침샘, salivary gland), 치아(teeth), 간(liver), 담낭(쓸개, gallbladder), 췌장(이자, pancreas) 등으로 소화를 돕고 흡수과정에 필요한 물질을 생산한다.

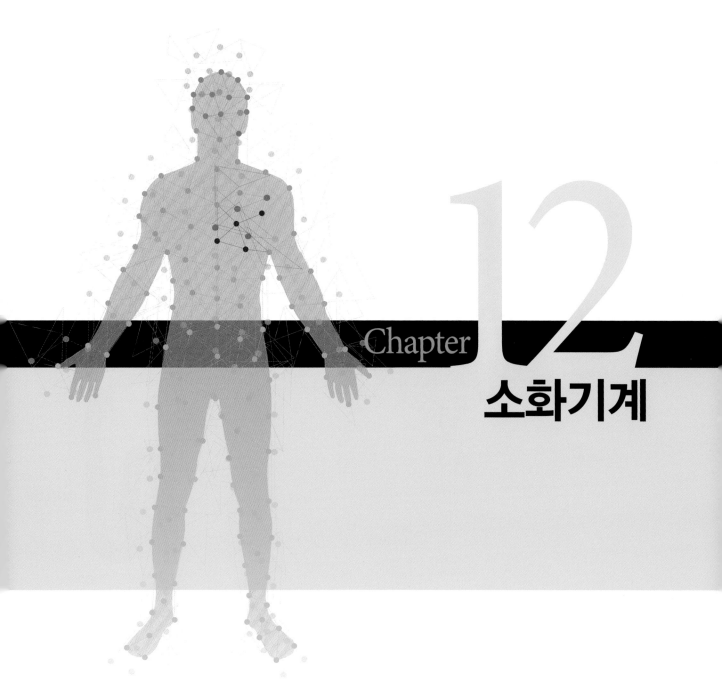

Chapter 12
소화기계

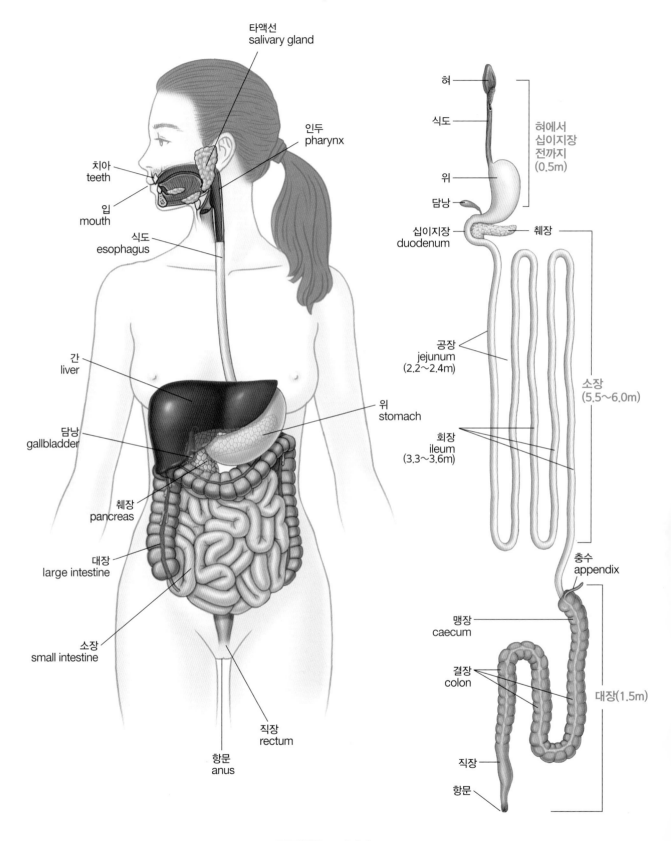

타액선
salivary gland

인두
pharynx

치아
teeth

입
mouth

식도
esophagus

간
liver

담낭
gallbladder

췌장
pancreas

대장
large intestine

소장
small intestine

직장
rectum

항문
anus

위
stomach

혀

식도

위

담낭

십이지장
duodenum

췌장

혀에서
십이지장
전까지
(0.5m)

공장
jejunum
(2.2~2.4m)

회장
ileum
(3.3~3.6m)

소장
(5.5~6.0m)

충수
appendix

맹장
caecum

결장
colon

직장

항문

대장(1.5m)

그림 12-1 소화기계

1 소화와 흡수

소화(digestion)는 음식물을 영양소의 최소 구성단위로 분해하여, 흡수(absorption)되기 쉬운 상태로 변화시키는 작용을 말하며, 이는 소화관 안에서 일어난다. 그리고 흡수는 소화의 최종산물을 소화관 벽을 쉽게 통과할 수 있는 상태로 변화시켜 전신의 혈관으로 보내는 과정이다.

소화는 물리적 소화(mechanical digestion)와 화학적 소화(chemical digestion)로 구분된다. 물리적 소화는 음식물을 흡수하기 용이하게 부수는 과정으로 씹기, 삼키기, 섞기 그리고 밀어내기 등을 말한다. 화학적 소화는 소화효소, 산, 담즙 등의 화학적 물질이 음식물을 더 작은 분자로 분해하여 소화관 벽을 통해 몸 안으로 흡수될 수 있도록 하는 과정을 말한다.

● **소화기계의 4대 기능** : 섭취, 소화, 흡수, 배출

2 소화관 층

음식물을 섭취하면 식도에서 시작되어 대장까지 이어지는 소화관을 통해 흡수된다. 이 소화관은 4개의 층으로 구성되어 있으며, 안쪽에서부터 점막층(mucosa), 점막하층(submucosa), 근육층(muscularis), 장막층(serosa)으로 구성된다.

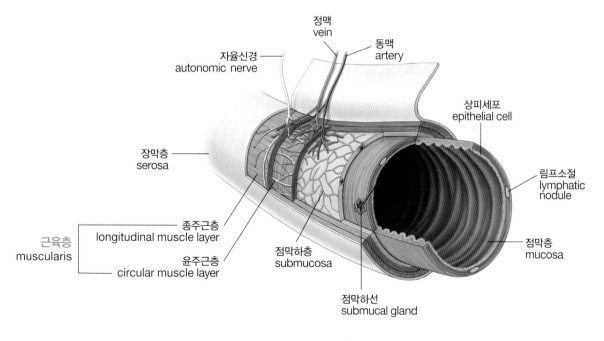

그림 12-2 소화관 층

● **점막층(mucosa)**

음식물과 접하는 가장 안쪽의 부드러운 층으로, 상피세포와 결합조직으로 구성되어 있고, 많은 혈관과 림프소절들이 존재한다. 상피세포는 외분비선을 이뤄 소화액과 점액을 분비하며, 분비된 점액으로 인해 점막의 표면은 항상 끈끈하고 매끄러운 상태를 유지한다.

● **점막하층(submucosa)**

소성결합조직의 두꺼운 층인 점막하층은, 점막 아래에 있는 층으로 혈관, 신경종말, 림프소절(lymphatic nodule), 림프관 등이 존재한다.

● **근육층(muscularis)**

구강, 인두, 식도 상부, 외항문괄약근을 제외한 모든 부분이 내층의 윤주근(circular muscle)과 외층의 종주근(longitudinal muscle)으로 구성된 2겹의 평활근(민무늬근, smooth muscle)으로 되어있다. 내측의 윤주근이 수축하면 소화관의 내부가 좁아지고, 외측의 종주근이 수축하면 소화관의 길이가 짧아진다. 이러한 윤주근과 종주근에 의한 혼합운동이 일어나는 층으로 분절운동 및 연동운동(꿈틀운동, peristaltic activity)을 통해 분해된 음식물을 이동시킨다.

● **장막층(serosa)**

식도를 제외한 소화관의 가장 바깥층을 이루는 결합조직층으로, 소화관을 보호하고 지지하는 역할을 한다. 또한 장액(intestinal juice)을 분비하여, 장기의 원활한 움직임을 제공한다.

3 소화관의 운동

(1) 연동운동(꿈틀운동, peristaltic activity)

대표적인 율동성 소화관 운동의 하나이다. 대부분의 소화관 벽을 이루는 근육층은 안쪽에 윤주근(돌림근육, circular muscle), 바깥쪽에는 종주근(세로근육, longitudinal muscle)으로 구성된다. 이 근육들이 음식물로 자극을 받아 상부는 수축하고 하부는 이완하면서 입에서 항문쪽을 향하여 내용물을 이동시키는 운동이다. 주로 식도, 위, 소장, 대장에서 이루어진다.

(2) 분절운동(segmentation)

소장에서 볼 수 있는 율동적 수축 운동의 일종으로, 연동운동과는 달리 잘 반죽하고 섞는 운동이다. 장관벽을 구성하는 윤주근의 수축과 이완이 반복적으로 일어나 장에 마디를 형성함으로써 내용물을 분절한다. 그 후 다시 각 분절의 중간부가 잘록하게 되고, 내용물이 반씩으로 나뉘어 이웃한 분절의 반과 섞이게 된다. 이러한 반복작용이 분절운동이며, 음식물과 소화액을 잘 섞이게 하여 소화와 흡수를 촉진한다.

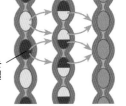

연동운동

소화되는 물질

분절운동

그림 12-3 소화관의 운동

4　소화기계의 구조

(1) 입(mouse)

입은 소화관의 시작부분으로 치아, 혀, 타액선(침샘)을 포함하고 있다.

1) 치아(tooth)

치아는 저작근(씹기근육, masticatory muscle)을 통해 음식물을 잘게 분쇄하고, 소화효소와 잘 섞이도록 하는 기계적 소화작용을 담당한다. 음식물들이 잘게 부서지고 소화효소와 입안 분비액들에 의해 촉촉해지면 쉽게 삼킬 수 있다.

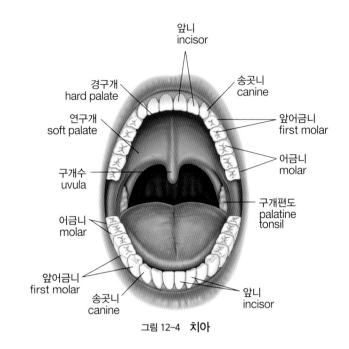

그림 12-4　치아

2) 혀(tongue)

혀는 입안 아래에 위치한 근육성 기관으로서, 소화과정에서 두 가지의 중요한 역할을 한다. 첫째, 입안에서 음식물을 씹고(저작, mastication), 삼키는(연하, deglutition) 것을 용이하게 한다. 특히, 음식을 삼킬 때 혀는 입안을 채우면서 음식물을 인두로 밀어 넘긴다. 둘째, 혀는 미각의 주요 감각기관이다. 혀의 끝 부분에서는 단맛과 짠맛, 혀의 뿌리 부분에서는 쓴맛, 혀의 측면 뒤쪽 부분에서는 신맛, 측면의 앞쪽 부분에서는 짠맛을 느낄 수 있다.

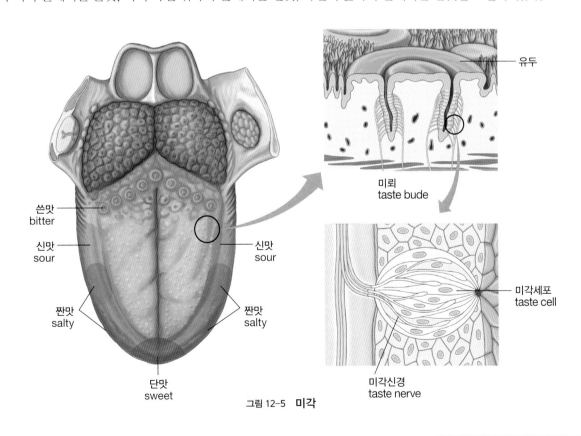

그림 12-5　미각

3) 타액선(침샘, salivary gland)

타액선은 입 안으로 아밀라아제(amylase)와 같은 소화효소를 포함한 침을 구강으로 분비하는 외분비선이다. 이하선, 설하선, 하악선으로 구성되며, 이 중 이하선이 가장 큰 타액선이다. 타액선에는 장액세포(serous cell)와 점액세포(mucous cell), 두 가지 분비세포가 있으며 타액선마다 이 세포들의 분포 비율이 다양하다.

● **이하선**(귀밑샘, parotid gland)

3개 중 가장 크며, 귀의 전방 아래쪽에 위치한다. 효소와 수분이 많은 순장액성 침을 분비한다.

● **설하선**(혀밑샘, sublingual gland)

혀 아래쪽에 위치하며, 타액선 중 가장 작다. 진한 점액성 침을 분비한다.

● **하악선**(턱밑샘, submaxillary gland)

입안 바닥 아래쪽에 위치하며, 점액과 장액의 혼합성 침을 분비한다.

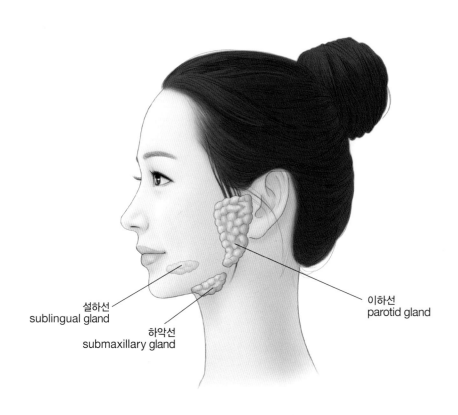

설하선
sublingual gland

하악선
submaxillary gland

이하선
parotid gland

그림 12-6 **타액선**

(2) 인두(pharynx)

　인두는 입과 식도 사이에 있는 소화기관으로 공기뿐만 아니라 음식물이 지나가는 통로로 작용한다. 인두는 보통 12cm 정도이며, 식도와의 사이에 후두개(epiglottis)가 있어 삼킨 음식물과 들이마신 공기가 서로 섞이지 않고, 각각 식도와 폐로 잘 넘어갈 수 있도록 작용한다.

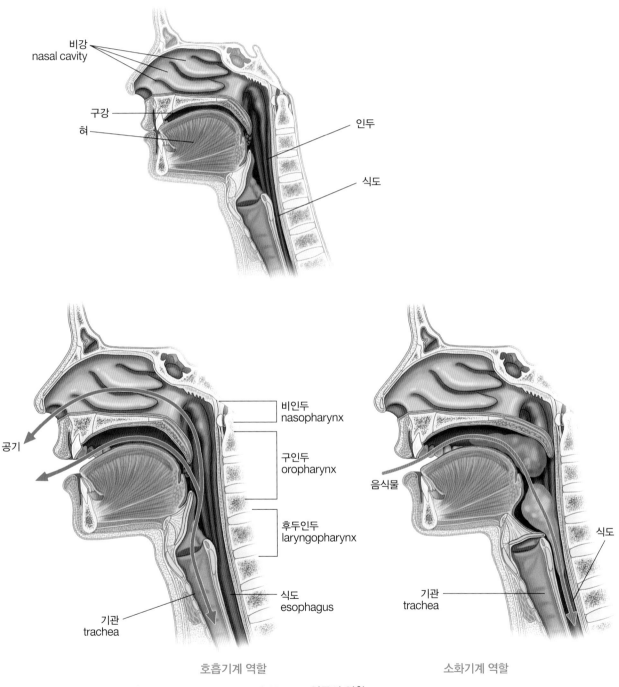

호흡기계 역할　　　　　　소화기계 역할

그림 12-7　**인두의 역할**

(3) 식도(esophagus)

식도는 인두(목구멍)와 위를 연결하는 음식물의 통로로, 약 25cm 정도의 길이이다. 식도의 근육이 율동적으로 수축하는 연동운동을 통하여 음식물을 아래쪽에 위치한 위로 운반한다.

식도의 벽은 점막, 근육층, 외막으로 압력과 마찰에 비교적 강한 중층편평상피(stratified squamous epithelium)로 구성되어 있으며 두 가지 식도괄약근(식도조임근, esophageal sphincter)이 있다. 상부식도괄약근은 식도 상부에 위치하며, 음식물이 식도로 들어갈 수 있게 한다. 하부식도괄약근은 식도 하부에 위치하며, 위로 음식물을 보낸 후 닫혀 산성의 위액이 식도로 역류되는 것을 방지한다.

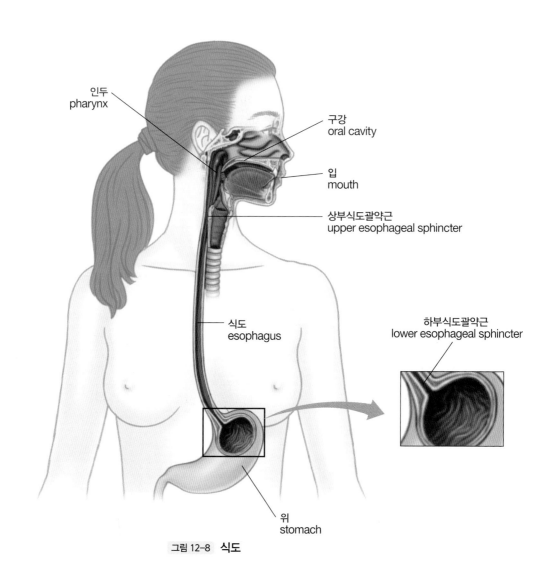

그림 12-8 **식도**

(4) 위(stomach)

위는 횡격막(가로막, diaphragm) 아래 복강의 좌측에 위치한 주머니 모양의 기관으로 길이는 약 25cm로 되어있다. 위는 위저(위바닥, fundus), 위체(위몸통, gastic body), 유문(날문, pylorus)의 3부위로 구분된다.

위는 식도를 통해 받아들인 음식물을 저장, 분해, 배출하는 역할을 한다. 섭취된 음식물이 수 시간 머무르기도 하고, 반죽하고 혼합하는 연동운동을 통해 분해하기도 하고, 소화가 이루어진 음식물을 소장으로 배출하는 역할을 담당한다.

위는 제각기 다른 방향으로 수축하는 종주근, 윤주근, 사주근의 세 가지 근육층의 구조로 이루어져 있다. 이 세 가지 근육 배열에 의한 연동과 혼합운동을 통해 음식물과 위액을 섞어서 유미즙(chyme)이라는 걸쭉한 반유동체 혼합물을 생성한다. 또한 이렇게 생성된 혼합물을 위의 수축(연동운동)을 통해 유문쪽으로 조금씩 밀어내면서 소장으로 보내게 된다.

위에서의 음식물의 배출율은 유미즙의 상태와 음식물의 종류에 따라 다른데, 일반적으로 액체는 빨리 통과하지만, 고체 물질은 위액과 잘 섞여 부드러운 유미즙이 될 때까지 위에 머무르게 된다. 지방이 많은 음식 종류는 위에서 보통 3~6시간 정도 머무르고, 단백질이 많은 음식물은 지방보다 좀더 빨리 통과하며, 탄수화물이 많은 음식물은 지방과 단백질보다 더 빠른 속도로 위에서 배출된다.

위의 점막을 덮고 있는 상피는 단층원주상피(simple columnar epithelium)로, 여러 종류의 세포들이 위의 소화기능을 돕는다. 그 중 주세포(으뜸세포, chief cells)는 위에서 분비되는 펩신(pepsin)의 전구물질인 펩시노겐(pepsinogen)을 분비하여 단백질 소화를 돕고, 벽세포(parietal cell)는 위의 pH 2를 유지하는데 필요한 염산(HCl)을 생산한다. 점액경세포(mucous neck cells)는 끈적거리는 알칼리성 점액을 분비하여, 위점막을 염산으로부터 보호한다. 위선의 깊은 곳에 위치한 내분비세포(endocrine cell, G cell)는 위선분비를 자극하는 호르몬인 게스트린을 분비한다.

● **위액분비세포**　　　　　　　　　　　　　　　　　　　　　　　　　　　　　　　　[표 12-1]

위액 분비세포	분비액	기능
주세포	펩시노겐	단백질 소화의 시작
벽세포	염산	병원체 살상, 펩시노겐 활성화(펩신), 육류의 결합조직 파괴
점액경세포	알칼리성 점액	위산으로부터 위 보호
내분비세포/G세포	게스트린	위선분비 자극 호르몬

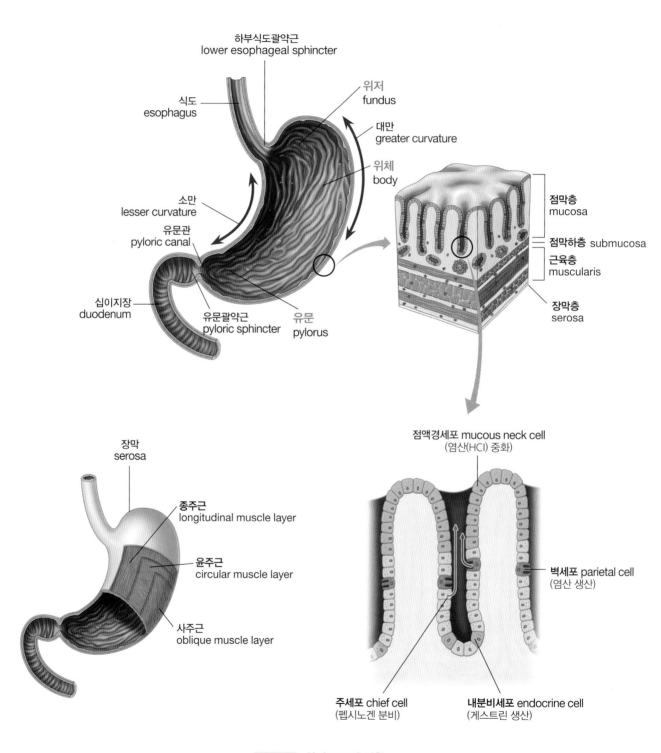

그림 12-9 **위의 구조와 역할**

(5) 소장(작은 창자, small intestine)

소장은 소화관 중에서 가장 긴 부분으로 위의 끝 지점인 유문괄약근에서 대장의 입구까지 뻗어있으며, 복강 아래의 가운데에 위치한다. 길이는 약 6m이며, 지름은 약 2.5cm 정도로 꼬불꼬불한 수 많은 고리를 형성하면서 복강의 대부분을 채우고 있다. 위장에서 내려온 산성을 띄는 유미즙을 받아 본격적인 소화가 시작되는 기관으로 대부분의 영양분이 흡수되는 화학적인 소화기관이다. 유미즙이 소장으로 유입될 때 췌장과 간에서 분비된 소화액이 소장으로 들어와 영양물질의 소화를 마무리하고, 소화된 영양소를 대부분 흡수한 후, 찌꺼기는 대장으로 보낸다. 소장은 십이지장(샘창자, duodenum), 공장(빈창자, jejunum), 회장(돌창자, ileum) 3부분으로 구분된다.

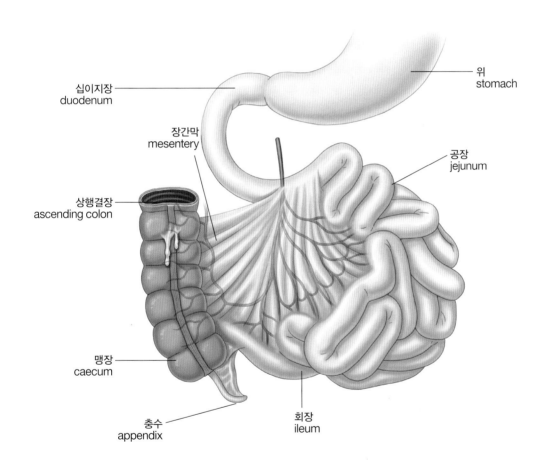

그림 12-10 **소장**

1) 십이지장(샘창자, duodenum)

손가락 12개를 옆으로 늘어놓은 길이와 비슷하다하여 십이지장이라고 불리우며, 소장의 첫 번째 분절이다. 길이가 약 25cm정도이고, 소화기관 중 가장 많은 소화액이 모이는 곳이여서 소화의 합류점으로도 간주된다. 위에서부터 유미즙(chyme)을 받는 것 외에도 간과 담낭으로부터 담즙, 췌장으로부터 췌장액 등의 소화분비액을 받아 모든 음식물의 소화를 책임지며, 음식물 대부분의 영양소가 십이지장에서 흡수된다.

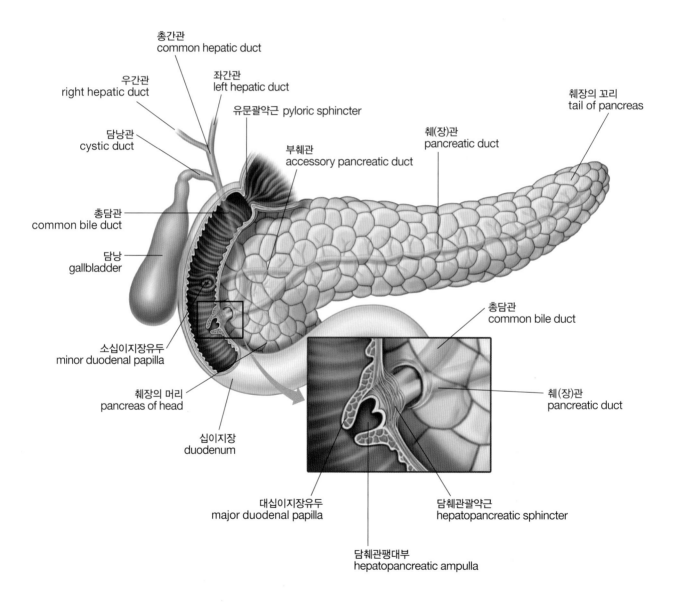

그림 12-11 **십이지장**

2) 공장(빈창자, jejunum)

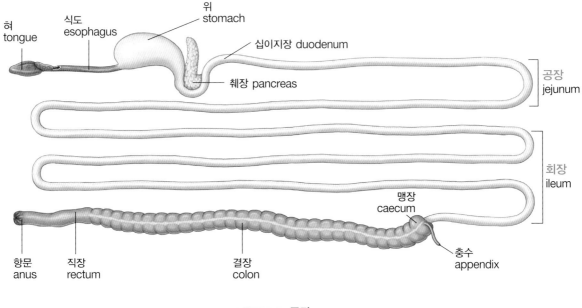

그림 12-12 **공장**

십이지장을 통과한 음식물은 공장으로 이동하며, 약간의 소화와 흡수가 공장의 근위부에서 일어난다. 공장의 길이는 약 2.4m 정도이다. 공장과 회장의 구분은 명확하지 않지만, 구조상 공장이 회장보다 둘레가 두껍고, 더 크고 혈관도 더 많이 분포되어 있다.

3) 회장(돌창자, ileum)

소장의 마지막 부분이며, 길이는 약 3.6m 정도로 소장에서 가장 긴 부위이다. 회장은 공장에서 흡수되지 않은 많은 영양분을 수많은 돌기로 꼼꼼히 흡수한다. 회장 끝부분에는 회맹판(돌막창자판, ileocecal valve)이라고 하는 괄약근이 있어 소장에서 대장으로 배출된 음식물이 역류되는 것을 방지한다. 또한, 회장의 내부면에는 파이어판(peyer's patches)이라고 하는 수 많은 림프소절들이 모여 있어 소화기관에 있는 세균들을 감소시킨다.

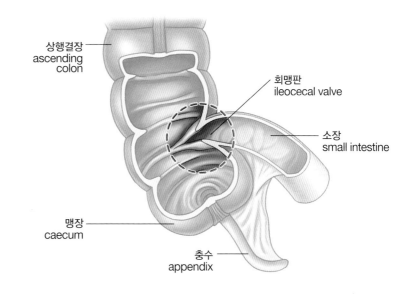

그림 12-13 **회장**

4) 소장의 벽

사람의 경우 소장의 표면적은 약 5m²정도이다. 소장의 내벽에는 손가락처럼 솟아있는 돌기가 둘레 주름을 형성하고 있는데, 이것을 융모(villus)라고 한다. 융모는 소화된 음식물이 많이 흡수될 수 있도록 소장 내벽에 총 표면적을 넓히는 역할을 한다. 융모의 상피세포(epithelial cell)에는 미세융모(microvillus)가 존재하는데, 이는 소장의 흡수면적을 증가시키는데 도움을 준다.

소장 점막 전체에 걸쳐 점액을 분비하는 배상세포(술잔세포, goblet cell)가 풍부히 존재한다. 특히 위와 가까운 십이지장의 점막하선에서는 끈적거리는 알칼리성 점액을 분비하는데, 이는 위에서 내려온 산성 유미즙을 중화하는 역할을 한다. 각각의 융모는 암죽관(유미관, lacteal)이라 하는 림프관과 신경섬유를 포함하며, 소화의 최종산물은 모세혈관과 암죽관으로 흡수된다. 모세혈관을 통해 흡수된 탄수화물과 단백질 소화의 최종산물은 간문맥(portal vein)을 통해 간(liver)으로 들어가며, 지방소화의 최종산물은 암죽관으로 들어가 림프계로 흡수된다. 융모의 신경섬유들은 소장 내부의 자극을 뇌로 전달하여 융모의 활동을 조절한다.

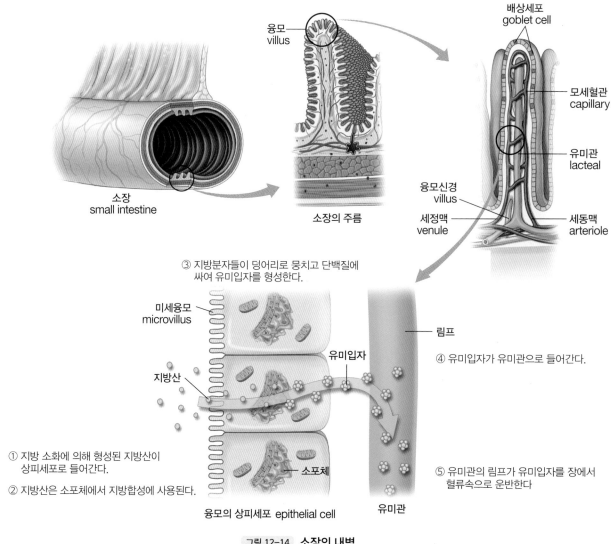

그림 12-14 소장의 내벽

(6) 대장(큰창자, large intestine)

소장과 항문사이에 위치한 대장은 전체 길이는 약 1.5m이며, 지름은 약 6.3cm 정도로 맹장(막창자, caecum), 결장(잘록창자, colon), 직장(곧창자, rectum) 및 항문관(anus)으로 구분된다. 그리고 대장은 외형상 소장과 구별되는 결장유(결장띠, taeniae coli), 결장팽대(haustra coli), 복막수(epiploic appendages)라는 독특한 구조물을 가지고 있다. 대장은 소장으로부터 배출된 소화의 최종산물에서 수분과 특정한 전해질을 흡수하고, 장 박테리아에 의해 비타민 K, 비타민 B_{12}, 티아민, 리보플라빈 등과 같은 특정 비타민을 합성한다. 또한, 찌꺼기의 일시적인 저장소로 대변을 만들고, 신체로부터 찌꺼기를 배설하는 역할을 한다.

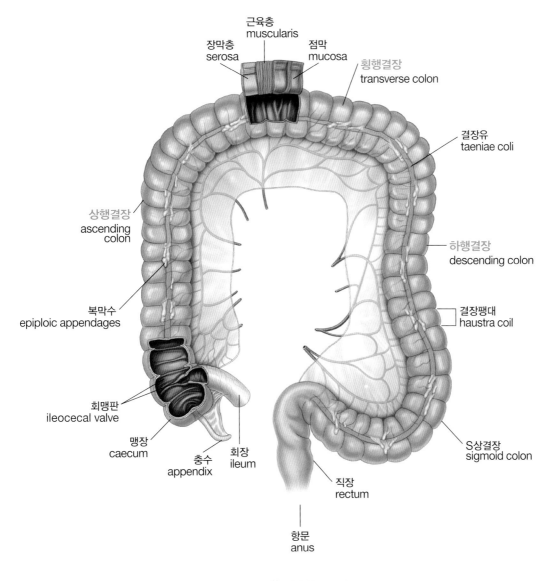

그림 12-15 대장

1) 맹장(막창자, caecum)

오른쪽 아랫배에 위치한 맹장은 대장이 시작되는 부분으로 대장의 내용물이 소장의 회장으로 역류하는 것을 방지하고, 수분과 염분을 흡수하는 기능이 있다. 맹장의 한쪽 끝에는 충수(막창자꼬리, appendix)가 달려있다. 여기에 염증이 생기면 맹장염이 되는데, 정확한 명칭은 충수염 또는 충수돌기염이다.

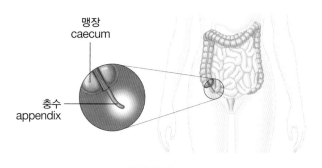

그림 12-16 **맹장**

2) 결장(잘록창자, colon)

결장은 상행결장(오름잘록창자, ascending colon), 횡행결장(가로잘록창자, transverse colon), 하행결장(내림잘록창자, descending colon), S상결장(구불잘록창자, sigmoid colon)으로 구성되어 있다. 결장은 음식물 찌꺼기에 남아 있는 수분과 전해질 등을 모세혈관을 통해 재흡수하여 찌꺼기를 덩어리(대변)로 만든다. 그리고 배변이 될 때까지 일시적으로 저장한 후, 연동운동, 분절운동 등에 의해 대변을 항문으로 이동시킨다. 그러나 너무 장시간 동안 대변이 결장에 머무르게 되면 더 많은 양의 수분이 손실되어 변비를 유발하게 된다.

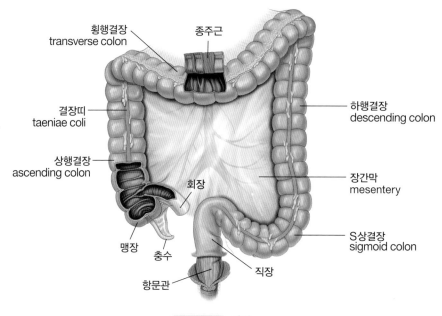

그림 12-17 **결장**

3) 직장(곧창자, rectum)

직장은 대장의 가장 끝부분부터 항문까지를 말하며, 길이는 약 20cm정도이다. 소화흡수 기능은 없으나 주변의 괄약근(조임근, sphincter)을 통해 배변을 조절하는 역할을 한다.

4) 대장벽

대장벽의 구조는 소장벽의 특징인 융모가 존재하지 않으며, 종주근 섬유층이 대장 전체에 고루 분포되어 있지 않다. 그 대신 종주근 섬유들이 3개의 독특한 결장유라는 띠를 형성하여 세로 방향으로 수축하면서 볼록볼록한 결장팽대를 형성한다.

(1) 간(liver)

  횡격막(가로막, diaphragm) 아래, 복부의 오른쪽 윗부분에 위치한 간은 우리 몸에서 가장 큰 기관으로 무게는 약 1~1.5kg정도이다. 간은 인대에 의해 우엽과 좌엽으로 구분되며, 우엽이 좌엽보다 더 크다. 간은 간문맥(portal vein)과 간동맥(hepatic artery)을 통해 1분에 약 1.5L의 혈액을 공급받는다. 간문맥은 소화관의 모세혈관을 거친 영양이 풍부한 혈액을 간으로 전달하고, 간동맥은 산소가 풍부한 혈액을 간으로 전달한다.

  간은 우리 몸에서 500가지 이상의 주요 기능을 수행하는데, 대표적으로 담즙(쓸개즙, bile) 생산 및 물질대사, 해독작용 등이 있다. 간은 하루에 약 1L의 담즙을 생산하여 간 바로 밑에 있는 담낭(쓸개, gallbladder)에 저장해두었다가, 음식물이 십이지장을 지날 때 췌장과 함께 소화 효소를 분비하여 지방의 분해와 흡수를 돕는다. 또한 탄수화물, 단백질, 지방은 물론 비타민 및 무기질 대사에도 관여하여 우리몸에 필요한 영양분을 분해, 합성, 저장, 방출하는 중심적인 역할을 한다.

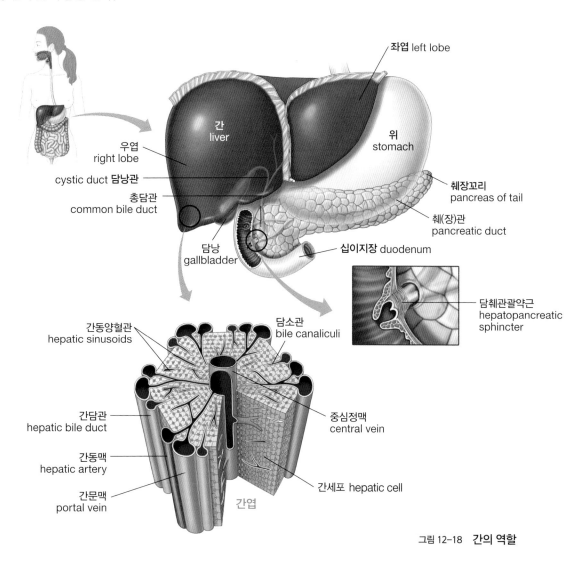

그림 12-18 **간의 역할**

(2) 담낭(쓸개, gallbladder)

담낭은 간 아래쪽에 붙어 있는 가지모양의 주머니로, 쓸개라고도 한다. 길이는 약 7~10cm정도이며, 하루에 약 1.2L정도 생산되는 담즙(쓸개즙)을 저장하거나 농축하는 기능을 가지고 있다. 담즙은 간에서 생성되는 연녹색의 분비물로써 물, 담즙산염(bile salt), 담즙색소, 콜레스테롤, 점액, 지방산 등으로 구성되어 있다. 이 중 담즙산염만 소화 기능을 가지며, 지방의 분해와 흡수를 돕고, 지용성 비타민(fat soluble vitamine)의 흡수에 중요한 역할을 한다. 담즙색소의 주성분은 빌리루빈(bilirubin)으로써, 적혈구가 파괴될 때 나온 분해 산물이다. 빌리루빈은 대변의 색을 적갈색으로, 소변의 색을 노랗게 만드는데 영향을 준다. 간에 염증이 생기거나 이상이 생겨 빌리루빈이 쌓이게 되면 피부가 노랗게 변하는 황달증상(jaundice)이 나타나게 된다.

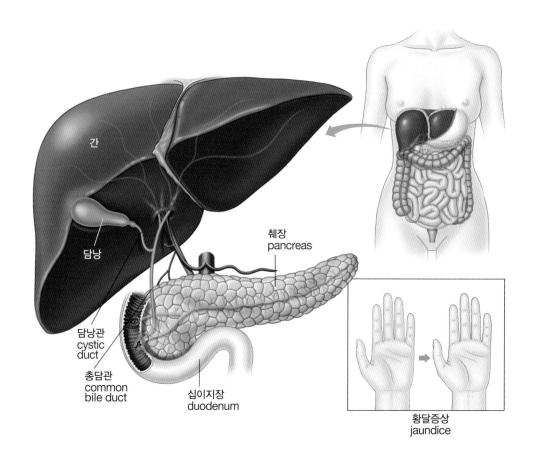

그림 12-19 **담낭과 황달증상**

(3) 췌장(이자, pancreas)

췌장(이자)은 위의 뒤쪽에 위치한 길이 약 15cm정도의 가늘고 긴 소화 부속기관이다. 췌장머리는 십이지장의 만곡부에 놓여 있고, 췌장의 꼬리는 비장(지라, spleen) 근처에 위치한다. 췌장 중앙을 췌관이 관통하고 있으며, 췌관은 소화 효소를 십이지장으로 운반하는 경로가 된다. 췌장은 소화 효소를 분비하는 외분비선(exocrine gland)인 동시에 당대사에 관련된 호르몬을 분비하는 내분비선(endocrine gland)의 기능을 가지고 있다.

외분비선은 탄수화물 분해효소인 아밀라아제(amylase)와 단백질 분해효소인 트립신(trypsin), 지방 분해효소인 리파아제(lipase)등의 소화 효소가 포함된 췌액을 분비하여, 십이지장으로 내보내 소화를 돕는다. 내분비선은 호르몬을 분비하여 당대사를 조절하는데, 이 호르몬은 췌장 내부에 섬처럼 존재한 랑게르한스섬(langerhans islets)에서 분비된다. 랑게르한스섬에는 α세포와 β세포 두 종류의 세포가 있으며, α세포는 글루카곤(glucagon), β세포는 인슐린(insulin)이라는 호르몬을 분비하여 체내 혈당을 조절한다.

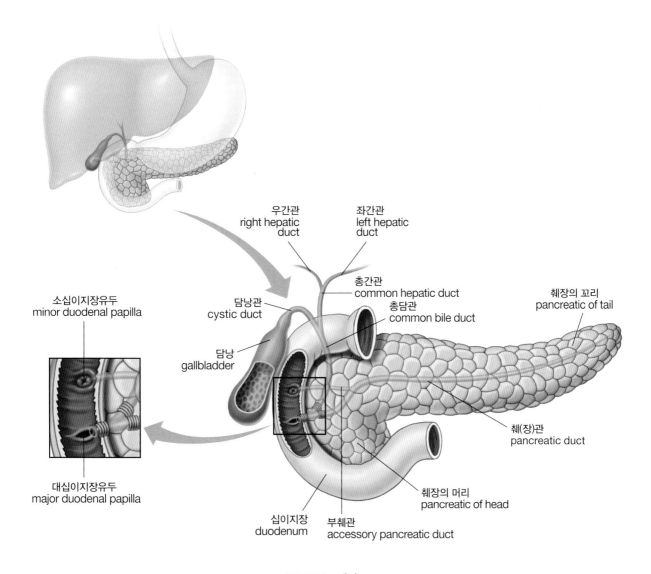

그림 12-20　**췌장**

몸에 필요한 주요 영양소는 탄수화물(carbohydrate), 단백질(protein), 지방(fat), 비타민(vitamin), 미네랄 (mineral)의 5종류이다. 탄수화물, 단백질, 지방을 3대 영양소라고 하며, 몸의 에너지원과 구성성분으로 사용된 다. 그리고 비타민과 미네랄은 매우 적은 양으로도 충분한 기능을 발휘할 수 있어서 미량영양소라고 불린다.

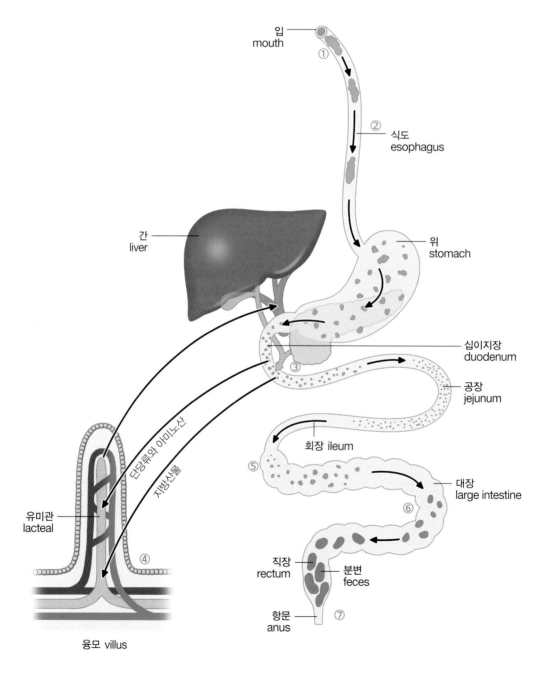

그림 12-21 음식물의 소화와 흡수

(1) 탄수화물(carbohydrate)

체내의 필수 에너지원인 탄수화물은 유기화합물로서 곡물, 감자류, 당류 등에 함유되어 있다. 탄수화물은 침이나 췌장액에 포함되어 있는 아밀라아제 등 소화효소를 통해 탄수화물의 가장 작은 단위인 단당류인 포도당 (glucose)으로 분해된 후, 소장에 흡수되어 간에 일시적으로 저장된다. 저장된 포도당은 혈액 속 포도당의 농도가 일정 수준 이하로 감소하면 혈액으로 보내져서 에너지(4kcal/g)로 사용된다.

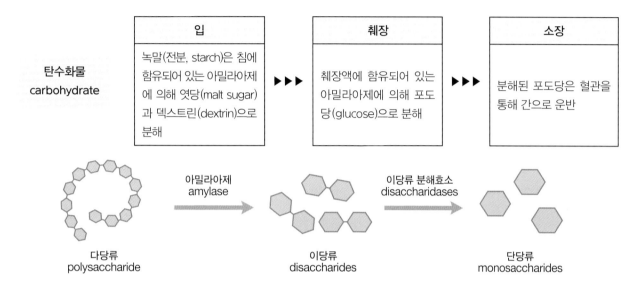

	입		췌장		소장
탄수화물 carbohydrate	녹말(전분, starch)은 침에 함유되어 있는 아밀라아제에 의해 엿당(malt sugar)과 덱스트린(dextrin)으로 분해	▶▶▶	췌장액에 함유되어 있는 아밀라아제에 의해 포도당(glucose)으로 분해	▶▶▶	분해된 포도당은 혈관을 통해 간으로 운반

다당류   이당류   단당류
polysaccharide   disaccharides   monosaccharides

아밀라아제 amylase   이당류 분해효소 disaccharidases

(2) 단백질(protein)

체내의 구성성분인 단백질은 고기, 생선, 계란, 콩 등에 함유되어 있다. 단백질은 위와 췌장액에 포함되어 있는 펩신(pepsin)과 트립신(trypsin) 등의 소화효소에 의해 단백질의 기본단위인 아미노산으로 분해된다. 간으로 운반된 뒤, 체내 필요한 곳으로 이동하게 된다. 각각 조직에 맞는 단백질로 다양하게 재조합되어 이용되며, 에너지 공급이 충분하지 않을 때에는 에너지원(4kcal/g)으로 쓰이기도 한다. 단백질 대사에 의해 생성된 질소 및 최종산물은 주로 소변으로 배설된다.

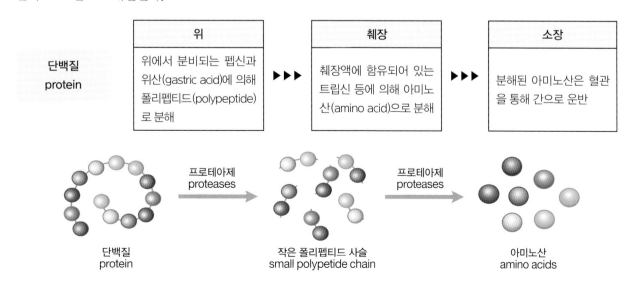

	위		췌장		소장
단백질 protein	위에서 분비되는 펩신과 위산(gastric acid)에 의해 폴리펩티드(polypeptide)로 분해	▶▶▶	췌장액에 함유되어 있는 트립신 등에 의해 아미노산(amino acid)으로 분해	▶▶▶	분해된 아미노산은 혈관을 통해 간으로 운반

단백질   작은 폴리펩티드 사슬   아미노산
protein   small polypetide chain   amino acids

프로테아제 proteases   프로테아제 proteases

(3) 지방(fat)

체내의 주요 에너지원인 지방은 유기화합물로서 고기, 생선, 유지류(fat and oils) 등에 함유되어 있다. 지방은 소장에서 글리세롤(glycerol)과 지방산(fatty acid)으로 분해된 후 흡수되어 혈액에 섞여서 온몸의 지방조직에 저장되고, 그 후 필요에 따라 분해되어 에너지원이 된다. 발생하는 에너지양은 9kcal/g정도로 탄수화물의 2배 이상의 열량을 공급하여 효율이 좋은 영양분이라고 할 수 있다. 지방은 에너지 저장으로써의 역할 외에도 체온 유지 및 외부 충격으로부터 인체 내부를 보호하는 작용을 한다.

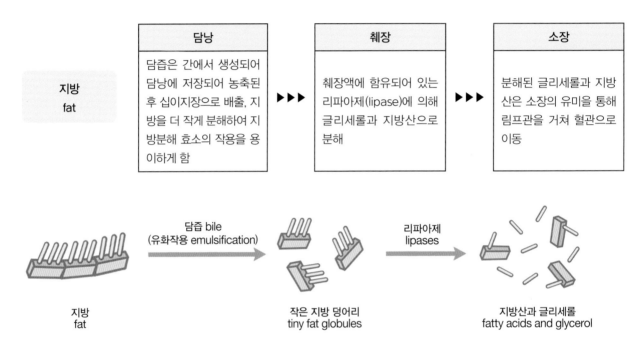

	담낭	췌장	소장
지방 fat	담즙은 간에서 생성되어 담낭에 저장되어 농축된 후 십이지장으로 배출, 지방을 더 작게 분해하여 지방분해 효소의 작용을 용이하게 함	췌장액에 함유되어 있는 리파아제(lipase)에 의해 글리세롤과 지방산으로 분해	분해된 글리세롤과 지방산은 소장의 융미을 통해 림프관을 거쳐 혈관으로 이동

지방
fat

담즙 bile
(유화작용 emulsification)

작은 지방 덩어리
tiny fat globules

리파아제
lipases

지방산과 글리세롤
fatty acids and glycerol

오줌(소변, urine)을 생성하고, 배출하는 신체 기관을 비뇨기계라 한다. 비뇨기계의 주요 기관으로는 신장(콩팥, kidney), 요관(수뇨관, ureter), 방광(urinary bladder), 요도(urethra)가 있다. 신장에서 만들어진 오줌이 요관을 타고 내려와 일시적으로 방광에 저장되고, 일정한 양의 오줌이 모이게 되면 요도를 통해 신체 바깥으로 배출된다. 비뇨기계는 오줌을 배설함으로써 체내의 노폐물(waste product)을 걸러내고, 신체 내의 무기 염류(mineral)와 수분 등 물질의 균형을 조절함으로써, 체내 항상성(homeostasis)을 유지할 수 있도록 도와준다.

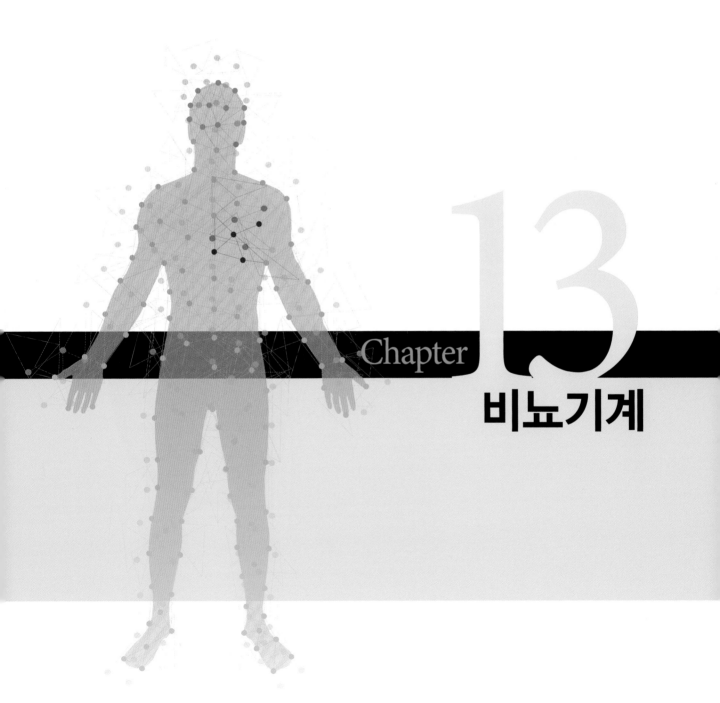

Chapter

13
비뇨기계

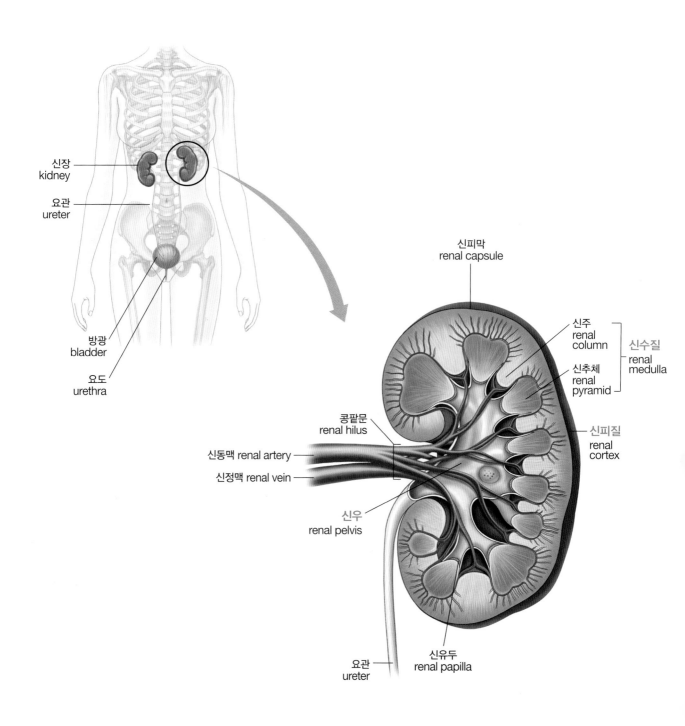

그림 13-1 **신장의 내부 구조**

(1) 신장(콩팥, kidney)의 위치

신장은 흉추(등뼈, thoracic vertebrae) 11번에서 요추(허리뼈, lumbarvertebra) 3번 사이에 등 쪽으로 좌우 하나씩 존재한다. 왼쪽 신장은 비장(지라, spleen) 근처에 위치하며 오른쪽 신장은 간(liver) 바로 밑에 있다. 간의 위치에 영향을 받아 오른쪽 신장이 왼쪽 신장에 비해 약간 작고 아래쪽에 위치한다.

(2) 신장의 형태와 구조

신장은 적갈색의 강낭콩 모양을 하고 있으며 길이는 약 10cm, 폭은 약 5cm, 두께는 약 3cm, 무게는 한 개당 약 100g정도이다. 신장은 두꺼운 신피막(renal capsule)으로 둘러싸여 있으며, 크게 3부분으로 구성되어 있다. 바깥쪽은 신피질(콩팥겉질, renal cortex), 안쪽은 신수질(콩팥속질, renal medulla), 그리고 요관과 연결된 신우(renal pelvis)로 되어 있다.

(3) 신장의 기능

신장은 체내의 항상성을 유지하기 위하여 수분과 전해질 균형 조절, 체액의 pH 조절, 노폐물 배출, 호르몬 합성과 조절에 관여하는 내분비 기능 등을 포함한다. 체내의 항상성을 유지하기 위한 신장 기능을 크게 4가지로 요약할 수 있다.

● **신장의 기능**   [표 13-1]

기능	설명
수분·전해질 조절	불필요한 많은 체내 수분과 무기염류를 소변으로 만들어 배출함으로써 세포외액 조절
체액의 pH 조절	수소이온(H^+)의 배설을 조절하여 체액의 pH 균형을 일정하게 유지
대사산물의 배설	체내 대사과정의 노폐물인 요소, 암모니아 등 인체에 독소가 되는 질소 노폐물을 소변으로 배출
내분비 기능	• 혈압상승에 관여하는 레닌(renin)을 분비하여 혈액량과 혈압 조절 (레닌-앤지오텐신-알도스테론 시스템) • 조혈인자인 에리트로포에틴(erythropoetin)을 분비하여 적혈구 생산 조절 • 비타민 D_3의 호르몬 유도체인 칼시트리올(calcitriol) 합성으로 혈중 칼슘농도 조절

(4) 네프론(신원, nephron)

신장에는 신장을 구성하는 구조적, 기능적 최소 단위이자 소변 형성의 기본단위인 네프론(nephron)이 존재한다. 한쪽 신장에 100만 개 이상의 네프론이 있으며, 소변을 생성하는 데 있어 중요한 역할을 한다. 네프론의 수는 태아기에 증가한 후 출생 후에는 증가하지 않으며, 손상을 입어도 재생되지 않는다. 네프론은 크게 신소체(renal corpuscle), 세뇨관(renal tubule), 집합관(collecting tube)으로 구성되어 있다.

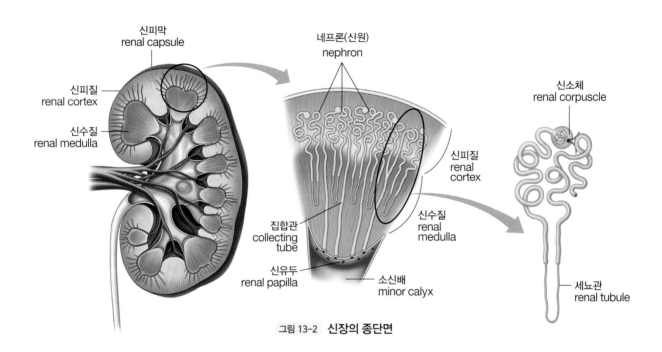

그림 13-2 **신장의 종단면**

1) 신소체(콩팥소체, renal corpuscle)

신소체에는 사구체(토리, glomerulus)와 사구체낭(토리주머니/보먼주머니 bowman's capsule)이 있다. 사구체는 1개의 모세혈관이 20~40개의 고리를 만들어 형성한 모세혈관층이며, 이를 근위세뇨관의 상피세포가 확장되어 형성된 주머니 모양의 사구체낭이 에워싸고 있다.

신장으로 들어온 혈액은 먼저 사구체에서 여과된다. 체내에 필요한 혈구와 단백질 외에 분자량이 작은 물, 포도당(glucose), 아미노산(amino acid), 무기염류 같은 물질이 여과되어 원뇨(primary urine)가 만들어지고 만들어진 원뇨는 세뇨관을 따라 내려간다.

2) 세뇨관(renal tubule)

세뇨관은 근위세뇨관(토리쪽곱슬세관, proximal tubule), 헨레고리(콩팥세관고리, loop of henle), 원위세뇨관(먼쪽곱슬세관, distal tubule)으로 이루어져 있다. 이 중 근위세뇨관과 원위세뇨관은 신장의 피질(신피질)에 위치하며, 헨레고리는 신장의 수질(신수질)에 존재한다.

사구체에서 사구체낭으로 여과된 원뇨 속에는 우리 몸에 필요한 포도당, 아미노산, 물, 무기염류 등과 같은 작은 입자의 물질이 많이 들어 있어서 세뇨관을 둘러싸고 있는 모세혈관으로 재흡수가 일어난다. 또한 사구체에서 미처 여과되지 못한 요소나 크레아티닌(creatinine) 같은 질소 노폐물들은 세뇨관을 둘러 싼 모세혈관으로 보내지며, 이를 세뇨관 분비(secretion of renal tubule)라고 한다. 이러한 과정을 거친 소변은 집합관으로 보내진다.

3) 집합관(collecting tube)

집합관은 원위세뇨관과 신우를 이어주는 기관이다. 여과액이 세뇨관을 통과하는 동안 혈액 중의 무기염류와 노폐물의 재흡수와 분비 과정을 거치면서 농축된 소변이 집합관에 모이게 된다. 집합관에 모인 소변은 전해질(electrolyte)의 재흡수와 분비가 일어나고, 수분이 재흡수를 거친 후 깔대기 모양의 신우로 보내지게 된다.

집합관은 부신피질에서 분비되는 알도스테론(aldosteron)과 시상하부에서 생성되어 뇌하수체 후엽에 저장되었다가 분비되는 항이뇨호르몬(ADH)의 영향을 받아 일어나는 재흡수와 분비를 통해 체액과 체내 전해질 균형을 조절하는 최종단계의 중요한 역할을 한다.

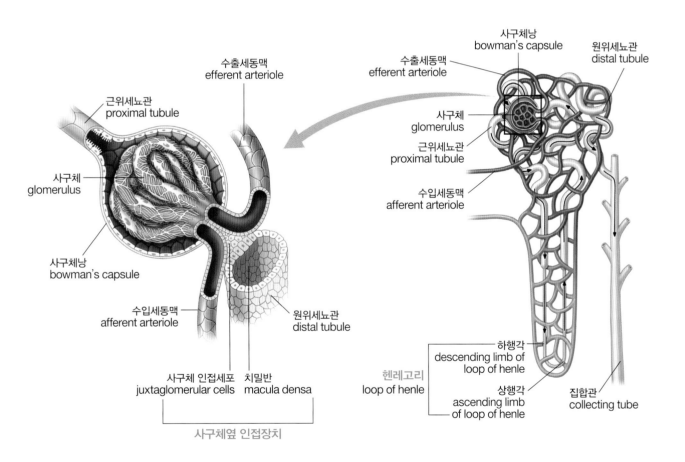

그림 13-3 **사구체옆 인접장치**

(5) 요관(수뇨관, ureter)

요관은 신장과 방광을 연결하는 두 개의 가늘고 긴 관이다. 길이는 약 27cm정도, 지름은 4~7mm 정도의 근육성 관으로써 연동운동(peristalsis)을 통해 소변을 방광까지 운반해준다. 요관은 역류를 방지하기 위해 방광 벽 내에 비스듬하게 뻗어있고, 방광 벽 내 하부 요관의 길이가 길다. 또한 방광과 요관의 연결부위에 덮개 모양의 점막 주름으로 형성된 요관방광판막이 있어 소변의 역류를 방지한다.

(6) 방광(urinary bladder)

방광은 소변을 일시적으로 저장하였다가 배출하는 기관으로, 골반강 내의 치골결합 뒤, 벽측 복막 아래쪽에 위치한다. 속이 빈 주머니 모양의 근육성 기관으로 위로는 요관, 아래로는 요도와 연결되어 있다. 내부의 벽은 많은 주름으로 겹쳐있지만, 방광이 소변으로 차게 되면 주름이 펴지고 방광 위쪽이 팽창되어 돔 형태로 올라가게 된다.

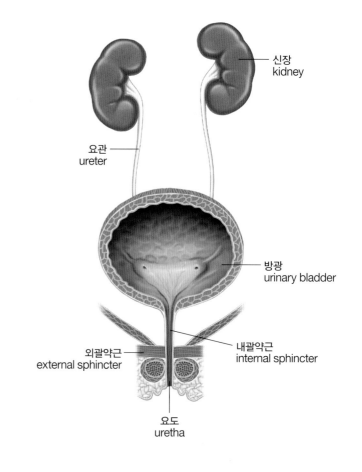

그림 13-4 **요관과 방광**

정상 성인은 방광에 약 500ml 정도의 소변을 저장할 수 있고, 소변이 200ml 정도 차면 요의가 느껴지며, 300ml 정도 차게 되면 방광벽이 강하게 수축하여 불편감을 느끼게 된다. 요의에 의해 배뇨반사가 일어나면, 요도괄약근(urethral sphincter)과 방광근의 수축에 의해 소변이 요도로 배출된다.

(7) 요도(uretha)

요도는 방광에서 배출된 오줌을 체외로 배출하는 관이다. 방광 아래 위치한다. 남성의 요도는 길이 약 15cm 정도로 음경(penis)에 싸여 있고, 여성의 요도는 길이가 약 4cm정도로 질(vagina) 위에 위치한다. 남성의 요도는 여성과 다르게 오줌을 배출하는 통로로 이용될 뿐만 아니라 정자를 운반하는 통로로도 이용된다.

(8) 소변의 형성 과정

소변의 대부분은 수분이 95%이며, 질소(nitrogen)가 함유된 노폐물과 전해질로 조성되어 있다. 노폐물 중에는 단백질 분해 과정에서 만들어진 요소가 포함되어 있는데, 단백질(protein)은 지방(fat)이나 당(glucose)과는 달리 세포 속에 저장해 둘 수 없다. 그래서 단백질을 너무 많이 섭취하면 간에서 단백질을 분해하게 되는데, 그 분해과정에서 요소가 많이 생기게 된다.

요소는 독성이 강하여 곧바로 신장으로 보내 몸 밖으로 배출해야 한다. 또한, 신장은 무기염류를 걸러내는 일도 한다. 무기염류는 세포가 살아가는데 필수적인 물질이지만, 혈액 속에 너무 많이 축적되면 오히려 해로울 수 있다. 따라서, 요소와 무기염류, 산, 호르몬 등 지나치게 신체에 많이 존재하는 노폐물과 독성물질들을 다음과 같은 3단계, 사구체 여과, 세뇨관 재흡수, 세뇨관 분비를 통해 걸러내서 소변과 함께 체외로 배출하게 된다.

★ 노폐물과 독성물질의 배출 3단계

사구체 여과 → 세뇨관 재흡수 → 세뇨관 분비 —소변→ 배출

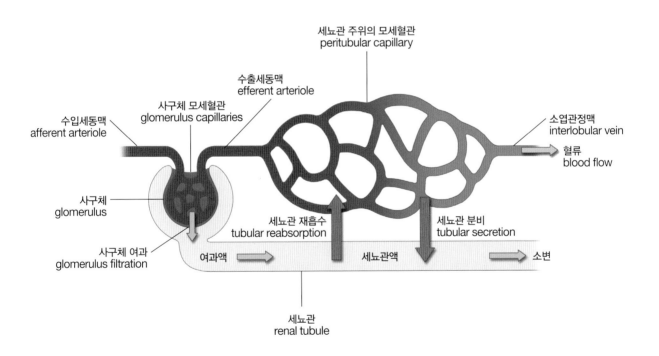

그림 13-5 소변의 형성과정

1) 사구체 여과(토리 여과, glomerular filtration)

소변은 사구체와 사구체낭에서 만들어지기 시작한다. 동맥으로부터 사구체로 흘러 들어간 혈액은 압력의 차이에 의해 사구체낭으로 걸러지게 되며, 이를 사구체 여과라고 한다.

사구체 여과는 사구체의 압력이 사구체낭의 압력보다 높아져서 발생하게 된다. 이때, 혈장(plasma)과 혈장에 용해되어 있는 많은 물질들이 여과기를 통과한다. 특히 사구체 모세혈관은 족세포(podocyte)로 덮여 있어서 혈장 내에서 크기가 큰 혈구(백혈구, 적혈구, 혈소판), 단백질, 지질 등은 여과되지 않는다. 반면, 모세혈관 벽에는 작은 창(fenestrae)이 많아서 다른 조직 모세혈관보다 투과성이 훨씬 높아, 크기가 작은 포도당, 아미노산, 무기염류, 물, 비타민 등은 요소와 함께 세뇨관으로 쉽게 빠져나오게 된다. 여과기가 손상된 경우에는 단백질이 여과기를 통과하여 소변(단백뇨)으로 배출되기도 한다.

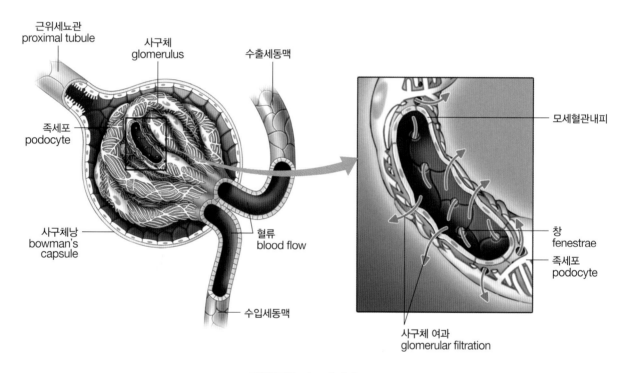

그림 13-6　사구체 여과

2) 세뇨관 재흡수(tubular reabsorption)

여과된 대부분의 수분과 용질들은 세뇨관 주위의 모세혈관을 통해 혈액으로 되돌아가는데, 이 과정을 세뇨관의 재흡수라고 한다. 대부분 근위세뇨관에서 재흡수가 일어나며, 수분, 포도당, 아미노산, 나트륨이온(Na^+), 염화이온(Cl^-)등의 생체에 유용한 성분이 재흡수된다. 포도당과 아미노산은 100% 재흡수되며, 물과 무기염류는 대부분, 그리고 요소는 50%가 재흡수된다.

세뇨관의 재흡수 기전은 능동적 수송(active transport), 수동적 수송(passive transport), 삼투(osmosis) 등으로 다양하다. 나트륨이온(Na^+)은 세뇨관에서 세뇨관 주위의 모세혈관으로 능동적으로 운반되며, 수분과 염화이온(Cl^-)은 나트륨이온(Na^+)의 이동을 따라 수동적으로 이동된다. 수분은 삼투에 의해 세뇨관에서 혈관으로 이동한다.

3) 세뇨관 분비(tbular secretion)

소변 형성의 세 번째 단계인 세뇨관의 분비는 극소량의 물질이 혈액에서 세뇨관으로 선택적 이동하는 것을 말한다. 대사과정에 의해 생성되어 고농도 상태에 있게 되면, 신체에 독성을 일으키는 물질(K^+, H^+, 요산, 크레아티닌, 암모니아 등)이나, 신체에 의해 생성되지 않은 약물이나 분자와 같은 물질들이 세뇨관 주위 모세혈관에서 세뇨관으로 분비되어 소변을 통해 배출된다.

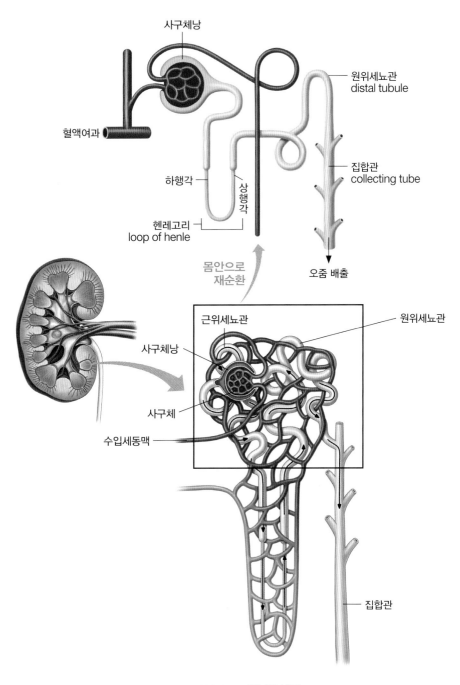

그림 13-7   세뇨관 분비

인간은 생식 본능을 가지고 있으며, 인체는 아기를 만들고 양육하기에 적합하도록 진화해왔다. 생식(reproduction)이란, 우리가 가진 유전자 중 일부를 가진 생명체를 만들어 냄으로써 종족을 유지하는 것을 말한다. 남녀 생식기관은 1차 생식기관(primary sexual organ)과 2차 생식기관(secondary sexual organ)으로 나눌 수 있다. 1차 생식기관은 남성은 고환(정소, testis), 여성은 난소(ovary)이며, 정자(sperm)나 난자(ovum)와 같은 생식세포를 생산하는 기관을 말한다. 2차 생식기관은 생식세포가 운반되는 기관, 배아(embryo)발생이 일어나는 기관, 그리고 태아의 분만경로 등을 말한다.

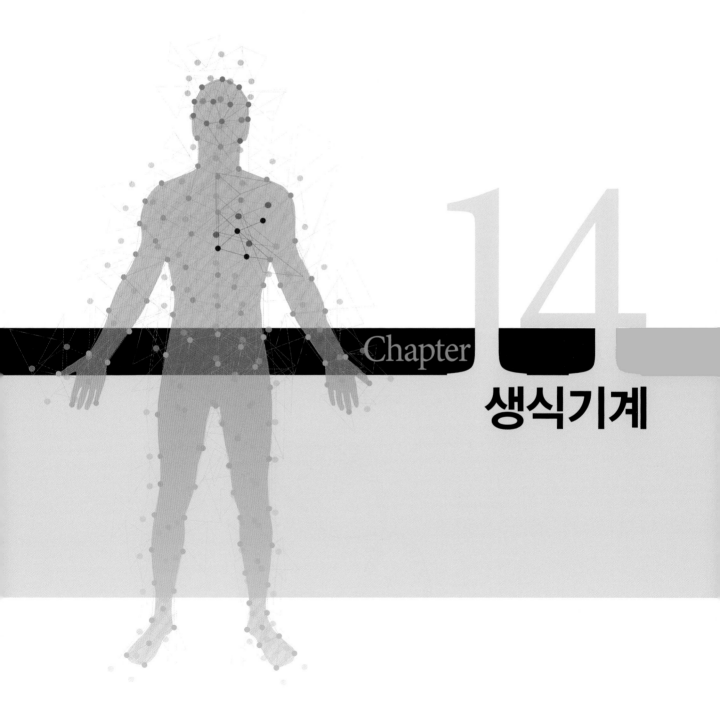

Chapter

14

생식기계

1 남성 생식기계

남성의 생식기계는 크게 3가지 기능을 수행한다. 첫째, 정자를 생산하고 양육한다. 둘째, 성숙해진 정자를 여성의 생식기관으로 보내는 역할을 한다. 셋째, 호르몬을 분비한다.

남성의 생식기계는 생식선인 고환과 부속기관인 부고환(epididymis), 정관(vas deferens), 정낭(seminal vesicle), 전립선(전립샘, prostate gland), 음경(penis) 등이 있다. 고환에서 만들어진 정자는 부고환으로 들어가 성숙되고, 그 다음 정관과 전립선을 거쳐 사정관으로 들어간 후, 사정관을 거쳐 방광과 음경을 이어주는 요도를 통해 사출된다.

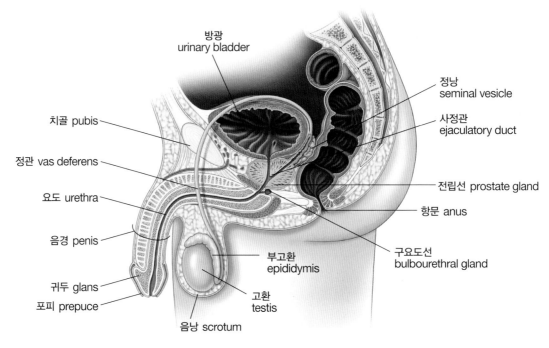

그림 14-1 남성 생식기계

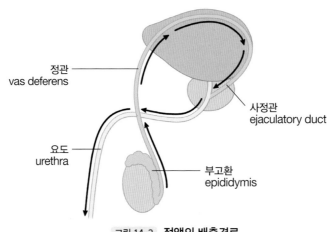

그림 14-2 정액의 배출경로

(1) 고환(testis)

고환은 약 4~5cm 길이의 타원구형으로 폭은 약 3cm, 무게는 약 12g 정도로 음낭(scrotum) 속에 좌우 한 쌍이 존재한다. 고환 내부에는 정세관(seminiferous tubules)이라고 하는 가는 관이 빼곡하게 채워져 있는데, 정세관 안쪽 벽에는 정자형성 세포인 정원세포(spermatgonia cells)와 그것을 지지하는 지지세포(버팀세포, supporting cells)가 있고, 바깥 쪽에는 남성 호르몬을 분비하는 간질세포(사이질세포, interstitial cells)가 있다. 고환의 외분비선은 생식을 위한 정자를 생성하고, 내분비선은 남성 호르몬인 테스토스테론(testosterone)을 분비한다. 남자의 몸에서 성숙한 정자가 만들어지기까지는 평균 72일이 걸린다.

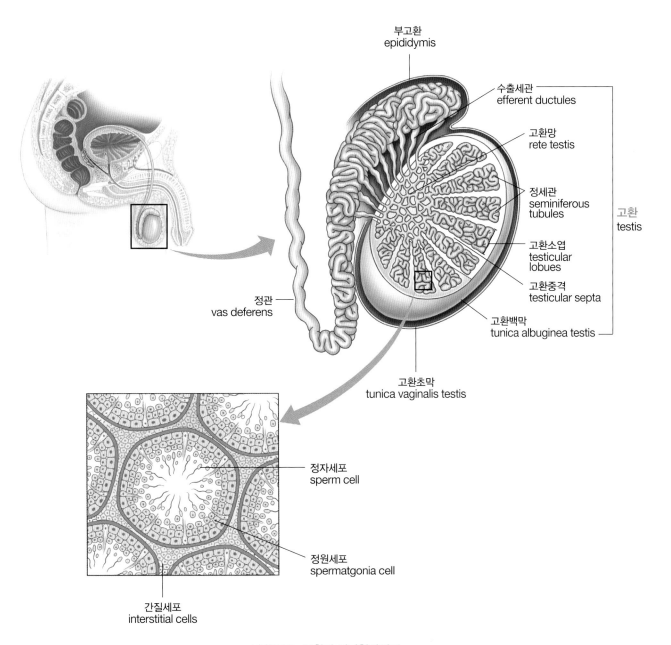

그림 14-3 **고환과 정자형성세포**

1) 정원세포(spermatgonia)와 지지세포(버팀세포, supporting cells)

정원세포는 정자형성 세포로서, 세포분열을 반복하여 정모세포(spermatocytes)가 된다. 각각의 정원세포는 사춘기가 되면서 유사분열을 통해 46개의 염색체를 가진 1차 정모세포가 되었다가, 2번의 감수분열에 의해 염색체의 수가 1/2로 감소하여 23개의 염색체를 가진 정자가 만들어진다. 지지세포는 정원세포에서 분열에 의해 정자가 형성될 때 정자형성을 지지하고 영양을 공급한다.

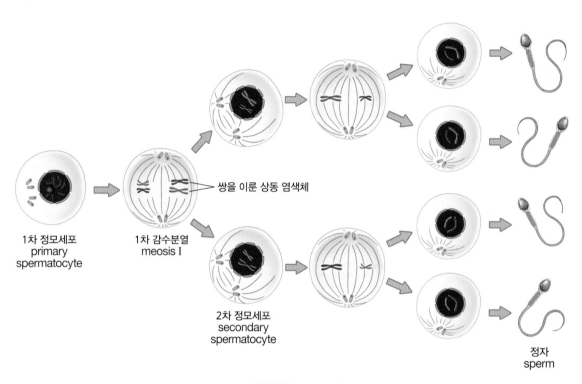

그림 14-4 **정자의 형성과정**

2) 정자(sperm)

하루 3억개 정도 만들어지는 정자의 길이는 약 0.02 mm이며, 머리(head), 몸(중간부, body), 꼬리(tail)의 세 부분으로 나누어진다. 머리부분은 세포핵으로서 DNA라고 하는 유전물질을 가지고 있어, 개인의 형질을 결정한다. 머리의 앞부분에는 단백질을 분해하는 효소를 함유한 첨체(acrosome)가 있어, 정자가 난자에 침투할 수 있도록 도와준다. 몸에는 에너지 저장고인 미토콘드리아(mitochondria)가 다량 존재하며, 정자가 난자까지 도달하는 동안 필요한 에너지를 공급한다. 그리고 꼬리는 몸의 미토콘드리아에서 공급된 에너지로 움직여 난자까지 헤엄쳐 가는 것을 가능하게 한다.

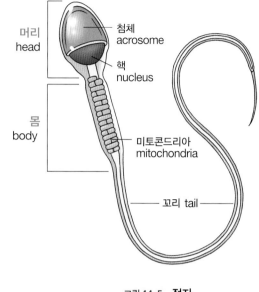

그림 14-5 정자

3) 간질 세포(interstitial cells)

간질세포(사이질세포, interstitial cells)는 정세관(seminiferous tubules) 사이 간질에 존재하며, 테스토스테론과 같은 남성 호르몬을 분비한다. 정자의 형성, 남성생식기관의 발달, 남성의 2차 성징 발현을 촉진한다.

(2) 부고환(epididymis)

음낭 내에 위치하며, 고환의 뒤쪽에 붙어 있는 부고환은 약 7m 가량되는 가늘고 긴 관의 구조를 하고 있지만, 코일처럼 꼬여 있어서 매우 작은 공간에 위치한다. 정자가 머물면서 성숙하게 되는 공간으로 이곳에서 정자는 운동성과 생식능력을 갖추게 된다. 성숙된 정자들은 부고환의 벽이 수축하면 다음 기관인 정관(vas deferens)으로 배출된다.

(3) 정관(vas deferens)

부고환과 정낭을 이어주는 가늘고 긴 근육성의 관으로 약 40~45cm 정도의 길이이다. 부고환의 꼬리에서 시작되는 정삭(spermatic cord)의 한 부분으로 서혜부 도관(inguinal canal)을 통해 골반강으로 들어간 후, 방광 뒤쪽에서 끝난다. 그리고 정관은 전립선 바로 외측에서 정낭관과 합쳐져서 사정관(ejaculatory duct)을 형성한다.

(4) 사정관(ejaculatory duct)

사정관은 길이가 짧은 관으로 정관을 지나온 정자와 정낭(seminal vesicle)의 분비물이 혼합되는 곳이다. 분비액들을 섞어 요도(urethra)로 보내주는 역할을 한다.

(5) 정낭(seminal vesicle)

정낭은 길이가 약 5cm, 직경이 2cm 정도의 분비선으로 방광의 뒷면 아래쪽과 정관의 끝부분에 위치한다. 정낭의 분비액은 정액의 약 60%를 차지하고 있으며, 정낭에서 배출되는 약알칼리성 액체는 정자의 편모운동을 촉진하고 질(vagina)내의 산성 환경을 중화시킨다. 또한, 탄수화물을 함유하고 있어 정자에 영양을 공급한다.

(6) 전립선(prostate gland)

전립선은 방광 바로 밑에 있는 직경 약 4cm정도 되는 밤톨 모양의 구조물로 전립선 요도부를 에워싸고 있다. 정액의 30%정도를 구성하는 우유빛의 알칼리성 물질인 전립선액을 분비하여 정자의 운동을 활발하게 한다. 또한 질의 산성 환경을 중화시켜 정자가 여성의 몸 안에 들어갔을 때 정자를 보호하는 역할을 한다.

(7) 구요도선(bulbourethral gland)

쿠퍼선(cowper glands)이라고도 하며, 음경 요도부로 진한 점액성 물질을 분비하는 작은 외분비선이다. 점액성 물질은 성교 시, 윤활제 역할을 한다.

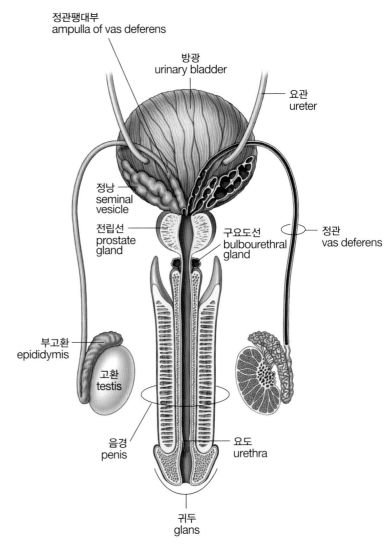

그림 14-6 **남성 생식기의 구조**

(8) 요도(urethra)

요도는 비뇨기계와 생식기계의 기능을 동시에 갖는다. 첫째, 소변을 방광에서 체외로 운반하는 비뇨기계 기능을 한다. 둘째, 정액(semen)을 사정관으로부터 몸 밖으로 운반하는 생식기계의 역할을 한다.

(9) 음경(penis)

음경은 남성의 외부 생식기로 요도를 통해 소변과 정액을 몸 밖으로 배출하는 원통모양의 근육성 기관이다. 음경은 발기 중에 커지고 단단해져 성교 시 질 속으로 삽입할 수 있다.

2 여성 생식기계

여성의 생식기는 외음부(pudendum)를 제외한 대부분이 골반 안쪽에 위치하며, 방광의 앞부분과 직장 뒷부분 사이에 밀접해 있다. 여성생식기는 좌우 한 쌍으로서 난자(ovum)를 생산하는 난소(ovary)와 난소로부터 자궁 (uterus)까지 난자를 운반하는 나팔관(자궁관, fallopian tube), 수정한 난자를 받아들여 태아를 키우는 자궁, 자궁과 체외를 연결하는 기관으로서의 질(vagina)로 이루어진다. 여성생식기의 역할은 난자를 생산하고, 호르몬을 분비하며, 임신 기간 동안 성장하는 태아를 양육하고, 온도 변화와 위험으로부터 보호하는 데 있다.

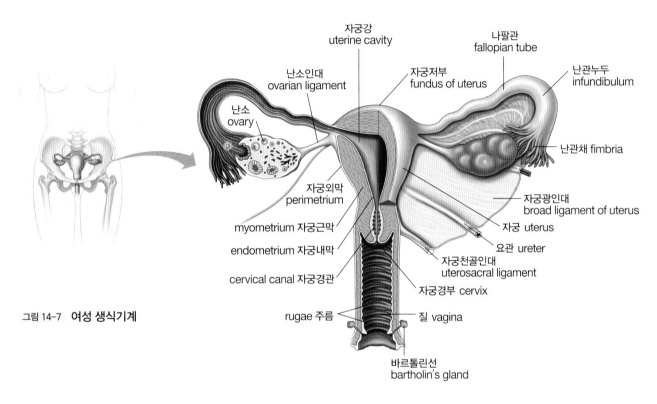

그림 14-7 **여성 생식기계**

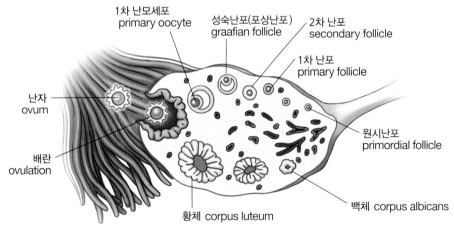

그림 14-8 **난포의 성숙과 배란 과정**

(1) 난소(ovary)

난소는 여성의 성선(gonad)으로써 좌우 한 쌍으로 존재하며, 길이가 약 4~5cm, 직경이 2.5cm, 두께가 약 1cm 정도의 아몬드 모양으로 된 납작한 타원형의 기관이다. 골반강 내의 자궁의 양옆에 위치하며, 난소 인대 등 몇 개의 인대에 의해 자궁에 고정되어 있고, 나팔관(자궁관, fallopian tube)과는 직접 붙어 있지 않고 분리되어 있다. 이곳은 특히 난자를 만드는 장소로 난소 안에는 난포(난소 여포, ovarian follicle)라고 하는 작은 주머니와 같은 구조들이 다량 존재한다.

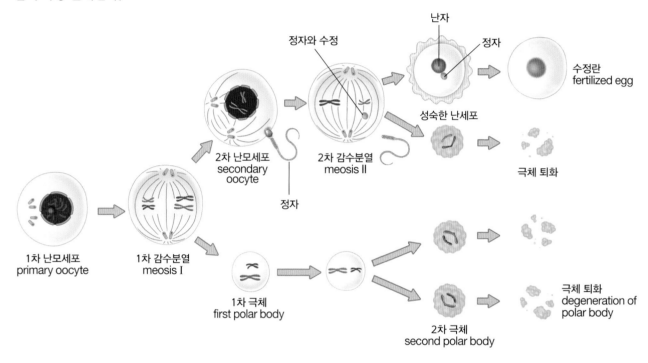

그림 14-9 **난자의 형성과정**

(2) 난자(ovum)

여성은 모체 내에 있는 태아기에는 약 500~600만 개의 난포를 가지고 있지만 대부분 퇴화되고, 출생 시에는 좌우 난소 내에 각각 100만 개씩 200만 개의 난포를 가지고 태어난다. 그러나 나이가 들어가면서 점차 감소하여 월경이 시작되는 사춘기가 되면 약 40만 개의 난포만이 남게 된다. 그러나 그중에서도 실제로 여성이 약 45~55세에 이르러 폐경기를 맞이하기 전까지 한 달에 한 번 배란이 되기 위해 성숙하게 되는 난포는 약 400여 개에 불과하다.

각각의 난포 안에는 1차 난모세포(primary oocyte)라고 하는 미성숙한 난자와 이를 둘러싸고 있는 여포세포(follicular cell)가 존재한다. 사춘기가 되어 월경을 시작하게 되면 매달 한 개의 난자만 완전히 성숙해져 1차 감수분열을 거쳐 46개에서 23개로 염색체 수가 반으로 감소하게 되면서 2차 난모세포(secondary oocyte)가 된다. 1차 감수분열을 거친 2차 난모세포를 가지고 있던 난포가 한 달에 한 번 파열되면서 성숙 난자가 난소 밖으로 배출되는데, 이를 배란(ovulation)이라고 한다. 배란 된 난자가 나팔관에서 정자를 만나 수정이 되면 비로소 난자는 2차 감수분열을 하게 된다. 즉, 수정이 되지 않으면 2차 감수분열은 일어나지 않는다.

(3) 배란(ovulation)

　월경주기 중에 난소 안의 난포(여포, ovarian follicle)내에서 성숙해진 난자는 난포를 터뜨리고 밖으로 나오게 되는데, 이를 '배란'이라고 한다. 배란된 난자는 난관채(fimbriae)의 휘두르는 운동에 의해 나팔관(fallopian tube)으로 이동한다. 그 다음 나팔관 내부에 있는 섬모에 의해 천천히 자궁을 향해 운반되는데, 이때 난자가 정자와 만나 수정이 되면 난자의 2차 감수분열이 완료된다. 난자의 핵과 정자의 핵이 합쳐져 수정란(fertilized egg)이 되면 수많은 체세포분열을 반복하면서 자궁을 향해 간다. 수정 후 6~7일 정도 지나 자궁 내막에 도착한 후, 착상하여 태아로 성장하게 된다. 만약 수정이 일어나지 않을 경우, 난자는 자궁 내벽과 함께 배출되는데, 이것을 월경(menstruation)이라 한다.

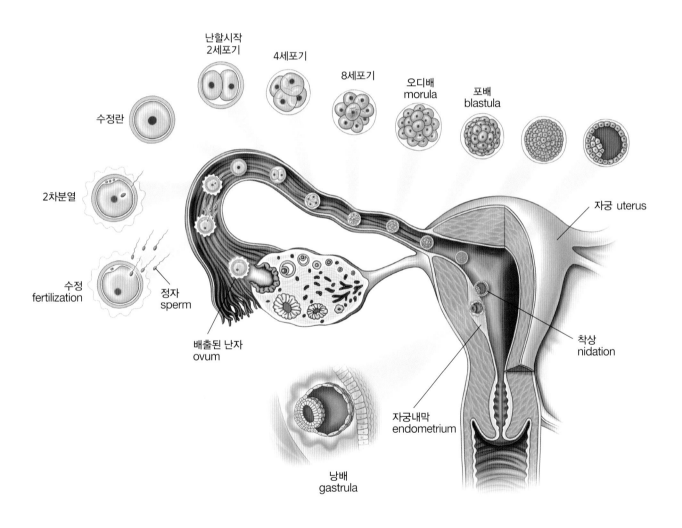

그림 14-10　**배란의 과정**

(4) 난소호르몬(ovarian hormone)

남성의 고환과 마찬가지로 난소도 내분비선의 역할을 하여 성호르몬인 에스트로겐(estrogen)과 프로게스테론(progesteron)을 분비한다. 월경과 함께 난소 안에서 성숙한 난포는 에스트로겐을 분비하고, 배란을 마친 난포(ovarian follicle)는 황체(corpus luteum)가 되어 다량의 프로게스테론과 소량의 에스트로겐을 분비한다.

1) 에스트로겐(estrogen)

에스트로겐은 사춘기 이후에 많은 양이 분비되어 여성의 2차 성징 발현을 촉진한다. 난자의 성숙을 증진하고 자궁내막(endometrium)의 증식을 촉진하여 생식 주기를 조절하는 역할을 한다. 남성을 남성답게 보이게 하는 호르몬이 테스토스테론이라면, 여성을 여성스럽게 보이게 하는 호르몬이 에스트로겐이다.

● **2차 성징**

① 월경이 시작된다.

② 유방이 성장하고 발달한다.

③ 골반이 넓어지고 피하지방이 축적된다.

④ 음모와 겨드랑이 털이 자란다.

⑤ 자궁과 질이 발달한다.

⑥ 장골의 골단판 폐쇄가 시작되어 성장이 멈춘다.

2) 프로게스테론(progesterone)

프로게스테론의 역할은 에스트로겐과 함께 생식 주기를 조절하는 것이다. 난포(follicle)에서 배란(ovulation)이 끝나 황체(corpus luteum)가 형성되면 프로게스테론이 분비되는데, 이는 수정란의 안정적인 착상을 위하여 자궁내막을 성숙시킨다. 만약 임신이 되면 프로게스테론을 계속 분비함으로써 임신 유지를 도우며, 임신기간 동안 유선의 분비성 증식을 일으켜 유방이 커지게 하여 분만 후의 수유 준비를 하게 된다.

(5) 나팔관(자궁관, fallopian tube)

난관 혹은 자궁관, 수란관이라고도 불리는 나팔관은 난소와 자궁 사이를 연결하는 기관이다. 나팔관은 약 7~12cm 길이가 되는 1쌍의 관으로, 난소에서 배란된 난자와 정자 그리고 수정란(fertilized egg)의 이동 통로가 된다. 난소에서 배출된 난자는 나팔관으로 이동하여, 난관 수두부라고 하는 나팔관 끝 쪽의 약 1/3지점에서 반대쪽으로부터 올라온 정자와 만나 수정(fertilization)이 이루어진다. 수정된 난자는 나팔관을 통해 자궁으로 이동하여 약 7일 정도 후 착상(nidation)이 된다.

(6) 자궁(uterus)

수정된 난자가 착상하고 성장하는 자궁은 길이 7~8cm, 폭 4cm, 두께 3cm 정도로, 점막(mucous coat), 근육층(muscular coat), 복막(배막, peritoneum)의 3층 구조로 나눌 수 있다. 점막 부분은 자궁내막이라고 불리며, 배아가 착상하는 부분이다. 생리 주기에 따라 증식과 탈락을 반복한다. 근육층은 자궁근육층으로 민무늬근으로 되어 있으며, 임신하면 태아를 담기 위해 크게 확대된다. 그리고 다른 내장과 마찬가지로 자궁은 자궁외막이라고 하는 막으로 둘러싸여 있다. 자궁의 가장 중요한 역할은 태아가 성장하는 9개월 동안 산소와 영양분을 공급하고 안전하고 편안한 환경을 제공하는 것이다.

(7) 질(vagina)

질은 자궁 경부에서 음부를 잇는 통로로써 약 10cm 정도의 근육으로 된 관이다. 내면은 튼튼한 점막에 덮여있으며 내벽은 평활근으로 되어 있다. 질에서 분비되는 점액은 산성을 띠며, 항체를 포함하고 있어 면역반응을 통해 외부의 바이러스나 세균으로부터 신체를 보호한다. 성교 시에는 음경을 받아들이고 출산 시 산도의 한 부분으로서 아기가 자나가는 통로가 된다.

(8) 월경주기(menstrual cycle)

가임기 여성의 자궁내막은 1개월을 주기로 증식하여 배아의 착상을 준비하는데, 임신이 되지 않으면 자궁내막이 벗겨져 혈액이 배출된다. 이것을 월경(menstruation)이라고 하며, 일반적으로 생리라고도 한다. 월경주기는 난포기(follicular phase), 배란기(ovulation period), 황체기(progestational phase)로 나누며 '난소주기'라고도 한다.

1) 난포기(follicular phase)

난소에서 난포자극호르몬(FSH)과 항체화호르몬(LH)에 의해 난포가 성장하고 성숙하는 난포 발육시기이다. 월경 주기의 제1일~제4일(배란 직전)에 해당하는 시기로, 난소에서 에스트로겐의 분비가 증가함에 따라 생리는 멈추고, 자궁 내막이 증식하여 두꺼워지기 시작한다.

2) 배란기(ovulation period)

생리 주기가 28일인 경우 생리 시작 14일 전후로 성숙된 난자가 난포에서 나와 나팔관으로 이동하게 되는데, 이것을 '배란(ovulation)'이라고 한다. 배란이 일어나면 호르몬의 영향으로 체온이 다소 상승하게 되는데, 기초체온을 측정하여 배란 시기를 추정할 수 있다. 배란된 난자는 하루 정도의 생명력을 가지고 있기 때문에, 배란된 후 24시간 내에 정자를 만나 수정이 일어나지 않으면 죽게 된다.

3) 황체기[luteal(progestational) phase]

월경주기 제14일~제28일까지의 기간으로 배란 뒤부터 월경이 시작되기 전까지를 말한다. 배란을 마친 난포는 황체가 되어 에스트로겐과 프로게스테론을 분비한다. 만약, 난자가 수정이 되어서 임신이 되면 황체는 계속 발달하여 임신 말기까지 지속된다. 프로게스테론에 의해 자궁내막의 증식은 억제되고, 자궁 안에 분비물을 분비하여 수정란이 착상할 준비를 하도록 도와준다. 그러나 착상이 이루어지지 않으면 황체가 퇴화하여 성호르몬의 분비가 저하되고, 자궁내막이 떨어져 나와 월경이 다시 시작된다.

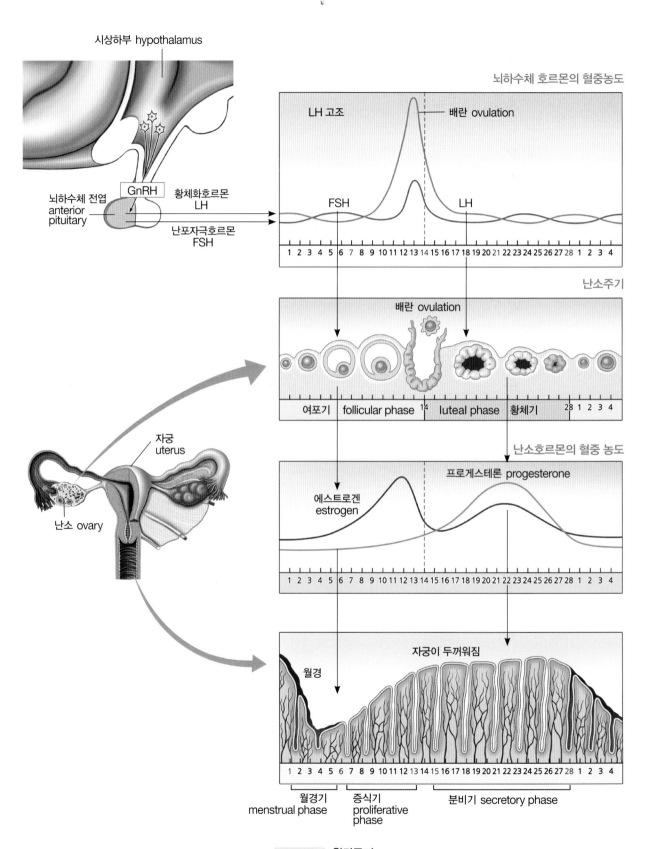

시상하부 hypothalamus

뇌하수체 호르몬의 혈중농도

LH 고조

배란 ovulation

FSH

LH

GnRH

황체화호르몬
LH

뇌하수체 전엽
anterior
pituitary

난포자극호르몬
FSH

1 2 3 4 5 6 7 8 9 10 11 12 13 14 15 16 17 18 19 20 21 22 23 24 25 26 27 28 1 2 3 4

난소주기

배란 ovulation

여포기 follicular phase 14 luteal phase 황체기 28 1 2 3 4

자궁
uterus

난소 ovary

난소호르몬의 혈중 농도

프로게스테론 progesterone

에스트로겐
estrogen

1 2 3 4 5 6 7 8 9 10 11 12 13 14 15 16 17 18 19 20 21 22 23 24 25 26 27 28 1 2 3 4

자궁이 두꺼워짐

월경

1 2 3 4 5 6 7 8 9 10 11 12 13 14 15 16 17 18 19 20 21 22 23 24 25 26 27 28 1 2 3 4

월경기
menstrual phase

증식기
proliferative
phase

분비기 secretory phase

그림 14-11 월경주기